AF830513

Krämer

Therapie-Tools
Transtheoretisches Modell bei stoffgebundenen Süchten

E-Book inside auf psychotherapie.tools

Mit dem untenstehenden Download-Code erhalten Sie dieses Buch als E-Book im PDF-Format. Hierfür ist eine Registrierung auf www.psychotherapie.tools notwendig:

1. www.psychotherapie.tools/e-book-inside öffnen.
2. Code eingeben.
3. Auf »Freischalt-Code einlösen« klicken. Der Code ist einmal gültig.
4. Im Warenkorb auf »Zur Kasse« klicken und Vorgang nach Login abschließen.

Das E-Book steht Ihnen in Ihrem Kundenkonto unter »Mein Material« zur Verfügung. Es ist ausschließlich für den persönlichen Gebrauch einer einzelnen Person bestimmt.

Für Institutionen und Teams bieten wir gestaffelte Mehrplatz-Lizenzen an, die sich an der Zahl Ihrer Nutzer:innen orientieren. Kontaktieren Sie uns unter vertrieb-psychotherapie.tools@beltz.de und sichern Sie sich Ihre Mehrplatz-Lizenz!

ENF9ZYN6AP

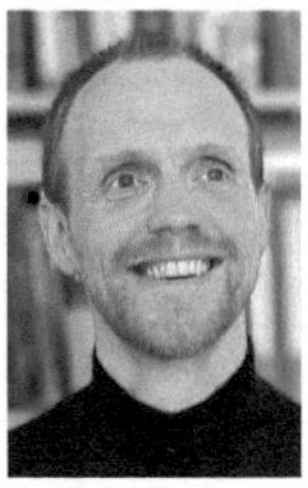

Michael Krämer, Dipl.-Psych., ist approbierter Psychotherapeut an der salus klinik Hürth. Außerdem arbeitet er als Lehrtherapeut, Dozent und Supervisor an unterschiedlichen Ausbildungsinstituten und Hochschulen.

Michael Krämer

Therapie-Tools Transtheoretisches Modell bei stoffgebundenen Süchten

Mit E-Book inside und Arbeitsmaterial

BELTZ

Dipl.-Psych. Michael Krämer
salus kliniken Hürth
Willy-Brandt-Platz 1
50354 Hürth
m.kraemer@salus-huerth.de

Das Werk einschließlich aller seiner Teile ist urheberrechtlich geschützt. Jede Verwertung ist ohne Zustimmung des Verlags unzulässig. Das gilt insbesondere für Vervielfältigungen, Übersetzungen, Mikroverfilmungen und die Einspeicherung und Verarbeitung in elektronische Systeme. Die Beltz Verlagsgruppe behält sich die Nutzung ihrer Inhalte für Text und Data Mining im Sinne von § 44b UrhG ausdrücklich vor.
Trotz sorgfältiger inhaltlicher Kontrolle übernehmen wir keine Haftung für die Inhalte externer Links. Für den Inhalt der verlinkten Seiten sind ausschließlich deren Betreiber verantwortlich.

MIX
Papier | Fördert gute Waldnutzung
FSC® C089473
www.fsc.org

Dieses Buch ist erhältlich als:
ISBN 978-3-621-29424-9 Print
ISBN 978-3-621-29425-6 E-Book (PDF)

1. Auflage 2026

© 2026 Programm Beltz Psychotherapie & Psychologie
Beltz Verlagsgruppe GmbH & Co. KG
Werderstraße 10, 69469 Weinheim
service@beltz.de
Alle Rechte vorbehalten

Lektorat: Daniela Waßmer
Umschlagbild: Lina-Marie Oberdorfer
Herstellung: Marah Ehret
Satz: WMTP Wendt-Media Text-Processing GmbH, Birkenau
Druck und Bindung: Beltz Grafische Betriebe, Bad Langensalza
Beltz Grafische Betriebe ist ein Unternehmen mit finanziellem Klimabeitrag (ID 15985-2104-1001).
Printed in Germany

Weitere Informationen zu unseren Autor:innen und Titeln finden Sie unter: www.beltz.de

Inhalt

Verzeichnis der Arbeits- und Informationsblätter

1 Exploration

2 Phase 1: Absichtslosigkeit (Precontemplation)

3 Phase 2: Absichtsbildung (Contemplation)

4 Phase 3: Vorbereitung (Preparation)

5 Phase 4: Handlung (Action)

6 Phase 5: Aufrechterhaltung (Maintenance)

7 Der Rückfall (Relapse)

Vorwort

Mein Einstieg als »kleiner PiA« – also als Psychotherapeut in Ausbildung – verlief damals, sagen wir mal: etwas holprig. Eines meiner festen Vorhaben war: *bloß nicht in der Sucht arbeiten* – vermutlich aus einer gut sortierten Sammlung halbgarer Vorurteile heraus. So kam es, dass ich ein Angebot der salus klinik Hürth ausschlug und mich stattdessen an der Universitätsklinik Bonn bewarb. Dort allerdings wies man mich – gleich an Tag eins – der Suchtbehandlung zu. Großartig.

Aus dem anfänglichen Frust wurde allerdings überraschend schnell etwas anderes: Begeisterung. Die Arbeit mit suchtkranken Menschen war intensiv, lebendig, voller Reibungspunkte – und oft alles andere als vorhersehbar. Viele meiner Vorurteile (ein paar wurden aber durchaus bestätigt) lösten sich auf oder veränderten sich durch Verständnis. Die Arbeit mit den Suchtpatient:innen war dabei selten leise, aber fast immer sinnvoll. Also packte ich irgendwann meine Sachen und meldete mich doch noch einmal in Hürth – wo ich heute, viele Jahre später, dieses Vorwort schreibe.

Ich bin also »in der Sucht« geblieben. Aus dem »kleinen PiA« wurde ein Bezugstherapeut, dann eine Teamleitung und schließlich eine therapeutische Leitung. Und trotz aller Jahre gilt: Langweilig wurde es nie.

Was ich über die Zeit aber gelernt habe: Jeder Mensch bringt seine eigene Biografie, seine eigene Geschwindigkeit und seine eigenen blinden Flecken mit. Nicht jede Intervention greift. Nicht jede Methode zündet. Es macht schlichtweg wenig Sinn, eine strukturierte Rückfallprophylaxe durchzuführen, wenn jemand noch gar nicht abstinenzentschieden ist. Es braucht ein therapeutisches oder auch beraterisches System, das … ja, ich wage es zu sagen, obwohl der Satz ordentlich abgegriffen ist: die Patienten und Patientinnen dort abholt, wo sie gerade stehen.

Das Transtheoretische Modell der Veränderung tut genau das. Es bietet Struktur, Orientierung und hilft dabei, die zentrale Frage zu beantworten: *Was braucht dieser Mensch in dieser Phase seines Veränderungsprozesses?*

Das vorliegende Therapie-Tools möchte genau dabei unterstützen. Es versteht sich als roter Faden, als Impulsgeber und als Werkzeugkasten. Es möchte Ihnen helfen, die richtigen Interventionen zur richtigen Zeit auszuwählen, und damit die Therapie wirksam, sinnvoll und manchmal auch ein Stück einfacher zu gestalten.

Ich hoffe, dass Sie am Ende sagen können: *Ja, genau das hat es getan.*

Vielen Dank – und viel Erfolg (und auch Freude) bei Ihrer Arbeit in der Suchttherapie. Und falls Sie mit einem Patienten oder einer Patientin mal wieder eine »extra Runde drehen«: kein Grund zur Sorge. *Umwege erhöhen die Ortskenntnis.*

Hürth, im Januar 2026 *Michael Krämer*

Einleitung

Veränderung verstehen: eine verhaltenstherapeutische Grundfrage

Veränderung ist ein zentrales Anliegen psychotherapeutischer Arbeit – und zugleich eine ihrer größten Herausforderungen. In der Behandlung psychischer Störungen, insbesondere im Bereich der Abhängigkeitserkrankungen, ist die Frage »Wie kommt es zu stabiler Verhaltensänderung?« nicht nur eine theoretische, sondern eine täglich erlebbare Herausforderung. Therapeut:innen stehen vor der Aufgabe, Patient:innen zu begleiten, die häufig zwischen dem Wunsch nach Veränderung und der Angst vor deren Konsequenzen hin- und hergerissen sind. Es ist eine therapeutische Realität, dass Menschen nicht dann handeln, wenn sie verstanden haben, dass eine Verhaltensweise problematisch ist, sondern oft erst dann, wenn sie sich innerlich bereit fühlen – und diese Bereitschaft ist meist fragil, schwankend und widersprüchlich.

In der Suchtrehabilitation begegnet man dieser Dynamik in besonderer Ausprägung: Patient:innen, die mit dem Verstand die Notwendigkeit zur Abstinenz erkennen, erleben sich emotional noch an die Substanz gebunden. Andere wiederum zeigen sich hoch motiviert, aber verfangen sich in destruktiven Mustern, wenn Belastung auftritt. Wieder andere leugnen ihr Problem, vermeiden Verantwortung oder bleiben in einem Zustand chronischer Ambivalenz. All das sind keine »Fehler«, sondern Ausdruck der Komplexität von Veränderung bei einer Erkrankung, die neurobiologisch, psychodynamisch, verhaltensbezogen und sozial tief verankert ist. Viele therapeutische Ansätze versuchen zu erfassen, warum Menschen trotz Einsicht nicht handeln, trotz Rückfällen dennoch Fortschritte machen und warum Veränderung oft mehr ein Kreisen als ein Voranschreiten ist (ein klassischer Satz aus der Suchttherapie: »Er muss noch eine Runde drehen«). Das sogenannte Transtheoretische Modell der Verhaltensänderung (TTM) schafft mit seinem dynamischen und zyklischen Verständnis von Veränderung einen Bezugsrahmen, der diesen Prozessen gerecht wird. Es ermöglicht, das therapeutische Vorgehen nicht nur am Verhalten, sondern auch am Stadium der Veränderungsbereitschaft zu orientieren.

Veränderung als zyklischer, individueller und nichtlinearer Prozess

Ein zentraler Verdienst des TTM liegt in der Entpathologisierung ambivalenter oder zögerlicher Veränderung. Während klassische Krankheitsmodelle Veränderungen häufig als Folge von Einsicht oder Reife betrachten, erkennt das TTM an, dass Verhalten auch dann veränderungsbedürftig ist, wenn die Person noch keine Veränderungsabsicht hat – und dass therapeutische Unterstützung gerade in dieser Phase notwendig und wirksam sein kann. Das TTM versteht Veränderung als mehrstufigen, rekursiven Prozess, bei dem Rückfälle, Innehalten, Wiederholung und Neuorientierung nicht als Rückschritte, sondern als natürliche Bestandteile eines individuellen Entwicklungsweges betrachtet werden. Diese Sichtweise ist besonders bedeutsam für die Arbeit mit Menschen, die mehrfach Rückfälle erleiden, sich selbst als »Versager« oder »Versagerin« erleben oder durch externe Systeme (Justiz, Sozialleistungsträger) unter Veränderungsdruck geraten. »Noch eine Runde drehen« kann also auch heißen: »Widmen wir uns noch einmal der vorherigen Stufe«. Das Modell bietet hier nicht nur eine theoretische Entlastung, sondern eine praktische Anleitung, wie therapeutisches Handeln sinnvoll abgestimmt und motivierend gestaltet werden kann.

Warum das Transtheoretische Modell in der Suchttherapie so relevant ist

Suchterkrankungen sind nicht nur medizinisch definierte Störungen, sondern tief in den Lebensalltag, die Biografie und die Identität der Betroffenen eingebettet. Der Substanzkonsum ist oft nicht einfach eine schlechte Angewohnheit, sondern erfüllt zentrale psychologische Funktionen: Er bietet kurzfristige Emotionsregulation, soziale Zugehörigkeit, Kontrollillusion, Entlastung von Schmerz oder Leere. Deshalb bedeutet der Verzicht auf Konsum nicht nur, etwas aufzugeben, sondern auch, sich mit dem auseinanderzusetzen, was der Konsum verdeckt hat. Dieser Prozess ist hochindividuell – und lässt sich weder beschleunigen noch verordnen. Das TTM trägt diesem Umstand Rechnung, indem es nicht nur das »Ob« der Veränderung, sondern auch das »Wann« und »Wie« in den Blick nimmt. Es erlaubt, Patient:innen dort abzuholen, wo sie stehen, und nicht dort, wo wir sie gerne hätten. Dadurch wird der therapeutische Prozess deutlich humaner, realistischer und nachhaltiger.

Gerade in der medizinischen Rehabilitation, in der Rehabilitand:innen nicht selten durch äußere Umstände zur Therapie motiviert sind (z. B. Kostenträger, Führerscheinverlust, gerichtliche Auflagen), kann das Modell helfen, Zwang und Motivation nicht als Gegensätze, sondern als Spannungsfeld zu verstehen, in dem Veränderungsprozesse dennoch angestoßen werden können. Nicht zuletzt stärkt es die therapeutische Haltung: weg vom Anspruch, Veränderung herzustellen – hin zum Ziel, Veränderung zu begleiten.

Therapie beginnt vor der Entscheidung – und hört nach der Umsetzung nicht auf

Ein weiterer bedeutender Aspekt des TTM ist die Erkenntnis, dass Therapie nicht erst mit dem »Ja« zur Veränderung beginnt und nicht mit der Umsetzung endet. Viele Patient:innen befinden sich bereits lange vor dem ersten Schritt in einem inneren Aushandlungsprozess. Sie spüren Unzufriedenheit, erleben Widersprüche und Kontrollverlust, beginnen, über Alternativen nachzudenken. Diese präverbalen, diffusen Prozesse verdienen therapeutische Beachtung – sie sind der psychologische Boden, aus dem spätere Entscheidungen erwachsen. Gleichzeitig endet der therapeutische Auftrag nicht mit dem Verzicht auf Konsum. Die Phase der Aufrechterhaltung ist in vielerlei Hinsicht die anspruchsvollste: Hier entscheidet sich, ob neue Lebensweisen Bestand haben, ob Strategien stabilisiert und in den Alltag integriert werden können. Es ist häufig auch die Phase nach einer Behandlung, in der die »Käseglocke« einer Klinik wegfällt und der Alltag mit all seinen Anforderungen wieder deutlich präsent wird. Die Gefahr eines Rückfalls ist in dieser Phase real (und häufig) – und darf nicht tabuisiert werden.

Das Transtheoretische Modell von Prochaska und DiClemente – vertiefte Darstellung

(1) Entstehung und Grundannahmen. Das Transtheoretische Modell wurde in den frühen 1980er-Jahren von James Prochaska und Carlo DiClemente im Rahmen langfristiger Untersuchungen zur Raucherentwöhnung entwickelt (Prochaska & DiClemente, 1983). Ziel war es, einen Wandel in der beruflichen Praxis anzustoßen, indem Veränderungsprozesse nicht mehr als punktuelles Ereignis, sondern als stromlinienförmiger, zyklischer Verlauf mit spezifischen psychologischen Mechanismen verstanden werden (Prochaska & Velicer, 1997). Das Modell integriert Elemente aus kognitiver Therapie, Verhaltensmodifikation und motivationalen Konzepten – daher die Bezeichnung »transtheoretisch« (Hall & Rossi, 2008). Es folgt dem Paradigma, dass der Erfolg therapeutischer Interventionen davon abhängt, diese genau dann einzusetzen, wenn sie der Phase der Veränderungsbereitschaft entsprechen.

(2) Die Stadien der Veränderung – detailliert betrachtet. Das TTM unterscheidet fünf (manchmal sechs) Stadien, die Menschen durchlaufen – wobei Rückfälle nicht als Fehler, sondern als mögliche Wendepunkte im Verlauf anerkannt werden (Prochaska & DiClemente, 1983). Auf die Darstellung des sechsten Stadiums »Termination – Rückfallfreiheit« wird in diesem Therapie-Tools-Band verzichtet, da die Abstinenz das Ziel der Arbeit ist und die neuen Verhaltensweisen fest integriert sind.

(1) Precontemplation (Absichtslosigkeit)
In dieser Phase besteht bei Betroffenen kaum Veränderungsabsicht, häufig fehlt ein Problembewusstsein. Sie neigen dazu, Risiken zu verharmlosen oder die Möglichkeit einer Veränderung als wenig realistisch zu erachten.

(2) Contemplation (Absichtsbildung)
Patient:innen wägen Vor- und Nachteile ihres Verhaltens ab. Sie zeigen erste Ansätze, den Konsum zu hinterfragen – sind aber noch nicht zu festen Entscheidungen bereit.

(3) Preparation (Vorbereitung)
In diesem Stadium entstehen konkrete Veränderungsabsichten. Rituale wie die Definition von Starttagen (»Ab morgen ...«) und die Suche nach Unterstützung kennzeichnen diese Phase.

(4) Action (Handlung)
Das neue Verhalten wird aktiv umgesetzt. Abstinenz wird initiiert, alternative Strategien erprobt und Begleitung gesucht. Diese Phase erfordert erhebliche Ressourcen und Selbstwirksamkeit.

(5) Maintenance (Aufrechterhaltung)
In dieser Phase stehen Stabilitätsförderung und Rückfallprävention im Vordergrund. Langfristige Motivation wird durch strukturierte Routinen und soziale Unterstützung gesichert.

Wichtig • Rückfälle als Wendepunkte

Ein Rückfall muss nicht als Rückschlag verstanden werden, sondern kann auf Lücken im Skills-Transfer oder in der Risikoeinschätzung hinweisen. Die modellinterne Möglichkeit des Rückkehrens in frühere Stadien ermöglicht eine erneuerte und reflektierte Weiterarbeit (Prochaska & DiClemente, 1983).

(3) Prozesse der Veränderung – wie Veränderung gelingt. Die Bewegung von einem Stadium zum nächsten wird durch insgesamt zehn psychologische Transformationsprozesse gesteuert (Prochaska & Velicer, 1997):

(A) Frühe, kognitive Prozesse
(1) Problemwissen erweitern (Consciousness Raising)
(2) Emotionale Betroffenheit aktivieren (Dramatic Relief)
(3) Rückwirkung auf das Umfeld erkennen (Environmental Reevaluation)
(4) Selbstbild neu überdenken (Self-Reevaluation)
(5) Nutzung gesellschaftlicher Ressourcen (Social Liberation)

(B) Späte, verhaltensorientierte Prozesse
(6) Ersatzverhalten für alte Muster (Counterconditioning)
(7) Umfeld rückfallsicher gestalten (Stimulus Control)
(8) Soziale Unterstützung aktiv gestalten (Helping Relationships)
(9) Selbstbelohnung und positive Verstärkung (Reinforcement Management)
(10) Verpflichtung zu Veränderung (Self-Liberation; Velasquez et al., 2002; Prochaska & DiClemente, 1983)

Diese Prozesse finden in unterschiedlichen Stadien verschiedene Anwendung – z. B. helfen kognitive Prozesse in der Contemplation / Absichtsbildung, während verhaltensorientierte Prozesse in Action / Handlung und Maintenance / Aufrechterhaltung besonders effektiv sind (Hall & Rossi, 2008).

(4) Modulatoren: Decisional Balance, Self-Efficacy, Temptation

- Die Abwägungsbilanz (Decisional Balance) beschreibt das Abwägen von Vor- und Nachteilen. Mit zunehmendem Fortschritt nimmt die Wahrnehmung der Vorteile zu, der Nachteile hingegen ab (Prochaska & Velicer, 1997).
- Selbstwirksamkeit (Self-Efficacy; Bandura, 1977) stärkt die Überzeugung, dem neuen Verhalten treu bleiben zu können – ein prädiktiver Faktor für erfolgreichen Wandel (DiClemente et al., 2004).
- Versuchung (Temptation) gibt an, wie stark der Wunsch nach dem alten Verhalten in bestimmten Situationen ist. Mit steigendem Fortschritt nimmt sie ab (Hall & Rossi, 2008).

Vorteile für die therapeutische Haltung und Beziehungsgestaltung
Das TTM wirkt sich nicht nur auf die Struktur der Interventionen aus, sondern auch auf die Haltung der Therapeut:innen. Es unterstützt eine wertschätzende, akzeptierende und geduldige Grundhaltung, die Veränderung nicht einfordert, sondern begleitet – und damit die Selbstwirksamkeit der Patienten und Patientinnen stärkt, statt sich auf ihre Defizite zu fokussieren (Miller & Rollnick, 2013).

Zudem bietet das Modell eine gemeinsame Sprache, um über Prozesse zu sprechen, ohne moralisch oder wertend zu klingen. Ein Satz wie »Sie wirken aktuell eher im Stadium der Absichtsbildung – lassen Sie uns das nutzen, um Ihre Argumente für und gegen eine Veränderung gemeinsam zu erkunden« wirkt ganz anders als ein impliziter Vorwurf (»Sie müssen sich endlich entscheiden!«).

In Gruppensettings ermöglicht das Modell auch Vergemeinschaftung, etwa durch den Austausch unterschiedlicher Erfahrungen: Was hat mir beim Übergang in die Handlung geholfen? Wie ging ich mit Rückfällen um? Auch Peers können so wertvolle Co-Therapeut:innen werden.

Das TTM hat einen intuitiven Charakter, was sich auch daran ablesen lässt, dass sich das stufenweise Vorgehen auch in anderen Modellen oder Herangehensweisen findet.

Das Transtheoretische Modell und das 12-Schritte-Programm der Anonymen Alkoholiker (AA)
Gemeinsamkeiten: Veränderung als Prozess. Beide Ansätze – das TTM von Prochaska und DiClemente und das 12-Schritte-Programm der Anonymen Alkoholiker – betrachten Veränderung nicht als einmalige Entscheidung, sondern als dynamischen, phasenartigen Prozess. So betont das TTM die verschiedenen Stadien, inklusive Rückfall, als normalen Prozessschritt (Prochaska & DiClemente, 1983). Das AA-Programm hingegen umfasst mit den ersten Schritten das Eingeständnis (»Wir gaben zu, dass wir dem Alkohol gegenüber machtlos sind«) und führt über eine strukturierte Folge von zwölf Schritten, die mit kontinuierlicher Reflexion, Wiedergutmachung und einem gemeinschaftlichen Engagement einhergehen (AA, 2001). Beide Modelle erlauben Zyklizität und die Betonung der Absichtslosigkeit und Absichtsbildung als eigene Phasen.
Integration in die Suchtbehandlung. Die Verbindung beider Konzepte hat sich in der Praxis bewährt: Studien zeigen, dass höhere AA-Involvierung mit mehr Anwendung von TTM-Prozessen wie Stimulus Control oder Helping Relationships korreliert (z. B. Elston et al., 2011). Zudem nutzen viele Suchttherapieprogramme das TTM systematisch, um Patient:innen durch die Arbeit mit den zwölf Schritten besser zu strukturieren und individuell zu begleiten.

Beispiel

- In der Absichtslosigkeit kann AA-Literatur erste Impulse geben, ähnlich wie die Erweiterung des Problemwissens (Consciousness Raising), Bewusstseinsförderung im TTM.
- In der Absichtsbildung helfen reflektierende Gruppendiskussionen – vergleichbar der Reflexion im 3. Schritt des AA-Konzepts.
- In der Handlung unterstützt das regelmäßige Treffen, die Verpflichtung (Self-Liberation) und der Community-Support, die Neuausrichtung zu stabilisieren.

Struktur, Struktur, Struktur. Ein strukturierter Behandlungsrahmen (wie ihn auch das TTM vorgibt) gehört zu den tragenden Säulen moderner Suchttherapie. Dabei geht es nicht nur um organisatorische Effizienz, sondern um psychologisch fundierte Interventionen, die direkt an motivationalen, kognitiven und verhaltensbezogenen Mechanismen ansetzen. Besonders in therapeutisch-klinischen Einrichtungen, aber auch in ambulanten Settings, zeigt sich: Strukturen geben Halt. Klare Regeln, festgelegte Abläufe und ritualisierte Elemente fördern Eigenverantwortung, Gruppenbindung und die Einhaltung therapeutischer Ziele (Gerstein & Harwood, 1990; SAMHSA, 1997). Diese Stabilität ist vor allem in Phasen emotionaler Dysregulation oder bei hoher Rückfallgefahr zentral. Dabei bietet die Struktur:

(1) Stabilisierung und emotionale Sicherheit
Struktur wirkt entängstigend. In der frühen Abstinenzphase leiden viele Betroffene unter innerem Chaos, Impulsdurchbrüchen und Orientierungslosigkeit. Ein klar geregelter Alltag und klar geregelte Aufgaben vermitteln Vorhersehbarkeit, reduzieren Stress und schaffen ein Gefühl von Kontrolle.

(2) Stärkung der Selbstkontrolle
Feste Tagesstrukturen und geplante Aufgaben fördern die Fähigkeit zur Selbstregulation, die in der Sucht oft stark beeinträchtigt ist. Selbstkontrolle lässt sich – ähnlich wie ein Muskel – durch regelmäßige Übung stärken. Strukturelle Anker helfen dabei, Versuchungssituationen zu überstehen und adaptive Reaktionen einzuüben (Abdel-Salam, 2013). Wichtig ist hier zu wissen: Welche Art von Struktur benötige ich aktuell? So kann Über- oder Unterforderung vermieden werden.

(3) Rückfallprophylaxe durch Aktivität
Leerlauf und Unterforderung gelten als zentrale Risikofaktoren für Rückfälle. Eine sinnvolle, abwechslungsreiche Alltagsstruktur füllt die »Trigger-Zeiten« mit stabilisierenden Elementen wie Bewegung, sozialer Interaktion oder therapeutischen Aufgaben.

(4) Aufbau neuer Routinen und positiver Selbstbilder
Durch wiederholte Erfolgserlebnisse – sei es durch Pünktlichkeit, Durchhaltevermögen, klare Aufgaben oder die Teilnahme an Gruppen – entsteht ein neues Selbstbild. Das Erleben von Wirksamkeit ist ein zentraler Baustein zur Stabilisierung von Identität und Selbstwert.

(5) Förderung von Therapietreue und Motivation
Modular aufgebaute Programme erleichtern die Zielverfolgung, da Fortschritte sichtbar und überprüfbar werden. Dies erhöht nicht nur die Motivation, sondern auch die Compliance.

Zusammenfassung

Veränderung ist selten linear – besonders in der Suchtbehandlung ist sie ein zirkulärer, oft widersprüchlicher Prozess zwischen Einsicht, Ambivalenz und Rückfall. Das Transtheoretische Modell bietet hierfür nicht nur ein theoretisches Gerüst, sondern eine praxisnahe, entlastende Sichtweise auf Veränderung. Ein Arbeitsbuch, das sich an den Stadien des TTM orientiert, schafft deshalb eine klare, nachvollziehbare Struktur, die sowohl Patient:innen als auch Therapeut:innen Orientierung bietet. Es ermöglicht passgenaue Interventionen – zur richtigen Zeit, im richtigen Stadium – und fördert so Motivation, Selbstwirksamkeit und nachhaltige Veränderung.

> **Fazit**
>
> Kurz gesagt: Ein strukturierter Werkzeugkasten nach dem TTM macht aus therapeutischer Komplexität ein handhabbares System – und aus innerer Bewegung eine äußere Veränderung.

Wie Sie dieses Buch verwenden

Um sich bei den Arbeitsblättern schnell zu orientieren, sind alle mit verschiedenen Icons gekennzeichnet. So können Sie sofort erkennen, für wen das jeweilige Arbeitsblatt gedacht ist und wie die Handhabung erfolgen sollte. Folgende Icons werden Ihnen auf den Arbeitsblättern begegnen:

T **»Therapeut:in«:** Dieses Icon kennzeichnet, dass das Arbeitsblatt von den Therapeut:innen selbst verwendet werden soll.

P **»Patient:in«:** Mit diesem Icon ausgezeichnete Arbeitsblätter werden den Patient:innen zur Bearbeitung ausgehändigt.

»Wie sag ich's?«: Dieses Icon kennzeichnet Beispiele in wörtlicher Rede als Beispielformulierungen für Therapeut:innen.

1 Exploration

Eine präzise und strukturierte Exploration ist die Grundlage jeder therapeutischen Arbeit im Suchtbereich. Sie bildet nicht nur den diagnostischen Ausgangspunkt, sondern auch die erste ernst zu nehmende Kontaktaufnahme mit dem Erleben, den Motiven und den Lebensrealitäten der Betroffenen.

In der suchttherapeutischen Arbeit ist eine fundierte Exploration zugleich auch ein diagnostisches Werkzeug, eine erste Intervention (so führt z. B. die Exploration hinsichtlich devianten Verhaltens unweigerlich zur Reflexion »Was habe ich getan?«) – und ein Ausdruck professioneller Haltung. Eine gut geführte Suchtanamnese ist mehr als eine bloße Datensammlung. Sie ist die Visitenkarte der Behandelnden. Wer hier klar, sicher und differenziert vorgeht, signalisiert: *Hier arbeitet jemand, der sich auskennt.* Eine strukturierte Exploration schafft Vertrauen, zeigt Interesse und vermittelt bereits in der Anfangsphase Orientierung und Halt, in der viele Betroffene sich noch ambivalent oder desorganisiert erleben.

Selbstverständlich gehört zu einer umfassenden Anamnese auch die Exploration biografischer Erfahrungen, der psychosozialen Situation sowie der vorhandenen Ressourcen und Schutzfaktoren oder bisheriger Behandlungen. Diese Aspekte sind für die spätere Therapieplanung essenziell. In diesem Kapitel wird jedoch bewusst darauf verzichtet, diese Themen erneut im Detail zu behandeln. Hierzu liegen bereits zahlreiche etablierte Manuale, Biografiebögen und ressourcenorientierte Arbeitsmaterialien vor, die in vielen Einrichtungen erfolgreich eingesetzt werden und sich in Tools-Büchern von Kollegen und Kolleginnen finden.

Der Fokus dieses Kapitels liegt daher auf der suchtspezifischen Exploration. Ziel ist es, Therapeuten und Therapeutinnen Werkzeuge an die Hand zu geben, mit denen sie suchtrelevante Informationen strukturiert erheben und gleichzeitig die therapeutische Beziehung fördern können.

Die Materialien eignen sich für den Einsatz in jeder Phase des transtheoretischen Modells – je nach Bedarf, Phase und Beziehungsdynamik.

Arbeits- und Informationsmaterial

INFO 1 Das Transtheoretische Modell der Veränderung

Dieses Informationsblatt erklärt die fünf (optional sechs) Phasen des Modells (TTM) nach Prochaska und DiClemente (1983). Es beschreibt typische Gedanken, Haltungen und Herausforderungen in jeder Phase. Das Ziel ist es, Betroffenen ein realistisches Verständnis von Veränderung zu vermitteln, Rückschläge zu entstigmatisieren und den Prozesscharakter von Suchtveränderung erfahrbar zu machen.

AB 1 Standortbestimmung

Dieses Arbeitsblatt dient Therapeut:innen zur Einschätzung, in welcher Phase des Transtheoretischen Modells sich eine behandelte Person aktuell befindet. Es enthält Aussagen zu jeder Phase des Modells. Das Ziel ist es, die therapeutische Einschätzung systematisch zu erfassen und so die Passung von Interventionen zur Veränderungsbereitschaft zu verbessern.

AB 2 Standortbestimmung Selbsteinschätzung

Die Einschätzung, in welcher Phase des Transtheoretischen Modells sich Betroffene aktuell befinden, geschieht durch diese Person selbst. Das Arbeitsblatt enthält Aussagen zu jeder Phase des Modells. Das Ziel ist es, die Einschätzung systematisch zu erfassen und so die Passung von Interventionen zur Veränderungsbereitschaft zu verbessern.

AB 3 Suchtanamnese

Mit diesem strukturierten Bogen kann der Konsumverlauf einer Substanz – inklusive Erstkonsum, Entwicklung, Menge, Häufigkeit, Konsumform, Motive und Abhängigkeitssymptome – erhoben werden. Es dient der suchtspezifischen Anamnese und kann von Betroffenen selbst ausgefüllt oder von Therapeut:innen im Gespräch eingesetzt werden. Pro Substanz ist ein separates Blatt vorgesehen.

AB 4 Konsumverlauf

Dieses grafisch orientierte Arbeitsblatt dient der Darstellung der individuellen Konsumgeschichte entlang eines Zeitstrahls – von der Kindheit bis zur Zukunft. Es fördert die Selbstreflexion über Konsummuster, Wendepunkte und Einflussfaktoren.

AB 5 Diagnosehilfe Substanzabhängigkeit

Mit diesem Arbeitsblatt können durch eine strukturierte Checkliste die diagnostischen Kriterien einer Substanzabhängigkeit nach ICD-11 bewertet werden. Sie unterstützt Therapeut:innen bei der Einschätzung, ob eine Substanzabhängigkeit vorliegt. Das Informationsblatt eignet sich für die Aktenführung oder zur gemeinsamen Durchsicht mit Betroffenen.

INFO 2 Substanzeinordnung

Dieses Informationsblatt enthält eine tabellarische Übersicht verschiedener (und gängiger) psychoaktiver Substanzen mit Zuordnung zur ICD-11 und gängigen umgangssprachlichen Bezeichnungen. Sie dient Therapeut:innen als praxisnahe Referenz zur schnellen Einordnung konsumierter Substanzen. Außerdem unterstützt sie Anamnese, Dokumentation und Aufklärung im Gespräch mit Betroffenen.

AB 6 Straffälligkeit und Vergehen

Mit diesem Arbeitsblatt können durch einen Explorationsbogen Gesetzesverstöße mitsamt Hintergründen und Auswirkungen erfasst werden. Er wird ergänzt durch eine strukturierte Selbstreflexion und Bedarfsabfrage und kann schriftlich ausgefüllt oder als Gesprächsgrundlage verwendet werden.

Das Transtheoretische Modell der Veränderung

Wie funktioniert Veränderung? – Schritt für Schritt
Viele Menschen glauben, dass Veränderung »einfach passiert« – von heute auf morgen, durch einen festen Entschluss. In der Realität ist das aber selten so. Gerade bei einem komplexen Thema wie Sucht / Abhängigkeit geschieht Veränderung oft in kleinen Schritten, mit Rückschritten, Umwegen und Phasen des Zweifelns. Genau hier setzt das Transtheoretische Modell der Veränderung an – kurz TTM. Dieses Modell beschreibt, wie Veränderung funktioniert, welche Phasen Menschen dabei durchlaufen und welche Unterstützung in welcher Phase hilfreich ist.

Die fünf Phasen der Veränderung
(1) Sorglosigkeit (Fachbegriff: Precontemplation). In dieser Phase denken Menschen noch nicht bewusst über eine Veränderung nach. Vielleicht, weil sie den Konsum nicht als Problem erleben, weil sie schlechte Erfahrungen verdrängen oder weil sie glauben, ohnehin nichts ändern zu können.
Typische Gedanken: »Ich habe kein Problem«, »Andere übertreiben«, »Das betrifft mich nicht«.

(2) Nachdenken (Fachbegriff: Contemplation). Jetzt beginnt das Grübeln: Stimmen die Zweifel doch? Die Person erkennt erste Nachteile des Konsums, schwankt aber noch stark zwischen »Ich will so nicht weitermachen« und »Ich schaff das eh nicht«.
Typische Gedanken: »Ich weiß, dass es so nicht ewig weitergehen kann«, »Aber wie soll ich das schaffen?«, »Vielleicht irgendwann«.

(3) Vorbereitung (Fachbegriff: Preparation). Hier wird der Wunsch nach Veränderung konkreter: Informationen werden gesucht, erste Pläne gemacht, vielleicht gibt es auch schon regelmäßige Kontakte zur Suchthilfe oder es wird sogar eine Reha geplant. Noch ist nichts umgesetzt, es wird geplant – es werden Vorbereitungen getroffen und erarbeitet. Das Spektrum dieser Phase ist breit.
Typische Gedanken: »Ich will etwas ändern«, »Ich brauche Unterstützung«, »Ich stehe am Anfang, aber bin dabei«.

(4) Handlung (Fachbegriff: Action). Jetzt findet die Veränderung wirklich statt (natürlich hat auch in den vorherigen Phasen schon viel Arbeit stattgefunden und es hat sich bereits einiges verändert): Die Person unternimmt aktiv Schritte, z. B. sucht eine Therapie (z. B. Sucht-Rehabilitation) auf, vermeidet Risikosituationen, trennt sich von Konsumkontakten oder entwickelt neue Gewohnheiten.
Typische Gedanken: »Ich ziehe das durch«, »Ich will abstinent leben«, »Ich lerne, anders mit mir umzugehen«.

(5) Aufrechterhaltung (Fachbegriff: Maintenance). In dieser Phase geht es darum, das Neue zu festigen: Rückfallprophylaxe, Umgang mit Stress, neue Lebensgewohnheiten. Auch das Selbstvertrauen wächst – und der Wunsch, dauerhaft abstinent zu leben.
Typische Gedanken: »Ich habe schon viel geschafft«, »Es ist nicht mehr neu, aber ich muss wachsam bleiben«, »Ich finde meinen eigenen Weg«.

Das Transtheoretische Modell der Veränderung

Rückfall (optional, aber häufig). Ein Rückfall bedeutet nicht das Ende, sondern ist oft Teil des Prozesses. Viele Menschen durchlaufen mehrere Zyklen, bevor eine Veränderung wirklich stabil wird. Entscheidend ist, nicht aufzugeben, sondern zu verstehen: *Was war der Auslöser? Was kann ich nächstes Mal anders machen?*

Typische Gedanken: »Ich bin enttäuscht, aber ich stehe wieder auf«, »Ich will verstehen, warum es passiert ist«, »Ich versuche es erneut«.

Warum ist das Modell hilfreich?

- Es zeigt: Veränderung ist ein Prozess, kein Schalter.
- Es hilft Ihnen dabei, realistische Erwartungen zu entwickeln.
- Es macht deutlich, dass Rückfälle nicht das Ende bedeuten.
- Es unterstützt Sie dabei, Ihre eigene Position einzuschätzen – und herauszufinden, welcher nächste Schritt sinnvoll ist.

© Krämer, Therapie-Tools Transtheoretisches Modell bei stoffgebundenen Süchten. Beltz, 2026

Standortbestimmung

Bitte beantworten Sie jede Aussage ehrlich und spontan. Es gibt keine richtigen oder falschen Antworten. Wählen Sie zu jeder Aussage den Grad Ihrer Zustimmung.

Trifft gar nicht zu = 0 Punkte, Trifft eher nicht zu = 1 Punkt, Trifft teils / teils zu = 2 Punkte, Trifft eher zu = 3 Punkte, Trifft voll und ganz zu = 4 Punkte

Aussage	Punkte
Phase 1: Absichtslosigkeit	
Die Person sieht kein Problem im Zusammenhang mit ihrem Substanzkonsum.	
Veränderung ist für ihn / sie aktuell kein Thema.	
Hinweise auf negative Konsequenzen werden bagatellisiert oder externalisiert.	
Die Person äußert sich ablehnend oder gleichgültig gegenüber Veränderungsideen.	
Gespräche zu Konsum oder Therapie werden schnell abgebrochen oder umgelenkt.	
Die Person sieht sich durch andere (Angehörige, Institutionen) zur Therapie gedrängt.	
Phase 2: Absichtsbildung	
Die Person zeigt ein Schwanken zwischen Veränderung und Beibehaltung des Konsums.	
Die Person ist in der Lage, sowohl Vorteile als auch Nachteile des Konsums zu benennen.	
Er / Sie äußert Unsicherheiten über die Zukunft ohne Substanz.	
Es bestehen erste Zweifel am bisherigen Konsumverhalten.	
Die Person zeigt emotionale Reaktionen bei der Thematisierung des Konsums.	
Es werden hypothetische Aussagen getroffen wie: »Wenn ich aufhören würde, dann …«	
Phase 3: Vorbereitung	
Die Person formuliert konkrete Veränderungsvorsätze oder Zielvorstellungen.	
Erste Schritte (z. B. Konsumtagebuch, Reduktionsversuche) sind bereits erfolgt.	
Es wird über Strategien zur Veränderung nachgedacht oder diese werden recherchiert.	
Die Person sucht aktiv nach Unterstützung (z. B. Gruppe, Entgiftung, Angehörige).	
Die Person zeigt Motivation, ist aber teils noch zögerlich in der Umsetzung.	
Es besteht ein innerer Handlungsdruck, gepaart mit Planungsaktivität.	
Phase 4: Handlung	
Die Person hat den Konsum deutlich reduziert oder eingestellt.	
Es gibt klare Verhaltensveränderungen im Alltag (Umgang, Struktur, neue Gewohnheiten).	
Die Person verwendet konkrete Bewältigungsstrategien bei Cravings.	
Substanzbezogene Risikosituationen werden aktiv vermieden.	
Die Person ist offen für Rückmeldungen, arbeitet aktiv im therapeutischen Prozess.	
Es besteht ein deutlich erlebbares Commitment zur Veränderung.	

© Krämer, Therapie-Tools Transtheoretisches Modell bei stoffgebundenen Süchten. Beltz, 2026

Standortbestimmung

Aussage	**Punkte**
Phase 5: Aufrechterhaltung	
Die Person lebt seit Längerem abstinent und zeigt stabile Strategien zur Rückfallprävention.	
Frühwarnzeichen werden erkannt und benannt.	
Neue Lebensbereiche (Beruf, Freizeit, Beziehungen) werden aktiv aufgebaut.	
Die Person reflektiert frühere Rückfallmuster und entwickelt Schutzfaktoren.	
Es findet eine Integration der neuen Identität ohne Substanz statt.	
Die Person formuliert selbstsicher, langfristig abstinent bleiben zu wollen.	

Auswertung
Übertragen Sie die Punkte in die folgende Tabelle:

Phase	**Punktzahl (Summe der jeweiligen Phase)**
Absichtslosigkeit	
Absichtsbildung	
Vorbereitung	
Handlung	
Aufrechterhaltung	

Interpretation der Ergebnisse

- Die Phase mit der höchsten Punktzahl gibt einen Hinweis darauf, wo die Person aktuell im Veränderungsprozess steht.
- Sollten zwei Phasen ähnlich hohe Punktzahlen aufweisen, befindet sich die Person möglicherweise im Übergang zwischen diesen beiden Phasen.
- Eine niedrige Punktzahl (unter 12 Punkten) in einer Phase spricht dafür, dass diese aktuell nicht im Vordergrund steht.

Zusammenfassung

Herr / Frau .... befindet sich aktuell mit hoher Wahrscheinlichkeit in der

Phase: ....

 © Krämer, Therapie-Tools Transtheoretisches Modell bei stoffgebundenen Süchten. Beltz, 2026

Standortbestimmung Selbsteinschätzung

Bitte beantworten Sie jede Aussage ehrlich und spontan. Es gibt keine richtigen oder falschen Antworten. Wählen Sie zu jeder Aussage den Grad Ihrer Zustimmung.

Trifft gar nicht zu = 0 Punkte, Trifft eher nicht zu = 1 Punkt, Trifft teils / teils zu = 2 Punkte, Trifft eher zu = 3 Punkte, Trifft voll und ganz zu = 4 Punkte

Aussage	Punkte
Phase 1: Absichtslosigkeit	
Ich sehe keinen Grund, meinen Substanzkonsum zu verändern.	
Andere sagen mir, ich hätte ein Problem – ich sehe das anders.	
Ich habe keine konkreten Pläne, etwas an meinem Konsum zu ändern.	
Ich empfinde meinen Konsum nicht als schädlich.	
Ich denke selten über mein Konsumverhalten nach.	
Es stört mich nicht, wie mein Konsum mein Leben beeinflusst.	
Phase 2: Absichtsbildung	
Ich frage mich oft, ob mein Konsum langfristig problematisch ist.	
Ich sehe sowohl Vorteile als auch Nachteile, wenn ich weniger konsumieren würde.	
Ich spüre innerlich einen Zwiespalt zwischen Weitermachen und Veränderung.	
Ich mache mir Gedanken über die Folgen meines Konsums.	
Ich könnte mir vorstellen, in Zukunft etwas zu ändern.	
Ich habe Angst davor, was sich verändern würde, wenn ich aufhöre.	
Phase 3: Vorbereitung	
Ich habe schon kleine Schritte unternommen, um meinen Konsum zu verändern.	
Ich informiere mich gezielt über Hilfsangebote oder Strategien zur Veränderung.	
Ich habe konkrete Pläne, wie ich meinen Konsum verändern will.	
Ich habe mit nahestehenden Personen über meine Veränderungsabsicht gesprochen.	
Ich fühle mich innerlich bereit, etwas zu verändern.	
Ich weiß, dass ich bald einen klaren Schnitt machen muss.	
Phase 4: Handlung	
Ich habe in den letzten Wochen bereits aktiv meinen Konsum reduziert oder beendet.	
Ich verzichte bewusst auf bestimmte Situationen, die mich in Versuchung bringen.	
Ich nutze gezielt Strategien, um mein Verhalten zu verändern.	
Ich habe begonnen, neue Gewohnheiten zu entwickeln.	
Ich setze mich mit den Gründen für mein früheres Konsumverhalten auseinander.	
Ich fühle mich aktiv auf dem Weg zu einem anderen Leben.	

Standortbestimmung Selbsteinschätzung

Aussage	**Punkte**
Phase 5: Aufrechterhaltung	
Ich habe seit Längerem Veränderungen in meinem Konsumverhalten umgesetzt.	
Ich habe Wege gefunden, mit Rückfallgedanken umzugehen.	
Ich weiß, was mir hilft, stabil zu bleiben.	
Ich kann gut mit Auslösern umgehen, die früher zu Konsum geführt haben.	
Ich habe neue Routinen entwickelt, die mir guttun.	
Ich sehe mich als jemand, der bereits viel erreicht hat.	

Auswertung

Übertragen Sie Ihre Punkte in die folgende Tabelle:

Phase	**Ihre Punktzahl (Summe der jeweiligen Phase)**
Absichtslosigkeit	
Absichtsbildung	
Vorbereitung	
Handlung	
Aufrechterhaltung	

Interpretation der Ergebnisse

- **Die Phase mit der höchsten Punktzahl** gibt einen Hinweis darauf, wo Sie aktuell im Veränderungsprozess stehen.
- Sollten zwei Phasen ähnlich hohe Punktzahlen aufweisen, befinden Sie sich **möglicherweise im Übergang zwischen diesen beiden Phasen**.
- Eine **niedrige Punktzahl (unter 12 Punkten)** in einer Phase spricht dafür, dass diese aktuell nicht im Vordergrund steht.

Zusammenfassung

Ich befinde mich aktuell mit hoher Wahrscheinlichkeit in der Phase: …………………………………….

© Krämer, Therapie-Tools Transtheoretisches Modell bei stoffgebundenen Süchten. Beltz, 2026

Suchtanamnese

Dieser Fragebogen erfasst Ihren Konsum. Verwenden Sie je konsumierter Substanz einen Fragebogen. Wenn Sie sich bei manchen Fragen unsicher sind, antworten Sie so genau und so ehrlich wie möglich.

Substanz: ....

Zeitpunkt des erstmaligen Konsums: Alter: .... Jahr: ....

In welchem Kontext ist es zum erstmaligen Konsum gekommen?

....

....

Ab wann hat sich ein regelmäßiger Konsum eingestellt? Alter: .... Jahr: ....

In welcher Häufigkeit wurde in den letzten 12 Monaten konsumiert?

☐ täglich ☐ mehrfach wöchentlich (ca. .... × pro Woche)

☐ mehrfach monatlich (ca. .... × pro Monat) ☐ mehrfach jährlich (ca. .... × pro Jahr)

☐ kein Konsum in den letzten 12 Monaten

Wie hat sich der regelmäßige Konsum entwickelt?
Bitte schildern Sie kurz den Verlauf Ihres Konsums (z. B. wann / wie hat sich die Häufigkeit und / oder die Menge verändert).

....

....

....

....

An wie vielen Tagen des letzten Monats wurde konsumiert? An .... von 30 Tagen

Welche Menge wurde durchschnittlich pro Konsumtag konsumiert? ....

Welche Menge wurde maximal pro Konsumtag konsumiert? ....

Wann wurde letztmalig diese Substanz konsumiert? ....

Wie wurde diese Substanz primär konsumiert?

☐ oral ☐ nasal ☐ inhalativ ☐ intravenös ☐ anders: ....

© Krämer, Therapie-Tools Transtheoretisches Modell bei stoffgebundenen Süchten. Beltz, 2026

Suchtanamnese

Aus welchen Gründen wurde diese Substanz konsumiert (erwünschte Wirkung)?

....

....

Gab es abstinente Phasen von dieser Substanz? ☐ Ja ☐ Nein

Wenn ja, in welchen Zeiträumen und über welche Dauer wurde die Substanz nicht konsumiert?

....

Eine Abhängigkeit zeigt sich vor allem durch das Vorhandensein spezifischer Faktoren. Welche dieser drei Kriterien zeigten sich bei Ihnen innerhalb der letzten 12 Monate?

☐ Eine beeinträchtigte Kontrolle über den Substanzkonsum – bezogen auf Beginn, Menge und Umstände oder Ende des Konsums. Dieser Kontrollverlust wurde häufig, aber nicht notwendigerweise, von subjektiven Empfindungen von Drang oder Verlangen, die Substanz zu konsumieren, begleitet.

☐ Physiologische Merkmale manifestierten sich als:
(1) Toleranzentwicklung,
(2) Entzugserscheinungen nach Konsumstopp oder -reduktion oder
(3) wiederholter Konsum der Substanz, um Entzugserscheinungen zu mindern oder zu verhindern.

☐ Der Substanzkonsum wurde fortschreitend zur Priorität im Leben. Die Substanz hatte Vorrang vor anderen Interessen, Vergnügungen, alltäglichen Aktivitäten, Verpflichtungen oder der Gesundheitspflege. Der Substanzkonsum nahm zunehmend eine zentrale Rolle im Leben ein und verschob andere Aspekte des Lebens in den Hintergrund. Trotz des Auftretens von Problemen wurde der Konsum fortgeführt.

Welche negativen Auswirkungen hatte der Konsum insgesamt auf Ihr alltägliches Leben:

....

....

Welche negativen Auswirkungen hatte der Konsum insgesamt auf Ihr berufliches Leben:

....

....

Wie möchten Sie in Zukunft mit dieser Substanz umgehen?

☐ aufhören ☐ kontrollierter konsumieren ☐ unverändert konsumieren

 © Krämer, Therapie-Tools Transtheoretisches Modell bei stoffgebundenen Süchten. Beltz, 2026

Konsumverlauf

Die Entwicklung einer Suchterkrankung ist häufig ein über Jahre oder Jahrzehnte verlaufender Prozess. Viele Betroffene berichten, dass sich ihr Konsumverhalten in verschiedenen Lebensphasen verändert hat – in Bezug auf Substanzen, Intensität, Gründe für den Konsum und die Auswirkungen auf Alltag, Gesundheit und Beziehungen. Dieses Arbeitsblatt soll Ihnen helfen, Ihre individuelle Konsumgeschichte sichtbar zu machen – sowohl rückblickend als auch mit einem Blick in die Zukunft.

Anleitung

Das Diagramm zeigt einen Zeitstrahl von der Kindheit bis ins hohe Erwachsenenalter. Tragen Sie in diesen Zeitstrahl die wichtigsten Stationen Ihrer Konsumgeschichte ein – und visualisieren Sie auch, wie es weitergehen könnte:

- ▶ Zeichnen Sie:
  - die bisherige Konsumlinie (rückblickend bis heute)
  - eine Fortsetzung der Linie in die Zukunft, so wie Sie es sich heute vorstellen oder wünschen
- ▶ Sie haben zwei Möglichkeiten:
  - eine durchgehende Linie für Ihren Gesamtkonsum
  - mehrere getrennte Linien – z. B. für Alkohol, Cannabis, Amphetamin etc.
- ▶ Vermerken Sie dabei besondere Lebensereignisse oder Wendepunkte, die für den Konsumverlauf bedeutsam waren oder sein könnten.

Suchtverlauf über die Lebensspanne

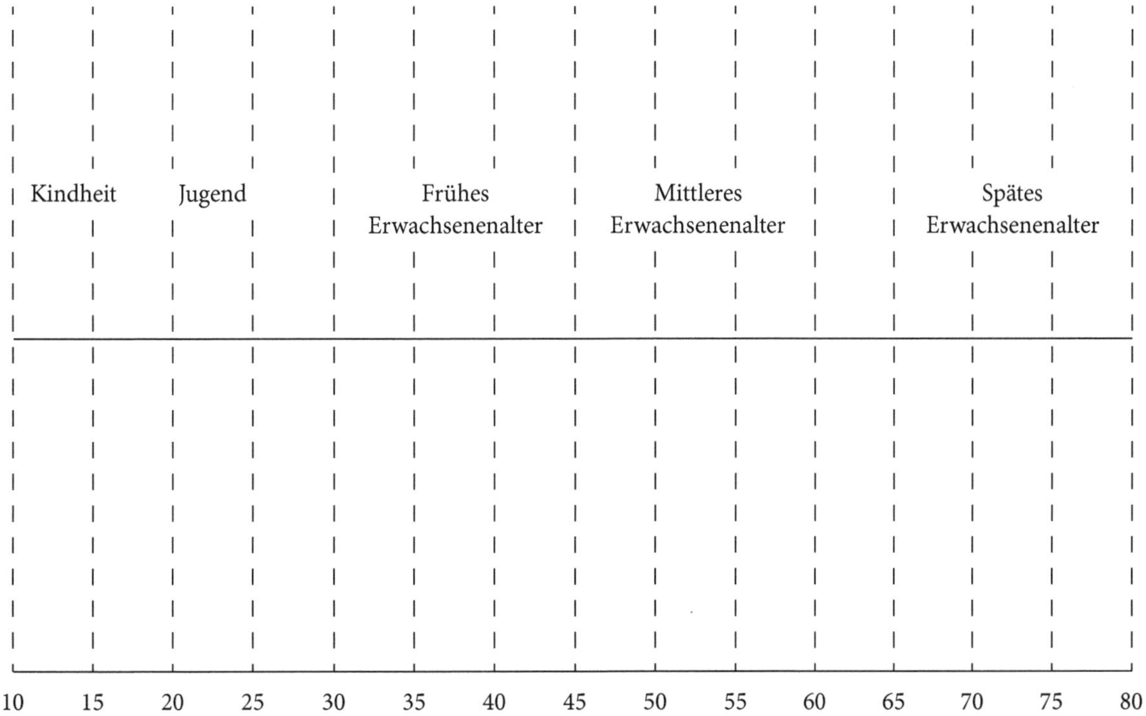

Konsumverlauf

Welche Muster erkenne ich in meinem bisherigen Konsumverlauf?
(Gab es wiederkehrende Situationen oder Phasen?)

....

....

Welche Lebensereignisse oder inneren Zustände haben meinen Konsum besonders beeinflusst – positiv oder negativ?

....

....

Was hat dazu geführt, dass sich mein Konsum in bestimmten Phasen reduziert oder verändert hat?

....

....

Wie fühlt es sich an, meine mögliche zukünftige Entwicklung eingezeichnet zu haben?

....

....

 © Krämer, Therapie-Tools Transtheoretisches Modell bei stoffgebundenen Süchten. Beltz, 2026

AB 5 • T

Diagnosehilfe Substanzabhängigkeit

Substanz: ....

Diagnosezeitraum:
☐ Letzte 12 Monate ☐ Täglicher oder fast täglicher Konsum ≥ 1 Monat

Diagnosekriterium A: Kontrollverlust und Craving
Mindestens eines der folgenden Symptome muss zutreffen:
☐ starkes Verlangen oder innerer Drang, die Substanz zu konsumieren (Craving)
☐ wiederholter Kontrollverlust über Beginn, Beendigung oder Menge des Konsums
☐ Konsumdauer oder -menge übersteigt regelmäßig die ursprüngliche Absicht
☐ wiederholte erfolglose Versuche, den Konsum zu verringern oder zu beenden
→ Kriterium erfüllt? ☐ Ja ☐ Nein

Diagnosekriterium B: physiologische Merkmale (Neuroadaption)
☐ Toleranzentwicklung: Benötigung größerer Mengen, um die gleiche Wirkung zu erzielen
☐ Entzugssymptome nach Reduktion oder Absetzen der Substanz
☐ Konsum zur Vermeidung oder Linderung von Entzugssymptomen
→ Kriterium erfüllt? ☐ Ja ☐ Nein

Diagnosekriterium C: Priorisierung und Fortsetzung trotz Problemen
Mindestens eines der folgenden Symptome muss zutreffen:
☐ Substanzgebrauch erhält Vorrang vor anderen Interessen, Verpflichtungen oder Aktivitäten
☐ andere Lebensbereiche (Beruf, Familie, Freizeit) werden vernachlässigt
☐ fortgesetzter Konsum trotz klarer negativer Konsequenzen (gesundheitlich, sozial, rechtlich)
☐ wiederholte Konflikte oder Probleme durch den Konsum, ohne Verhaltensänderung
→ Kriterium erfüllt? ☐ Ja ☐ Nein

Diagnoseergebnis gemäß ICD-11
Mindestens 2 von 3 Hauptkriterien müssen erfüllt sein. Die Symptome sollten entweder über mindestens 12 Monate bestanden haben oder es muss ein täglicher bzw. nahezu täglicher Konsum über ≥ 1 Monat vorliegen.

☐ Diagnosekriterien erfüllt	**Substanzabhängigkeit nach ICD-11 wahrscheinlich**
☐ Kriterien nicht ausreichend erfüllt	**keine Diagnose auf Abhängigkeitsebene gemäß ICD-11**
☐ Kriterien nicht ausreichend erfüllt	**dennoch schädlicher Gebrauch vorliegend**

Ergebnis (Diagnoseschlüssel): ....

Substanzeinordnung

Substanz / Wirkstoff	ICD-11-Stoffgruppe	Umgangssprachliche Begriffe / Szenenamen
Alkohol	6C40 – Alkohol	
Cannabis	6C41 – Cannabis	Gras, Weed, Hasch, Dope
Heroin	6C43 – Opioide	H, Smack, Harry, Horse
Methadon	6C43 – Opioide	
Buprenorphin	6C43 – Opioide	
Kratom	6C43 – Opioide	Ketum, Biak-Biak
Benzodiazepine	6C44 – Sedativa / Hypnotika	
Z-Substanzen (z. B. Zolpidem)	6C44 – Sedativa / Hypnotika	
GHB / GBL	6C44 – Sedativa / Hypnotika	Liquid Ecstasy, K.o.-Tropfen
Kokain	6C45 – Kokain	Koks, Schnee, C
Amphetamin	6C46 – Stimulanzien	Speed, Pep
Methamphetamin	6C46 – Stimulanzien	Crystal, Crystal Meth
MDMA	6C4C – MDMA	Ecstasy, XTC, Teile, Molly
Mephedron (4-MMC)	6C46 – Stimulanzien	Meph, Meow Meow, M-CAT
Fentanyl	6C43 – Opioide	Apache, China Girl, Murder 8
LSD	6C49 – Halluzinogene	Acid, Trip
Psilocybin	6C49 – Halluzinogene	Magic Mushrooms, Zauberpilze
Ketamin	6C4D – Dissoziativa	Special K, Vitamin K
Lachgas (N_2O)	6C4B – Volatile Inhalanzien	Lustgas, Funny Gas
Schnüffelstoffe / Lösungsmittel	6C4B – Volatile Inhalanzien	
Tabak / Nikotin	6C4A – Nikotin	

 © Krämer, Therapie-Tools Transtheoretisches Modell bei stoffgebundenen Süchten. Beltz, 2026

Straffälligkeit und Vergehen

Dieser Explorationsbogen dient dazu, Ihr Verhalten in Bezug auf Gesetzesverstöße und Straffälligkeit besser zu verstehen. Bitte nehmen Sie sich Zeit, um die Fragen ehrlich zu beantworten. Es geht nicht darum, Sie zu verurteilen, sondern darum, gemeinsam herauszufinden, wie wir Sie auf Ihrem Weg zur Verhaltensveränderung bestmöglich unterstützen können.

Teil 1: Überblick über Gesetzesverstöße
Haben Sie in der Vergangenheit gegen Gesetze, Regeln oder Vorschriften verstoßen?
☐ Ja ☐ Nein

Falls ja, welche Arten von Verstößen haben Sie begangen? (Mehrfachauswahl möglich)

☐ Diebstahl ☐ Betrug
☐ Körperverletzung ☐ Drogenbesitz/-handel
☐ Verkehrsdelikte ☐ Sachbeschädigung
☐ Hausfriedensbruch ☐ Waffenbesitz

☐ andere:

....

☐ andere:

....

Haben Sie diese Verstöße allein oder gemeinsam mit anderen begangen?
☐ allein
☐ mit anderen Personen, hauptsächlich mit:

....

Möchten Sie zu diesen ersten Informationen etwas anmerken?

....

....

....

Straffälligkeit und Vergehen

Teil 2: Detaillierte Erhebung nach Zeitverlauf

Bitte geben Sie an, in welchem Alter und (wenn möglich) Jahr und in welchem Zusammenhang die Gesetzesverstöße stattgefunden haben. Wichtig auch: Haben Sie die Taten unter Intoxikation (unter dem Einfluss einer Droge oder von Alkohol) begangen und haben Sie die Taten allein oder mit anderen verübt (wenn mit anderen, mit wem)? Füllen Sie die Tabelle so detailliert wie möglich aus. (Hinweis: Sollte der Platz nicht ausreichen, verwenden Sie bitte ein zusätzliches leeres Blatt.)

Alter / Jahr	Art des Verstoßes	Unter Intoxikation (Was konsumiert?)	Allein oder mit anderen	Konsequenzen (z. B. Inhaftierung, Verurteilung)

© Krämer, Therapie-Tools Transtheoretisches Modell bei stoffgebundenen Süchten. Beltz, 2026

Straffälligkeit und Vergehen

Teil 3: Selbstreflexion und zukünftige Veränderungen

Wie bewerten Sie heute Ihre Gesetzesverstöße?

- ☐ Ich schäme mich dafür.
- ☐ Ich bereue sie, aber es war ein Teil meines Weges.
- ☐ Ich sehe sie als Fehler, aus denen ich gelernt habe.
- ☐ Ich habe keine starke emotionale Reaktion darauf.

Was denken Sie, hat dazu geführt, dass Sie diese Verstöße begangen haben?

- ☐ Neugier
- ☐ Gruppenzwang
- ☐ Suchtmittelkonsum
- ☐ finanzielle Probleme
- ☐ emotionale Überforderung
- ☐ andere: ....

Gibt es heute noch Situationen, in denen Sie das Gefühl haben, möglicherweise gegen Gesetze zu verstoßen? Falls ja, welche Situationen wären das?

....

....

....

Welche Unterstützung wünschen Sie sich / brauchen Sie, um keine weiteren Vergehen mehr zu begehen?

- ☐ Unterstützung bei der Abstinenz (z. B. spezielle Therapieprogramme)
- ☐ regelmäßige Gespräche mit Therapeuten oder Vertrauenspersonen
- ☐ Hilfe bei der Alltagsstruktur (z. B. Tagesplanung, sinnvolle Beschäftigung)
- ☐ Unterstützung bei der Veränderung des Lebensmittelpunktes (Wohnort)
- ☐ Teilnahme an Selbsthilfegruppen oder anderen Gruppenangeboten
- ☐ Training sozialer Kompetenzen (z. B. Konfliktlösung, Antiaggressionstraining)
- ☐ Hilfe bei der Klärung finanzieller Belastungen (oder insgesamt Umgang mit Geld)
- ☐ Verbesserung der emotionalen Stabilität (z. B. bei Impulsivität)
- ☐ andere: ....

2 Phase 1: Absichtslosigkeit (Precontemplation)

»Ich habe doch kein Problem.«

In der ersten Phase des Veränderungsprozesses – der sogenannten Absichtslosigkeit – sehen Betroffene keinen unmittelbaren Handlungsbedarf, ihr Verhalten zu verändern. Sie befinden sich häufig nicht aus eigenem Antrieb in einer Beratung oder Behandlung, sondern aufgrund äußerer Umstände: Druck durch Angehörige, juristische Auflagen, der Verlust des Arbeitsplatzes oder medizinische Komplikationen. Substanzkonsum wird in dieser Phase meist nicht als zentrales Problem erlebt – wenn überhaupt, dann als Symptom anderer Lebensbelastungen.

Was prägt diese Phase?

Typisch für die Phase der Absichtslosigkeit sind:

- Problemverleugnung oder Bagatellisierung des Substanzkonsums
- Fremdmotivation und hohe Ambivalenz gegenüber Hilfsangeboten
- Widerstand gegen moralische Bewertungen, Konfrontation oder vorschnelle Veränderungsappelle
- Fokus auf andere Problemlagen: Beziehungskonflikte, berufliche Themen, Stress, Traumafolgen

Die Herausforderung für Fachkräfte besteht darin, keine Veränderungsbereitschaft zu erzwingen, sondern Beziehung, Vertrauen und Dialogfähigkeit aufzubauen. Ein zentrales Ziel ist es, eine therapeutische Allianz herzustellen, in der sich Betroffene gesehen und respektiert fühlen, auch ohne Einsicht oder Veränderungswille.

Therapeutische Grundhaltung

In dieser Phase steht nicht die Veränderung im Vordergrund, sondern:

- verstehen statt bewerten
- beobachten statt überreden
- Sicherheit statt Druck
- Exploration statt Zielsetzung

Die therapeutische Haltung sollte wertschätzend, neugierig und zurückhaltend konfrontativ sein. Es geht darum, Ambivalenzen wahrzunehmen und zu spiegeln, positive Selbstanteile zu würdigen und Verbindungen herzustellen zwischen Lebensgeschichte, aktuellem Erleben und Konsumverhalten – ohne Zwang zur Interpretation.

Ziel in dieser Phase

Das primäre Ziel der Arbeit in der Phase der Absichtslosigkeit ist nicht Abstinenz, sondern:

- Kontaktaufnahme und Beziehungsgestaltung
- Förderung der Selbstreflexion
- Sensibilisierung für Risiken und Konsequenzen
- erste emotionale oder kognitive Dissonanzen erlebbar machen

Therapie bedeutet hier oft Hinhören, Aushalten und Struktur geben. Erste Impulse können gesetzt werden – jedoch nicht mit dem Anspruch, Veränderung zu »erreichen«, sondern mit dem Vertrauen, dass Verstehen der erste Schritt Richtung Motivation ist.

Die folgenden Arbeitsblätter sind so gestaltet, dass sie sowohl im Einzel- als auch im Gruppensetting (je nach Setting können Anpassungen nötig sein) einsetzbar sind. Sie sollen helfen, Gespräche zu strukturieren, Selbstwahrnehmung zu fördern und erste Brücken zur Veränderungsbereitschaft zu bauen – ohne Druck, sondern mit einer Haltung der geduldigen Einladung.

Arbeits- und Informationsmaterial

INFO 3 Was bedeutet Sucht?
Dieses einführende Informationsblatt zur Definition von Abhängigkeitserkrankungen erklärt die drei ICD-11-Kriterien für Substanzabhängigkeit in verständlicher Sprache. Den Betroffenen wird grundlegendes Wissen über die Sucht als Erkrankung vermittelt und so Akzeptanz für die diagnostische Einordnung geschaffen. Es dient als Gesprächsgrundlage oder Einstieg in die therapeutische Auseinandersetzung.

INFO 4 Was passiert bei Sucht im Gehirn?
Dieses wissenschaftlich fundierte Informationsblatt erklärt die neurobiologische Entstehung und Aufrechterhaltung von Sucht. Es erläutert zentrale Gehirnareale, die Rolle des Dopaminsystems sowie langfristige Veränderungen im Belohnungssystem. Betroffenen wird ein grundlegendes Verständnis für die Funktionsweise von Sucht im Gehirn vermittelt.

AB 7 Mythos oder Fakt?
Dieses Arbeitsblatt enthält ein reflexives Quiz mit 21 typischen Aussagen zum Thema Sucht. Die Teilnehmenden entscheiden, ob es sich bei diesen um einen Mythos oder einen belegbaren Fakt handelt, und diskutieren anschließend die Auflösungen. Es fördert Aufklärung, kritisches Denken und Austausch über weitverbreitete Fehlinformationen zum Thema Sucht. Das Quiz eignet sich ideal für Gruppenarbeit, Einstieg in Diskussionen oder zur Aktivierung von Selbstreflexion.

AB 8 Bin ich wirklich frei?
Das Arbeitsblatt enthält einen selbstreflexiven Kurztest mit zehn Aussagen zum Verhältnis zwischen Konsum, Kontrolle und Selbstbestimmung – ergänzt durch vertiefende Reflexionsfragen. Er regt Betroffene dazu an, die eigene Autonomie im Umgang mit Substanzen ehrlich zu hinterfragen.

AB 9 Meine Richtung im Leben
Dieses reflexive Arbeitsblatt dient der Auseinandersetzung mit persönlichen Lebenszielen in verschiedenen Bereichen – ergänzt durch ein grafisches Zielkompass-Schaubild. Die Leitfrage hierbei ist: Sind diese Ziele mit dem Konsum vereinbar? Es unterstützt Betroffene dabei, den Blick auf bedeutsame Lebensziele jenseits des Konsums zu richten. Es fördert Motivation, Sinnfindung und Selbstklärung. Das Arbeitsblatt eignet sich zur Ressourcenaktivierung in Einzel- und Gruppensettings.

AB 10 Zufriedenheitsskala
Dieses Arbeitsblatt enthält einen Selbsteinschätzungsbogen zur Bewertung der eigenen Lebenszufriedenheit in zentralen Bereichen wie Gesundheit, Beziehungen, Beruf und Sinn – ergänzt durch Reflexionsfragen und eine grafische Darstellung. Das Arbeitsblatt hilft Betroffenen, aktuelle Belastungen und innere Diskrepanzen zu erkennen.

AB 11 Diskussionsstoff
Dieses Arbeitsblatt enthält eine Übung zur Ambivalenzförderung durch imaginative Perspektivwechsel anhand provokativer Alltagsszenarien, die moralische, emotionale und soziale Spannungsfelder im Zusammenhang mit Substanzkonsum aktivieren. Sie regt zur Auseinandersetzung mit widersprüchlichen Haltungen, inneren Konflikten und Wertvorstellungen an.

AB 12 Eine Geschichte für meinen Sohn
Der Kern dieses Arbeitsblattes ist eine Schreibübung zur Auseinandersetzung mit der eigenen Konsumbiografie anhand eines imaginären Gesprächs mit dem eigenen Kind – in zwei Perspektiven (»helle« und »dunkle« Version). Sie fördert Reflexion, Ambivalenzbewusstsein und die narrative Neu-

bewertung vergangener Konsumerfahrungen. Sie unterstützt Betroffene dabei, Verantwortung zu übernehmen und einen ehrlichen Umgang mit der eigenen Geschichte zu finden. Das Arbeitsblatt eignet sich besonders für vertiefende Einzelarbeit.

AB 13 Stereotype der Abhängigkeit

Dieses selbstreflexive Arbeitsblatt dient der Auseinandersetzung mit gängigen negativen Zuschreibungen gegenüber Abhängigen und deren möglicher persönlicher Relevanz. Es ermutigt Betroffene, sich ehrlich mit belastenden Selbstbildern und gesellschaftlichen Stigmatisierungen auseinanderzusetzen. Das Arbeitsblatt dient der Förderung von Einsicht, Motivation zur Veränderung und emotionaler Selbstklärung.

AB 14 Identifikation verdeckter Risiken

Dieses Arbeitsblatt enthält einen Selbsttest zur systematischen Erfassung körperlicher, psychischer und sozialer Risiken, die im Zusammenhang mit Substanzkonsum stehen können – ergänzt durch strukturierte Reflexionsfragen. Er hilft Betroffenen, frühe oder verdrängte Warnzeichen ihres Konsums zu erkennen.

AB 15 Schadensaufnahme

Dieses tabellarische Arbeitsblatt unterstützt die ehrliche Auseinandersetzung mit den Auswirkungen des eigenen Konsums auf andere und auf sich selbst – ergänzt durch Reflexionsfragen. Es hilft Betroffenen, Verdrängung zu überwinden und konkrete Folgen des Konsums sichtbar zu machen.

AB 16 Was läuft gut? Was weniger gut?

Dieses selbstreflexive Arbeitsblatt dient der Bestandsaufnahme gelingender und belastender Lebensbereiche – ergänzt durch strukturierte Reflexionsfragen zur Veränderungsmotivation. Es unterstützt Betroffene dabei, ihre aktuelle Lebenssituation differenziert zu betrachten, Ressourcen zu erkennen und Veränderungsbedarf zu benennen.

AB 17 Kognitive Dissonanz erkennen

Mit diesem Arbeitsblatt erkunden Betroffene innere Widersprüche zwischen Selbstbild, Verhalten und Konsum – ergänzt durch typische kognitive Strategien zur Auflösung dieser Spannung. Es hilft dabei, sich der eigenen Ambivalenzen bewusst zu werden und dysfunktionale Rechtfertigungsmuster zu erkennen.

AB 18 Fremdwahrnehmung

Das Arbeitsblatt dient der gezielten Einholung von Rückmeldungen aus dem sozialen Umfeld – inklusive der Auswahl geeigneter Personen und der Formulierung individueller Feedback-Fragen. Es kann helfen, blinde Flecken und Veränderungsimpulse durch die Perspektiven anderer zu erkennen. Das Arbeitsblatt fördert soziale Achtsamkeit, Beziehungsklärung und Motivation.

AB 19 Werte entdecken

Das Arbeitsblatt ermöglicht die Identifikation persönlicher Werte durch eine strukturierte Auswahl und vertiefende Reflexionsfragen zu Alltag, Substanzkonsum und inneren Spannungen. Zentrale Lebenswerte sollen dadurch bewusst gemacht werden. Diese werden folgend mit aktuellem Verhalten und Konsumverhalten in Beziehung gesetzt.

AB 20 Wer solche Freunde hat …

Dieses Arbeitsblatt enthält eine Imaginationsübung zur personifizierten Auseinandersetzung mit der eigenen Sucht – die Substanz wird als »Freund« betrachtet, mit dem eine gemeinsame Geschichte verbindet. Die Übung ermöglicht Betroffenen eine neue Perspektive auf ihre Beziehung zur Substanz. Sie fördert emotionale Distanzierung, Selbstreflexion und die Bearbeitung biografischer Einflussfaktoren. Es kann als Arbeitsblatt durch Betroffene bearbeitet oder in Interviewform durch Therapeut:innen erfragt werden.

AB 21 Interview mit dem zukünftigen Ich

Bei der anspruchsvollen Imaginations- und Gesprächsübung auf diesem Arbeitsblatt schlüpfen Betroffene in die Rolle ihres fünf Jahre älteren, gereifteren Selbst und beantworten aus dieser Perspektive reflektierende Fragen. Die Übung fördert die Auseinandersetzung mit Zukunftsperspektiven, Selbstmitgefühl und motivationale Klärung. Sie unterstützt Betroffene dabei, innere Ressourcen zu aktivieren und Veränderungspotenzial greifbar zu machen und wird durch Therapeut:innen angeleitet.

AB 22 Gespräch mit dem zukünftigen Ich

Das Arbeitsblatt fördert Selbstreflexion und Motivation, indem die betroffene Person in einem imaginären Gespräch mit ihrem fünf Jahre älteren Ich persönliche Ressourcen, Perspektiven und Veränderungswünsche erkundet. Das Ziel ist es, Zuversicht zu stärken und innere Klärung anzuregen.

AB 23 Geschichte einer Veränderung

Dieses metaphorische Arbeitsblatt, inspiriert vom Gedicht »Autobiographie in fünf Kapiteln« von Portia Nelson, dient durch die Geschichte einer wiederkehrenden Falle (dem »Loch im Gehweg«) als Reflexionsanstoß für typische Rückfallmuster.

AB 24 Entscheidungsmatrix

Ein Arbeitsblatt zur Gegenüberstellung der Vor- und Nachteile von Veränderung versus der Beibehaltung des Konsums – ergänzt durch Reflexionsfragen zur Entscheidungsreife.

Was bedeutet Sucht?

Der Begriff Sucht beschreibt eine anhaltende, zwanghafte oder stark drängende Form des Verlangens nach einem bestimmten Verhalten oder einer Substanz – obwohl dadurch negative Folgen entstehen. Die Kontrolle über das eigene Verhalten geht dabei zunehmend verloren.

Man spricht auch von einer Abhängigkeitserkrankung. Diese kann sich auf verschiedene Substanzen (z. B. Cannabis, Alkohol, Kokain, Medikamente) oder Verhaltensweisen (z. B. Glücksspiel, Internet, Pornografie) beziehen.

> Sucht ist keine Willensschwäche, sondern eine anerkannte psychische Erkrankung.

Wie wird Sucht diagnostiziert?

Die Weltgesundheitsorganisation (WHO) beschreibt in der ICD-11 (einem internationalen Klassifikationssystem für Krankheiten) Kriterien für eine Abhängigkeit. Die Merkmale der Abhängigkeit zeigen sich in der Regel über einen Zeitraum von mindestens 12 Monaten, die Diagnose kann jedoch gestellt werden, wenn der Alkoholgebrauch über einen Zeitraum von mindestens drei Monaten kontinuierlich (täglich oder fast täglich) erfolgt.

Die drei Kriterien

(1) Eingeschränkte Kontrolle über den Konsum

Das bedeutet, dass die Person den Konsum nicht mehr so steuern kann, wie sie es möchte. Es fällt schwer, weniger zu konsumieren, Pausen einzuhalten oder ganz aufzuhören – selbst wenn man sich das vornimmt. Oft besteht ein starker innerer Drang oder ein starkes Verlangen (»Craving«), die Substanz zu nehmen. Viele Betroffene berichten, dass sie den Konsum im Nachhinein als unkontrolliert oder übermäßig erleben.

(2) Körperliche (physiologische) Anzeichen

Der Körper hat sich an die Substanz gewöhnt. Das zeigt sich zum Beispiel daran, dass mit der Zeit immer mehr davon nötig ist, um die gleiche Wirkung zu spüren (Toleranzentwicklung). Wenn die Substanz weggelassen oder verringert wird, können unangenehme körperliche oder seelische Entzugserscheinungen auftreten. Manche konsumieren dann erneut, um diese Beschwerden zu lindern oder zu vermeiden.

(3) Vorrang des Konsums im Leben

Der Konsum wird nach und nach zu einem der wichtigsten Lebensinhalte. Andere Dinge, die früher wichtig waren – Familie, Freunde, Hobbys oder Arbeit –, treten in den Hintergrund. Auch wenn bereits Probleme entstanden sind (z. B. gesundheitliche, soziale oder finanzielle), wird der Konsum fortgesetzt. Das Leben dreht sich zunehmend um die Substanz.

© Krämer, Therapie-Tools Transtheoretisches Modell bei stoffgebundenen Süchten. Beltz, 2026

Was bedeutet Sucht?

Was bedeutet das für Sie?
Wenn Sie sich in mehreren dieser Punkte wiedererkennen, kann das ein Hinweis darauf sein, dass eine Abhängigkeit vorliegt. Das ist kein Grund zur Scham, sondern ein Schritt zur Selbstklärung. Viele Menschen erleben es als Erleichterung, wenn sie eine Diagnose erhalten – weil sie dann wissen: »Ich bin nicht verrückt. Ich bin krank – und ich kann etwas dagegen tun.«

Was jetzt? Ein erster Schritt: *Anerkennung statt Verurteilung.*

Sich mit der eigenen Sucht auseinanderzusetzen, braucht Mut. Vielleicht fühlen Sie sich gerade überfordert, beschämt oder widersprüchlich. Das ist normal. Sucht geht oft mit Ambivalenz einher – also dem gleichzeitigen Wunsch, aufzuhören und weiterzumachen. Bleiben Sie dran. Wo ein erster Schritt ist, können viele weitere folgen – wenn Sie das möchten.

Sucht ist nicht das Ende – sie kann der Anfang von etwas Neuem sein.

Was passiert bei Sucht im Gehirn?

Sucht ist keine Frage von (Willens-)Schwäche – sie entsteht durch Veränderungen im Gehirn, die nach und nach die Kontrolle und die Entscheidungsfreiheit beeinträchtigen können.

Das Verständnis dieser Veränderungen kann helfen, sich selbst besser zu verstehen und neue Wege zur Veränderung zu finden.

Was bedeutet »Sucht« aus neurobiologischer Sicht?
Unser Gehirn arbeitet mit einem komplexen Netzwerk aus Nervenzellen (Neuronen), die über Botenstoffe (Neurotransmitter) miteinander kommunizieren.

Wichtige Bereiche im Gehirn, die bei der Entstehung von Sucht eine Rolle spielen, sind:

- das Belohnungssystem (v. a. das mesolimbische Dopaminsystem)
- der präfrontale Cortex (Entscheidungen, Impulskontrolle)
- die Amygdala (Emotionen, Angst)
- der Hippocampus (Gedächtnis, Verknüpfung von Gefühlen und Erfahrungen)

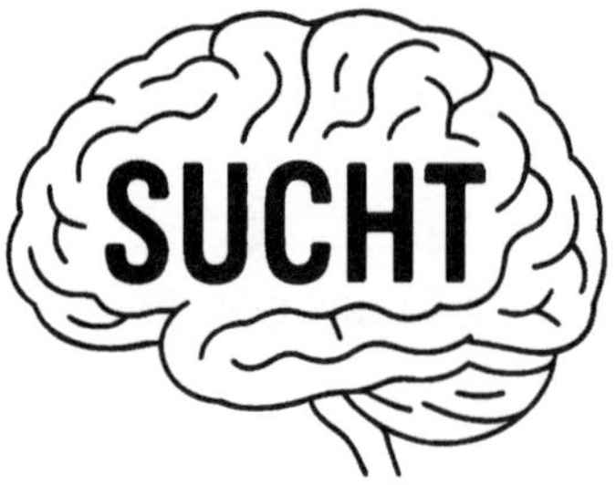

Sucht verändert die Art, wie diese Hirnareale miteinander arbeiten.

> *»Wer an einer Suchterkrankung leidet, dessen Gehirn hat sich verändert. Sein Belohnungssystem folgt nicht mehr dem evolutionär durchaus sinnvollen Zweck, sondern wurde zweckentfremdet: Es hat die Sucht gelernt.«*
>
> Lukas Kohlenbach (2020)

Wie beeinflusst Konsum das Belohnungssystem?

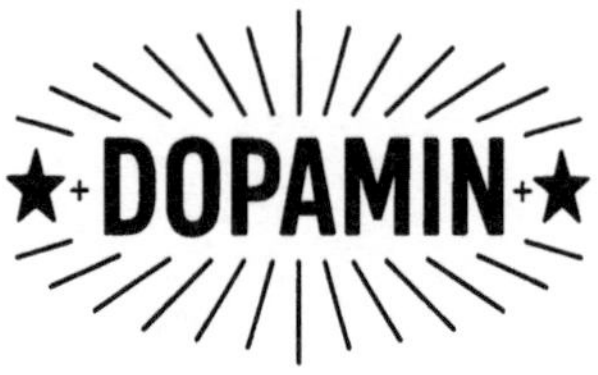

Wenn wir etwas Angenehmes erleben – zum Beispiel ein gutes Essen, ein Erfolgserlebnis oder soziale Nähe –, schüttet unser Gehirn Dopamin aus.

Dopamin ist ein »Glücksbotenstoff«, der uns motiviert, angenehme Erfahrungen zu wiederholen. Substanzen wie Alkohol, Amphetamin, Kokain, Heroin oder andere Drogen wirken direkt auf dieses System: Sie führen zu einer **massiven, schnellen Ausschüttung von Dopamin** – viel stärker, als natürliche Belohnungen es tun könnten.

Das Problem:

- Unser Gehirn lernt sehr schnell, diesen intensiven Reiz als besonders wichtig abzuspeichern.
- Schon nach wenigen Konsumerfahrungen kann sich das **Belohnungssystem umprogrammieren**: Das Gehirn bewertet die Substanz plötzlich als besonders notwendig für das eigene Wohlbefinden – sogar wichtiger als natürliche Bedürfnisse.

© Krämer, Therapie-Tools Transtheoretisches Modell bei stoffgebundenen Süchten. Beltz, 2026

Was passiert bei Sucht im Gehirn?

Was passiert langfristig im Gehirn?
Wiederholter Konsum verändert die Gehirnstruktur und -funktion nachhaltig:

- **Toleranzbildung:** Das Gehirn gewöhnt sich an die Substanz. Man braucht immer mehr, um die gleiche Wirkung zu spüren.
- **Veränderung der Impulskontrolle:** Der präfrontale Cortex, der normalerweise hilft, Entscheidungen bewusst zu steuern (»Soll ich das wirklich tun?«), verliert an Einfluss.
- **Verstärkte emotionale Reaktion:** Bestimmte Auslöser (Orte, Menschen, Gefühle) werden eng mit Konsum verknüpft. Schon kleine Hinweise können starkes Verlangen (»Craving«) auslösen.
- **Belohnung durch Substanz – nicht durch Alltag:** Dinge, die früher Freude gemacht haben (z. B. Hobbys, Beziehungen), wirken weniger attraktiv. Die Substanz wird zum wichtigsten Mittel, um positive Gefühle zu erzeugen oder negative Gefühle zu vermeiden.

Warum fällt es so schwer, aufzuhören?
Wenn Sucht entsteht, übernimmt das automatische Belohnungssystem zunehmend die Kontrolle:

- Der Wunsch, »einfach aufzuhören«, reicht dann oft nicht mehr aus.
- Selbst wenn jemand sich sehr bemüht, kann das Verlangen überwältigend werden.
- Rückfälle sind in diesem Zusammenhang kein persönliches Versagen, sondern Ausdruck dieser tiefgreifenden Hirnveränderungen.

Wichtig

Die gute Nachricht: Das Gehirn bleibt lernfähig.

Durch Abstinenz, neue Erfahrungen, Therapie und Zeit können sich viele der Veränderungen wieder zurückbilden. Denn Neuroplastizität, die Fähigkeit des Gehirns, sich neu zu organisieren, bleibt ein Leben lang bestehen.

© Krämer, Therapie-Tools Transtheoretisches Modell bei stoffgebundenen Süchten. Beltz, 2026

Mythos oder Fakt?

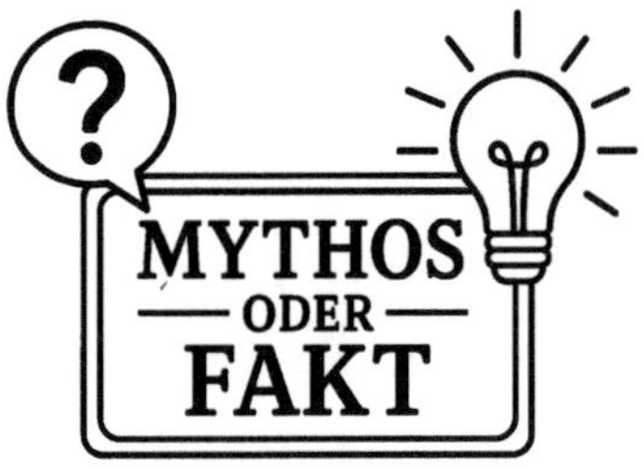

Was ist ein Mythos – und was ein belegbarer Fakt?
Über Sucht kursieren viele Meinungen – nicht alle davon stimmen. Manche Fehlinformationen halten sich hartnäckig, obwohl sie wissenschaftlich längst widerlegt sind. Dieses Quiz lädt Sie dazu ein, sich mit typischen Aussagen zum Thema Sucht auseinanderzusetzen und sie zu prüfen.

Anleitung
Bitte kreuzen Sie bei jeder der 21 Aussagen an, ob Sie glauben, dass sie *nicht zutrifft* (Mythos) oder *zutrifft* (Fakt). Danach diskutieren Sie Ihre Einschätzungen mit anderen (anderen Betroffenen, Therapeuten etc.).

	Aussage	Mythos	Fakt
1	Sucht ist eine Frage von Willensschwäche.		
2	Alkohol ist gefährlicher als Heroin.		
3	Rückfälle gehören zur Suchterkrankung dazu.		
4	Wer süchtig ist, war schon immer labil.		
5	Legale Substanzen können ebenso abhängig machen wie illegale.		
6	Sucht verändert das Gehirn.		
7	Nur Menschen mit schwieriger Kindheit werden süchtig.		
8	Wenn man süchtig ist, bleibt man es ein Leben lang.		
9	Medikamente aus der Apotheke können süchtig machen.		
10	Wer regelmäßig konsumiert, ist automatisch süchtig.		
11	Es gibt »harte« und »weiche« Drogen.		
12	Jeder kann theoretisch süchtig werden.		
13	Substitution (z. B. mit Methadon) ist nur ein Drogenersatz.		
14	Sucht betrifft nicht nur den Körper, sondern auch Denken und Fühlen.		
15	Cannabis macht nicht abhängig.		
16	Wer suchtkrank ist, hat keine Kontrolle mehr über seinen Konsum.		
17	Rückfälle passieren nur, wenn man nicht wirklich motiviert ist.		
18	Man kann auch süchtig nach nichtstofflichen Dingen werden.		
19	Wer süchtig ist, erkennt das selbst meist sehr spät.		
20	Sucht ist behandelbar – aber nicht heilbar im klassischen Sinne.		
21	Um aus einer Sucht herauszukommen, muss man es nur wollen.		

© Krämer, Therapie-Tools Transtheoretisches Modell bei stoffgebundenen Süchten. Beltz, 2026

Mythos oder Fakt?

Antworten zum Quiz

(1) Sucht ist eine Frage von Willensschwäche.
× **Mythos:** Sucht entsteht nicht durch mangelnden Willen, sondern durch das Zusammenspiel biologischer, psychischer und sozialer Faktoren. Das Belohnungssystem im Gehirn verändert sich durch wiederholten Konsum, was Kontrollverlust auslöst. Willenskraft allein reicht oft nicht aus, um den Konsum dauerhaft zu stoppen.

(2) Alkohol ist gefährlicher als Heroin.
✓ **Fakt:** Eine Studie von David Nutt et al. (2010) hat gezeigt, dass Alkohol – gemessen an individuellen und gesellschaftlichen Schäden – sogar noch schädlicher ist als Heroin. Das liegt an der weiten Verbreitung, den körperlichen Folgen, dem Gewaltpotenzial und der sozialen Desintegration durch Alkohol.

(3) Rückfälle gehören zur Suchterkrankung dazu.
✓ **Fakt:** Sucht ist eine chronische Erkrankung mit Rückfallrisiko. Rückfälle sind kein Versagen, sondern Teil des Lernprozesses. Sie zeigen oft, wo noch Risikofaktoren bestehen – und was in der Rückfallprophylaxe gestärkt werden kann.

(4) Wer süchtig ist, war schon immer labil.
× **Mythos:** Viele Menschen mit Abhängigkeitserkrankung waren zuvor leistungsfähig, reflektiert und psychisch stabil. Sucht ist keine Charakterfrage, sondern eine Erkrankung, die sich oft schleichend entwickelt – unabhängig von vorheriger »Stärke« oder »Schwäche«.

(5) Legale Substanzen können ebenso abhängig machen wie illegale.
✓ **Fakt:** Zahlreiche legale Substanzen wie Alkohol, Nikotin, Schlaf- und Schmerzmittel besitzen ein hohes Suchtpotenzial. Die Legalisierung sagt nichts über die Gefährlichkeit aus – im Gegenteil: Sie kann das Risiko durch leichte Verfügbarkeit erhöhen.

(6) Sucht verändert das Gehirn.
✓ **Fakt:** Neurobiologische Studien belegen: Wiederholter Konsum von Suchtmitteln führt zu Umbauten im Belohnungssystem (Dopamin), zu Beeinträchtigungen von Impulskontrolle, Entscheidungsfindung und Gefühlsregulation. Diese Veränderungen können lange anhalten.

(7) Nur Menschen mit schwieriger Kindheit werden süchtig.
× **Mythos:** Eine belastete Kindheit erhöht das Risiko, aber sie ist kein alleiniger Auslöser. Auch Menschen mit »normaler« Biografie können abhängig werden, z. B. durch leistungsorientierte Überforderung, Stress oder exzessives Konsumverhalten im sozialen Umfeld.

(8) Wenn man süchtig ist, bleibt man es ein Leben lang.
× **Mythos:** Sucht ist behandelbar. Viele Menschen finden in stabile Abstinenz oder kontrollierten Konsum zurück. Die Erkrankung ist chronisch, aber nicht zwangsläufig dauerhaft aktiv. Mit professioneller Hilfe ist ein gutes, erfülltes Leben möglich.

(9) Medikamente aus der Apotheke können süchtig machen.
✓ **Fakt:** Beruhigungs-, Schlaf- und Schmerzmittel, insbesondere Benzodiazepine und Opioide, können abhängig machen – selbst bei medizinisch indizierter Einnahme. Besonders kritisch ist die Langzeiteinnahme ohne engmaschige Kontrolle.

© Krämer, Therapie-Tools Transtheoretisches Modell bei stoffgebundenen Süchten. Beltz, 2026

Mythos oder Fakt?

(10) Wer regelmäßig konsumiert, ist automatisch süchtig.
× **Mythos:** Regelmäßiger Konsum allein bedeutet noch keine Sucht. Erst wenn Kontrollverlust, Toleranz, Entzugserscheinungen oder negative soziale / körperliche Folgen hinzukommen, spricht man von einer Abhängigkeit im medizinischen Sinne (ICD-10/11).

(11) Es gibt »harte« und »weiche« Drogen.
× **Mythos:** Diese Unterscheidung ist politisch geprägt und wissenschaftlich unscharf. Jede Substanz kann abhängig machen – je nach Wirkstoff, Konsummuster und persönlicher Disposition. Auch sogenannte »weiche« Drogen wie Cannabis bergen Risiken.

(12) Jeder kann theoretisch süchtig werden.
✓ **Fakt:** Sucht kann jeden treffen. Zwar gibt es Schutz- und Risikofaktoren, aber niemand ist grundsätzlich immun. Genetik, psychische Belastungen, Lebensumstände und Konsumverhalten spielen eine Rolle – aber keine Gruppe ist ausgeschlossen.

(13) Substitution ist nur ein Drogenersatz.
× **Mythos:** Substitution (z. B. Methadon, Buprenorphin) ist eine medizinisch anerkannte Therapieform. Sie stabilisiert, schützt vor Überdosierungen, fördert soziale Integration und senkt die Rückfallrate. Ziel ist Lebensqualität, nicht »nur« Abstinenz.

(14) Sucht betrifft nicht nur den Körper, sondern auch Denken und Fühlen.
✓ **Fakt:** Sucht beeinflusst das gesamte Erleben: Gedanken kreisen um den Konsum, Gefühle stumpfen ab oder werden durch Substanzen reguliert. Auch Identität, Beziehungen und Selbstwert verändern sich – oft unbemerkt.

(15) Cannabis macht nicht abhängig.
× **Mythos:** Etwa 9 % der Konsumierenden entwickeln eine Abhängigkeit – bei frühem Einstieg oder häufigem Konsum deutlich mehr. Besonders bei Jugendlichen ist das Risiko erhöht.

(16) Wer suchtkrank ist, hat keine Kontrolle mehr über seinen Konsum.
✓ **Fakt:** Ein zentrales Kriterium der Abhängigkeit ist der Kontrollverlust – trotz Wissen um die Risiken gelingt es oft nicht, aufzuhören. Das Verhalten wird zwanghaft – neurobiologisch und psychologisch erklärbar.

(17) Rückfälle passieren nur, wenn man nicht wirklich motiviert ist.
× **Mythos:** Rückfälle sind kein Zeichen mangelnder Motivation. Oft spielen Auslöser wie Überforderung, emotionale Krisen oder soziale Reize eine größere Rolle. Rückfallvermeidung erfordert gezieltes Training und Unterstützung – nicht nur guten Willen.

(18) Man kann auch süchtig nach nichtstofflichen Dingen werden.
✓ **Fakt:** Verhaltenssüchte (z. B. Glücksspiel-, Internet-, Kaufsucht) sind wissenschaftlich anerkannt. Sie zeigen ähnliche neurobiologische Muster und psychodynamische Hintergründe wie stoffgebundene Süchte.

(19) Wer süchtig ist, erkennt das selbst meist sehr spät.
✓ **Fakt:** Verleugnung, Bagatellisierung und soziale Normalisierung (»Alle trinken doch«) führen dazu, dass Betroffene oft erst spät Hilfe suchen. Angehörige bemerken die Problematik häufig früher.

© Krämer, Therapie-Tools Transtheoretisches Modell bei stoffgebundenen Süchten. Beltz, 2026

Mythos oder Fakt?

(20) Sucht ist behandelbar – aber nicht heilbar im klassischen Sinne.
✓ **Fakt:** Sucht kann stabilisiert, aber nicht »wegtherapiert« werden. Wie bei anderen chronischen Erkrankungen geht es um langfristige Rückfallprävention, Lebensqualität und Autonomie. Heilung bedeutet hier: funktionales Leben trotz Risikodisposition.

(21) Um aus einer Sucht herauszukommen, muss man es nur wollen.
× **Mythos:** Sucht ist eine Erkrankung, die man nicht mit reiner Willenskraft überwinden kann. So wie ein Läufer für einen Marathon trainieren muss (und nicht nur denkt: »Ich schaffe das«), muss jemand mit einer Abhängigkeitserkrankung Einsichten und Strategien entwickeln, um abstinent leben zu können.

Bin ich wirklich frei?

Freiheit bedeutet, die Wahl zu haben – auch dann, wenn es schwerfällt.

Dieser Kurztest lädt Sie dazu ein, Ihr aktuelles Verhalten in Bezug auf Genuss, Konsum und Selbstbestimmung zu hinterfragen – ohne Druck, nur als Einladung zur Reflexion.

Anleitung
Lesen Sie die folgenden Aussagen in Ruhe durch. Kreuzen Sie an, ob diese Aussagen auf Sie aktuell »eher zutreffen« (= Trifft zu) oder »eher nicht zutreffen« (= Trifft nicht zu). Es geht nicht um »richtig« oder »falsch«, sondern um Ihre eigene Einschätzung. Reflektieren Sie anschließend Ihre Aussagen.

	Trifft zu	Trifft nicht zu
Ich kann jederzeit aufhören zu konsumieren, wenn ich will.	☐	☐
Ich konsumiere manchmal mehr, als ich ursprünglich geplant hatte.	☐	☐
Ich habe bestimmte Substanzen gezielt genutzt, um Gefühle zu verändern oder auszuhalten.	☐	☐
Es fällt mir schwer, bestimmte Situationen ohne Konsum zu genießen.	☐	☐
Menschen in meinem Umfeld haben mich schon auf meinen Konsum angesprochen.	☐	☐
Ich habe manchmal das Gefühl, die Kontrolle über meinen Konsum verloren zu haben.	☐	☐
Wenn ich Stress habe, denke ich oft zuerst an Konsum.	☐	☐
Ich habe schon mehrfach versucht, meinen Konsum zu reduzieren oder zu beenden.	☐	☐
Bestimmte Aktivitäten oder Orte lösen in mir automatisch Konsumgedanken aus.	☐	☐
Ich habe mehr Zeit mit Konsum verbracht, als ich es eigentlich wollte.	☐	☐

© Krämer, Therapie-Tools Transtheoretisches Modell bei stoffgebundenen Süchten. Beltz, 2026

Bin ich wirklich frei?

Reflexion

Welche dieser Aussagen berühren mich besonders?

....

....

....

Was lösen diese Aussagen in mir aus?

....

....

....

Wo erlebe ich mich noch als frei und selbstbestimmt?

....

....

....

Wo könnte es hilfreich sein, meine Gewohnheiten achtsamer zu betrachten?

....

....

....

Wie beeinflusst mein Konsumverhalten meine Freiheit und meine Selbstbestimmung?

....

....

....

Meine Richtung im Leben

Haben Sie sich schon einmal gefragt, wofür es sich am Morgen lohnt aufzustehen? Diese Frage muss nicht unbedingt negativ bewertet werden – sie kann viel mehr sein: Sie kann motivieren, Ziele aufzeigen, Kraft spenden … Wer sich keine Ziele setzt, lässt sich oft treiben – manchmal auch vom Konsum. Dabei gibt es bei jedem Menschen tiefere Wünsche und Vorstellungen vom eigenen Leben, die schon lange vor dem ersten Rausch da waren. Die folgenden Aufgaben laden Sie dazu ein, den Blick auf das zu richten, was im Leben wirklich bedeutsam ist.

Anleitung
Beginnen Sie mit der Sammlung von Lebenszielen in verschiedenen Bereichen. Im Anschluss tragen Sie diese in das Ziel-Kompass-Schaubild ein. Danach reflektieren Sie, ob der Konsum auf dem Weg zu diesen Zielen eher ein Begleiter oder ein Hindernis ist.

Teil 1: Was ist mir wichtig im Leben?
Notieren Sie in den folgenden Bereichen ein oder mehrere persönliche Ziele, Träume oder Wünsche.

Beruf und Finanzen:

……………………………………………………………………………………………………

Körper und Gesundheit:

……………………………………………………………………………………………………

Beziehungen und Familie:

……………………………………………………………………………………………………

Wohnen und Lebensstil:

……………………………………………………………………………………………………

Selbstbild und Persönlichkeitsentwicklung:

……………………………………………………………………………………………………

Sinn und Werte:

……………………………………………………………………………………………………

Freizeit und Hobbys:

……………………………………………………………………………………………………

Spiritualität oder Glaube (falls relevant):

……………………………………………………………………………………………………

© Krämer, Therapie-Tools Transtheoretisches Modell bei stoffgebundenen Süchten. Beltz, 2026

Meine Richtung im Leben

Teil 2: Der Lebenszielkompass
Welche Zielbereiche sind Ihnen besonders wichtig?

Markieren Sie die Bereiche, die besonders wertvoll sind, vergeben Sie Schulnoten (1 = sehr wichtig bis 6 = sehr unwichtig) oder malen Sie die Bereiche bunt oder mit Mustern aus. Ihrer Kreativität sind hier keine Grenzen gesetzt.

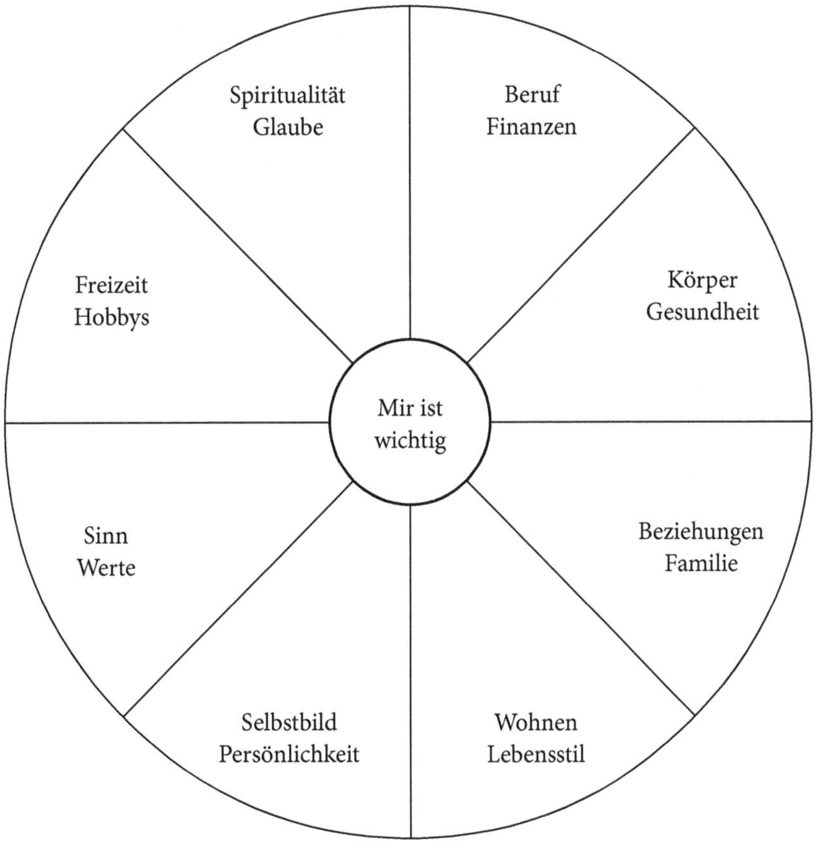

Notizen

....

....

....

....

....

....

Zufriedenheitsskala

Unsere Lebenszufriedenheit setzt sich aus vielen Bereichen zusammen – etwa Gesundheit, Beziehungen oder Beruf. Ein eingeschränktes Wohlbefinden kann Hinweise auf Belastungen geben, die oft unbewusst bleiben. Gerade ein anhaltendes Konsumgeschehen kann die Lebenszufriedenheit erheblich beeinträchtigen – und zugleich weiteren Konsum begünstigen. Die Betrachtung dieser Lebensbereiche kann helfen, erste Diskrepanzen wahrzunehmen. Daraus kann sich die Einsicht entwickeln, dass eine Veränderung notwendig oder möglich ist.

Anleitung

Bitte bewerten Sie Ihre Zufriedenheit in den folgenden Lebensbereichen auf einer Skala von 0 bis 10:

- **0** = überhaupt nicht zufrieden
- **10** = vollkommen zufrieden

Tragen Sie Ihre Werte ein und notieren Sie dazu Gedanken oder Bemerkungen.

Lebensbereich	Zufriedenheit	Anmerkungen / Gedanken
Körperliche Gesundheit		
Psychisches Wohlbefinden		
Familie / Partnerschaft		
Freundschaften / soziales Umfeld		
Beruf / Ausbildung		
Finanzen		
Freizeit / Hobbys		
Wohnsituation		
Selbstwertgefühl		
Sinn und Lebensziele		

© Krämer, Therapie-Tools Transtheoretisches Modell bei stoffgebundenen Süchten. Beltz, 2026

Zufriedenheitsskala

Ein Bild sagt mehr als tausend Worte. Tragen Sie die Ergebnisse Ihrer Überlegung in die folgende Grafik ein:

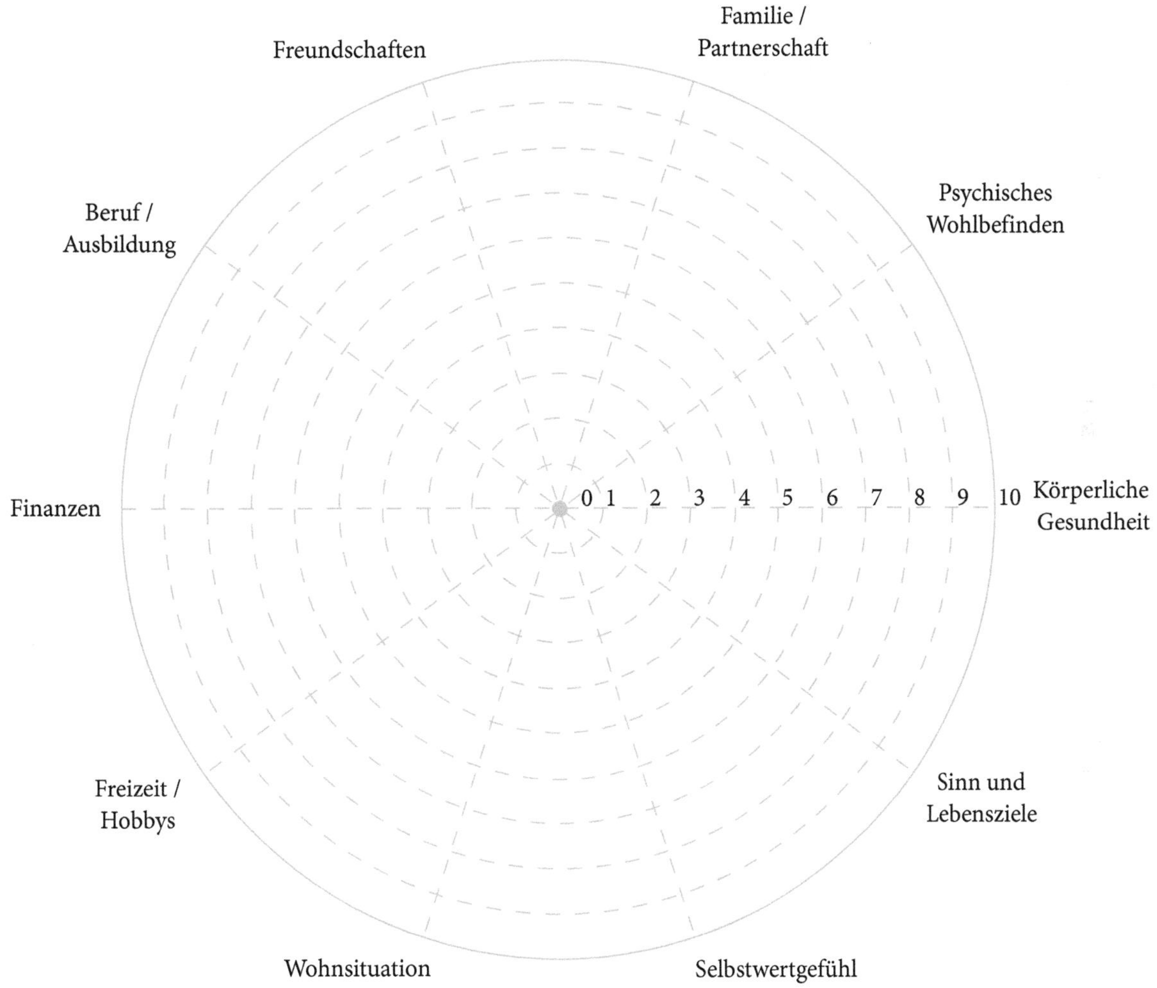

Zufriedenheitsskala

Im folgenden Beispiel zeigt sich eine eher durchwachsene Lebenszufriedenheit.

Die Bereiche körperliche Gesundheit, Familie / Partnerschaft und Wohnsituation werden als vergleichsweise stabil und zufriedenstellend eingeschätzt.

Demgegenüber stehen deutliche Unzufriedenheiten in den Feldern Freundschaften, Beruf / Ausbildung, Finanzen, Freizeit / Hobbys, Selbstwertgefühl sowie Sinn und Lebensziele.

Das Bild macht sichtbar, dass insbesondere soziale Kontakte, berufliche Perspektiven und die persönliche Sinnfindung potenzielle Ansatzpunkte für eine weiterführende Reflexion oder Veränderungsprozesse darstellen könnten.

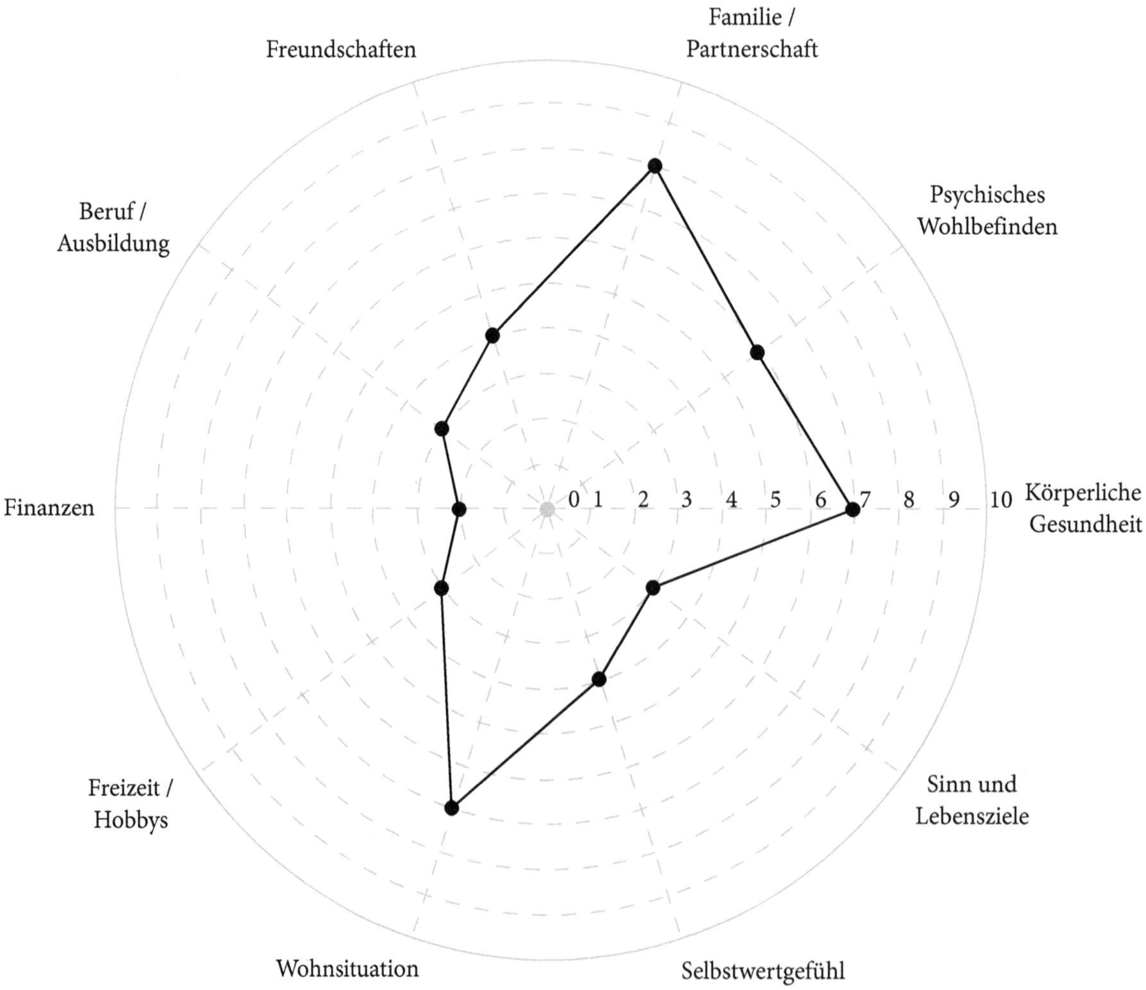

 © Krämer, Therapie-Tools Transtheoretisches Modell bei stoffgebundenen Süchten. Beltz, 2026

Zufriedenheitsskala

Reflexion

Nehmen Sie sich einen Moment Zeit, um Ihre Einschätzungen zu betrachten. Die folgenden Fragen helfen Ihnen dabei, Muster zu erkennen und vielleicht erste Impulse für Veränderungen zu entdecken.

In welchen Bereichen bin ich am zufriedensten?

....

....

....

Wo sehe ich den größten Verbesserungsbedarf?

....

....

....

Was würde ich gerne verändern, wenn alles möglich wäre?

....

....

....

Welche ersten kleinen Schritte kann ich mir vorstellen?

....

....

....

In welchen Bereichen hindert mich mein Konsum am ehesten an einer Verbesserung?

....

....

....

© Krämer, Therapie-Tools Transtheoretisches Modell bei stoffgebundenen Süchten. Beltz, 2026

Diskussionsstoff

Diese Übung dient der Ambivalenzförderung durch imaginative Perspektivwechsel. Ziel ist es, Patienten und Patientinnen mit verschiedenen möglichen Identitäten, Werten und inneren Stimmen in Kontakt zu bringen, die in Spannung zu ihrem (bisherigen) Substanzkonsum stehen.

Anleitung

Die Situationen können sowohl im Einzelkontakt als auch in der Gruppe diskutiert werden. In einem Gruppensetting bietet es sich an, Kleingruppen von 2–3 Personen zu bilden und diese unter sich diskutieren zu lassen. Im Anschluss daran können die Ergebnisse im gesamten Plenum vorgestellt werden. Dabei ist es die Aufgabe der Therapeut:innen, auf Ambivalenzen hinzuweisen, ebenso auf eventuell auftauchende Bagatellisierungen oder Ideen eines kontrollierten Konsums.

Lesen Sie den folgenden Anleitungstext langsam und mit ruhiger Stimme vor. Geben Sie nach jeder Geschichte 1–2 Minuten stille Nachdenkzeit, bevor Sie zur Diskussion überleiten. Ermutigen Sie die Patient:innen, sowohl spontane als auch widersprüchliche Reaktionen zu äußern. Fragen Sie gezielt nach emotionalen Reaktionen, inneren Bildern und moralischen Dilemmata.

»Ich möchte Sie nun zu einer besonderen Übung einladen. Ich werde Ihnen nacheinander kurze, fiktive Szenarien vorlesen. In diesen Geschichten nehmen Sie unterschiedliche Rollen ein – zum Beispiel die eines Elternteils, eines Großelternteils, einer Person in der Öffentlichkeit oder eines Werbefachmanns.

Alle Szenarien sind bewusst so gewählt, dass sie Sie herausfordern sollen: Sie regen dazu an, sich selbst aus verschiedenen Blickwinkeln zu betrachten – als Konsument oder Konsumentin, als Mensch mit Vergangenheit, als jemand mit Einfluss oder Verantwortung.

Ziel dieser Übung ist es nicht, richtige oder falsche Antworten zu finden. Es geht vielmehr darum, mit den inneren Spannungen und möglicherweise widersprüchlichen Gedanken in Kontakt zu kommen, die mit Ihrem bisherigen Konsum, Ihren Haltungen und Ihren Zukunftsbildern verbunden sind.

Nach jeder Geschichte werden wir kurz innehalten. Sie haben dann Zeit über folgende Fragen nachzudenken:

- Wie würden Sie in dieser Situation reagieren?
- Was löst das Szenario in Ihnen aus?
- Welche Gedanken oder Gefühle kommen spontan auf?

Danach lade ich Sie ein, Ihre Gedanken (in der Gruppe oder im Einzelgespräch) mit mir zu teilen.

Wenn Sie bereit sind, beginne ich mit der ersten Geschichte.«

© Krämer, Therapie-Tools Transtheoretisches Modell bei stoffgebundenen Süchten. Beltz, 2026

Diskussionsstoff

Ihr 17-jähriger Sohn kommt zu Ihnen und erzählt, dass er neugierig ist und gerne einmal Drogen ausprobieren möchte. Wie reagieren Sie darauf? Was sagen Sie ihm?	Sie erfahren, dass Sie nur noch drei Tage zu leben haben. Womit verbringen Sie den Rest Ihres Lebens?
Ein befreundeter Journalist ruft bei Ihnen an und teilt Ihnen mit, dass er gerne einen Artikel über Sie schreiben möchte. Welche Informationen über sich möchten Sie dem Journalisten für die Öffentlichkeit geben?	Sie nehmen an einem Polit-Talk teil. Ein teilnehmender Politiker möchte alle Suchtstoffe verbieten und unter Strafe stellen. Er fragt Sie nach Ihrer Meinung.
Cannabis ist legalisiert und Sie werden als Werbefachkraft beauftragt einen Werbeslogan und eine Werbestrategie zu entwickeln. Wie sieht Ihre Kampagne aus?	Eine neuartige Droge kommt auf den Markt. Sie gibt das Versprechen, keine körperliche Abhängigkeit zu erzeugen. Wie gehen Sie mit dieser neuen Substanz um?
Sie finden eine große Menge Ihrer Lieblingsdroge bei einem Spaziergang. Was tun Sie damit?	Sie arbeiten in einem neuen Job und werden zur Weihnachtsfeier eingeladen. Ihr Team ist offen, freundlich – und konsumiert zum Teil regelmäßig Alkohol und andere Substanzen. Wie reagieren Sie darauf?
Sie werden auf die Beerdigung eines guten Freundes eingeladen. Gestorben ist er an einer Überdosis. Ihm zu Ehren trinken alle Anwesenden reichlich Alkohol. Wie stehen Sie dazu?	Ihre neue Beziehungsperson fragt Sie danach, ob sie nicht vielleicht auch mal etwas von Ihren Drogen probieren kann. Bisher hat sie noch keine Erfahrungen mit dem Konsum von Substanzen gemacht. Was tun Sie?

© Krämer, Therapie-Tools Transtheoretisches Modell bei stoffgebundenen Süchten. Beltz, 2026

Eine Geschichte für meinen Sohn

Viele Menschen, die eine Zeit lang konsumiert haben, entwickeln bestimmte Narrative: Geschichten über wilde Zeiten, verpasste Chancen oder extreme Erlebnisse. Oftmals sind diese Narrative verzerrt (z. B. geschönt oder verherrlicht). Daher folgt nun eine Einladung: Stellen Sie sich vor, Sie hätten einen Sohn (vielleicht haben Sie das ja auch) – und stellen Sie sich vor, wie Sie mit ihm über Ihren eigenen Konsum sprechen.

Stellen Sie sich vor … Ihr Sohn fragt Sie:

»Du hast doch mal Drogen genommen, oder? Wie war das eigentlich?«

Anleitung
Denken Sie darüber nach, wie Sie antworten würden. In dieser Übung werden zwei Antwortwege vorgegeben.

Antwortweg 1: die helle Seite
Schreiben Sie so, als würden Sie Ihre Konsumzeit verherrlichen. Erzählen Sie die Version, die cool klingt, und beschreiben Sie, was Sie im Konsum alles Tolles erlebt haben.

Beispiel-Einstieg: *»Also pass auf – das war in den Neunzigern und ich war der Typ, der immer was hatte. Wenn irgendwo gefeiert wurde, wussten alle: ›Mit mir wird's legendär‹.«*

Antwortweg 2: die dunkle Seite
Nun schreiben Sie die Version, die Sie tatsächlich verantworten könnten, wenn Ihr Kind (keine Angst – Sie können Ihren Sohn in diesem Beispiel nicht mit der Ehrlichkeit überfordern) Sie danach fragt. Welche negativen Anekdoten können Sie über Ihre Konsumzeit erzählen?

Beispiel-Einstieg: *»Ich habe konsumiert, weil ich mit vielen Dingen nicht klarkam. Es hat mir kurzfristig geholfen – aber langfristig viel kaputtgemacht. Ich bereue manche Dinge.«*

- Nehmen Sie sich für jede Geschichte jeweils ein eigenes Blatt Papier (oder mehrere).
- Lassen Sie sich Zeit.
- Wenn es Ihnen nicht auf Anhieb gelingt, machen Sie eine Pause und schreiben Sie ein andermal weiter.
- Nachdem Sie die beiden Geschichten geschrieben haben, reflektieren Sie Ihre Erfahrungen mit Hilfe der Reflexionsfragen.

© Krämer, Therapie-Tools Transtheoretisches Modell bei stoffgebundenen Süchten. Beltz, 2026

Eine Geschichte für meinen Sohn

Reflexion

Welche Version fiel Ihnen leichter?

....

....

....

In welchen Momenten waren Sie versucht, Ihre Konsumerfahrungen zu verharmlosen?

....

....

....

Was möchten Sie später wirklich einmal über Ihre Entwicklung sagen können?

....

....

....

Würden Sie Ihrem Sohn empfehlen, später auch einmal zu konsumieren? Und warum?

....

....

....

Welchen anderen Personen würden Sie vielleicht empfehlen, im Leben einmal zu konsumieren? Und warum?

....

....

....

Stereotype der Abhängigkeit

Wenn Menschen über Sucht und Abhängige sprechen, fallen oft harte und verletzende Worte. Viele dieser Sätze tun weh – gerade, weil sie manchmal nicht ganz falsch sind.

Anleitung
Setzen Sie sich einmal mit solchen Aussagen und stereotypen Zuschreibungen auseinander – und überlegen Sie: Was davon trifft vielleicht auf mich zu? Und wie geht es mir damit?

Nicht, damit Sie sich schämen. Sondern, damit Sie klarer sehen, wo Sie gerade stehen – und vielleicht auch, warum sich etwas ändern sollte.

Anmerkung. Im Sinne der Aufgabe finden sich bewusst lediglich negative Zuschreibungen in der Auflistung.

(1) Lesen Sie die folgenden Zuschreibungen sorgfältig durch.
Unterstreichen Sie alle Zuschreibungen, bei denen Sie (wenn Sie ehrlich zu sich sind) sagen können: »Ja, das stimmt – das trifft (noch) auf mich zu« (auch wenn es unangenehm ist).

wenig belastbar aggressiv
verletzend willensschwach lustgesteuert
verantwortungslos vermeidend
unpünktlich unzuverlässig
egoistisch unreflektiert
impulsiv bagatellisierend
gefährlich
manipulativ isoliert
sprunghaft chaotisch
diskutierfreudig
unehrlich uneinsichtig überfordert
respektlos wenig kritikfähig labil
selbstbezogen emotional instabil

(2) Wie geht es Ihnen, wenn Sie diese Zuschreibungen lesen – und erkennen, dass sie auf Sie zutreffen?
Beispiele: »Es ist ernüchternd«, »Ich bin traurig über mich selbst«, »Ich spüre, dass sich was ändern muss«.

Meine Reaktion auf diese Sätze:

....

....

....

 © Krämer, Therapie-Tools Transtheoretisches Modell bei stoffgebundenen Süchten. Beltz, 2026

Stereotype der Abhängigkeit

(3) Warum ist es wichtig, ehrlich mit mir zu sein – gerade jetzt?
Ich glaube, es hilft mir …

....

....

....

(4) Welche dieser Aussagen möchten Sie irgendwann *nicht* mehr über sich selbst sagen müssen?
Ich will nicht mehr, dass für mich gilt:

....

....

....

Abschlussimpuls
Sich ehrlich mit den Schattenseiten zu konfrontieren, ist schmerzhaft – aber auch der erste Schritt in eine andere Richtung.

Veränderung beginnt mit dem Satz: »So will ich nicht bleiben.«

© Krämer, Therapie-Tools Transtheoretisches Modell bei stoffgebundenen Süchten. Beltz, 2026

Identifikation verdeckter Risiken

Viele Konsumenten erleben zunächst keine unmittelbaren negativen Folgen ihres Konsums – oder ignorieren sie. Körperliche, psychische und soziale Risiken bleiben in der frühen Phase oft unerkannt oder werden bewusst ausgeblendet. Eine systematische Selbstüberprüfung kann erste Hinweise auf verdeckte Belastungen liefern.

Anleitung

Bitte kreuzen Sie im Selbsttest spontan an, welche Aussagen auf Sie zutreffen. Nehmen Sie sich anschließend Zeit für eine schriftliche Reflexion. Es geht nicht um eine Diagnose, sondern um eine ehrliche Bestandsaufnahme.

Auf geht's!

Körperliche Risiken

- ☐ Ich habe häufig Kopfschmerzen, Magenprobleme oder Schlafstörungen.
- ☐ Mein Arzt hat bei mir auffällige Blutwerte (z. B. Leber, Niere) festgestellt.
- ☐ Ich habe regelmäßig Schmerzen, für die es keine klare medizinische Ursache gibt.
- ☐ Ich bemerke Zittern, Schweißausbrüche oder Nervosität, wenn ich länger nichts konsumiert habe.
- ☐ Mein Schlafrhythmus ist stark gestört.
- ☐ Ich brauche Substanzen, um mich körperlich leistungsfähig oder entspannt zu fühlen.
- ☐ Ich habe Infektionen oder Verletzungen erlitten, bei denen der Konsum eine Rolle spielte.
- ☐ Ich verspüre häufig körperliche Erschöpfung, selbst nach Ruhephasen.
- ☐ Ich habe an Gewicht verloren oder zugenommen, ohne mein Verhalten bewusst zu ändern.
- ☐ Ich achte weniger auf Hygiene oder Ernährung als früher.

Psychische Risiken

- ☐ Ich bin reizbarer, ängstlicher oder depressiver als früher.
- ☐ Ich habe Schwierigkeiten, meine Stimmung zu regulieren.
- ☐ Ich fühle mich oft innerlich leer oder abgestumpft.
- ☐ Ich konsumiere, um unangenehme Gedanken oder Erinnerungen zu verdrängen.
- ☐ Ich ziehe mich zurück, wenn ich nicht konsumieren kann.
- ☐ Ich habe Erinnerungslücken oder »Blackouts« nach dem Konsum.
- ☐ Ich merke, dass meine Konzentrations- oder Entscheidungsfähigkeit nachgelassen hat.
- ☐ Ich mache mir manchmal Sorgen, die Kontrolle zu verlieren – und beruhige mich dann mit Substanzen.
- ☐ Ich verspüre Schuld oder Scham in Bezug auf mein Konsumverhalten.
- ☐ Ich habe Gedanken, die mir Angst machen, wenn ich nüchtern bin.

© Krämer, Therapie-Tools Transtheoretisches Modell bei stoffgebundenen Süchten. Beltz, 2026

Identifikation verdeckter Risiken

Soziale Risiken

☐ Mein Freundes- oder Familienkreis hat sich durch den Konsum verändert.
☐ Ich verbringe mehr Zeit mit Menschen, die ebenfalls konsumieren.
☐ Es gab Konflikte, Vorwürfe oder Kontaktabbrüche wegen meines Konsums.
☐ Ich habe Verpflichtungen oder Termine unter Einfluss vergessen oder vernachlässigt.
☐ Ich meide bestimmte Personen oder Situationen, in denen kein Konsum möglich ist.
☐ Es gab bereits Konsequenzen im Beruf, in der Ausbildung oder im Studium.
☐ Ich war unter Substanzeinfluss in riskanten oder gefährlichen Situationen (z. B. Straßenverkehr).
☐ Ich verheimliche oder verharmlose meinen Konsum gegenüber nahestehenden Personen.
☐ Ich habe finanzielle Engpässe oder Schulden durch Konsum oder Beschaffung.
☐ Ich bin oft allein – und der Konsum gehört fest zu meinem Alltag.

Reflexion

Was hat mich überrascht beim Ausfüllen des Tests?

....

....

....

Gibt es Bereiche, die mir bisher nicht bewusst waren oder die ich verdrängt habe?

....

....

....

Welche Risiken sind anderen schon einmal aufgefallen (mir aber nicht)?

....

....

Welche Risiken erscheinen mir aktuell nicht bedrohlich – warum?

....

....

....

Identifikation verdeckter Risiken

Mein persönliches Fazit
Wenn ich ehrlich zu mir bin, dann sehe ich die folgenden Warnzeichen:

....

....

....

Was ändern diese Warnzeichen an der Betrachtung meines Konsums?

....

....

....

Welche Konsequenzen ziehe ich aus diesen Warnzeichen?

....

....

....

Schadensaufnahme

In dieser Phase Ihrer Behandlung geht es noch nicht darum, etwas zu verändern. Es geht darum, hinzusehen. Viele Menschen mit einem problematischen Konsummuster haben gelernt, Schäden zu relativieren oder zu verdrängen – manchmal aus Scham, manchmal aus Schutz. In dieser Übung werden Sie eingeladen, sich dem ehrlich zu stellen. Sie müssen hier nichts rechtfertigen. Sie dürfen einfach notieren. Wem hat mein Konsum geschadet – und wie?

Anleitung

Tragen Sie in die Felder der Tabelle ein, welche Menschen oder Gruppen von Ihrem Konsum negativ betroffen waren. Benennen Sie, welche konkreten Folgen oder Verletzungen entstanden sind: emotional, materiell, zwischenmenschlich etc. Schreiben Sie auf, wie Sie sich dabei fühlen.

Beispiele

Betroffene Person / Gruppe	Art des Schadens / der Auswirkung
Partnerin / Partner	z. B. Misstrauen, emotionale Distanz, Streit
Familie / Kinder	z. B. Enttäuschung, Belastung, Unsicherheit
Freundeskreis	z. B. Rückzug, Konflikte, Vertrauensverlust
Arbeitsplatz / Kollegen	z. B. Fehlzeiten, Leistungsabfall, Kündigungsgefahr
Gesellschaft / Umfeld	z. B. rechtliche Probleme, Geldverschwendung, Verkehrsrisiken
Gesundheitssystem / Behörden	z. B. Kosten durch Behandlungen, Sozialleistungen
Fremde (z. B. im Straßenverkehr)	z. B. Gefährdung, Belästigung, Sachschäden
Ich	

Und zuletzt: Sie selbst. Bei Ihrem Konsum ist auch an Ihnen ein Schaden entstanden. Denken Sie darüber nach, wie sich Ihr Konsum negativ auf Sie ausgewirkt hat: auf Ihre Gesundheit, auf Ihr seelisches Wohlbefinden, auf Ihren Selbstwert, auf Ihr Selbstbild, auf Ihre Träume und Ziele. Was hat alles in Zeiten des Konsums gelitten?

Schadensaufnahme

Betroffene Person / Gruppe	Art des Schadens	Dabei fühle ich mich …

 © Krämer, Therapie-Tools Transtheoretisches Modell bei stoffgebundenen Süchten. Beltz, 2026

Schadensaufnahme

Reflexion (nach Bearbeitung der Tabelle)
Wie ist es, dies alles schwarz auf weiß zu sehen?

....

....

....

Gibt es einen Bereich, den Sie lange ignoriert haben?

....

....

....

Welchen Bereich möchten Sie sich noch nicht (z. B. aus Scham) genauer ansehen?

....

....

....

© Krämer, Therapie-Tools Transtheoretisches Modell bei stoffgebundenen Süchten. Beltz, 2026

Was läuft gut? Was weniger gut?

Manchmal hilft es, einen Schritt zurückzutreten und das eigene Leben in Ruhe zu betrachten.

Welche Aspekte Ihres Lebens funktionieren (noch) gut – bei welchen wünschen Sie sich eine Veränderung, weil es zu Schwierigkeiten (durch den Konsum) gekommen ist?

Anleitung
Denken Sie daran, wie Ihr Leben aktuell ist. Welche Bereiche, Beziehungen, Tätigkeiten oder Gewohnheiten empfinden Sie als stärkend und erfüllend? Und wo erleben Sie Unzufriedenheit, Belastung oder Stillstand? Tragen Sie Ihre Gedanken in die folgenden Felder ein:

Was läuft gut?	Was läuft weniger gut?
Stärken, funktionierende Bereiche, Ressourcen	**Belastungen, schwierige Bereiche, Baustellen**

 © Krämer, Therapie-Tools Transtheoretisches Modell bei stoffgebundenen Süchten. Beltz, 2026

Was läuft gut? Was weniger gut?

Reflexion

Nutzen Sie Ihre Eintragungen als Ausgangspunkt für Veränderungen. Die folgenden Fragen unterstützen Sie dabei, neue Perspektiven zu entwickeln und erste Schritte ins Positive zu unternehmen.

Was genau macht die Dinge, die gut laufen, so positiv für mich?

....

....

....

Was fehlt mir in den Bereichen, die weniger gut laufen?

....

....

....

Welche dieser Bereiche sind mir besonders wichtig?

....

....

....

Wo könnte eine kleine Veränderung bereits eine große Wirkung haben?

....

....

....

Welche Rolle spielt mein Konsumverhalten dabei, dass manche Bereiche meines Lebens zufriedenstellender oder belastender sind?

....

....

....

© Krämer, Therapie-Tools Transtheoretisches Modell bei stoffgebundenen Süchten. Beltz, 2026

Kognitive Dissonanz erkennen

Kognitive Dissonanz beschreibt den unangenehmen inneren Spannungszustand, der entsteht, wenn zwei Gedanken, Überzeugungen oder Verhaltensweisen nicht miteinander vereinbar sind.

Beispiel

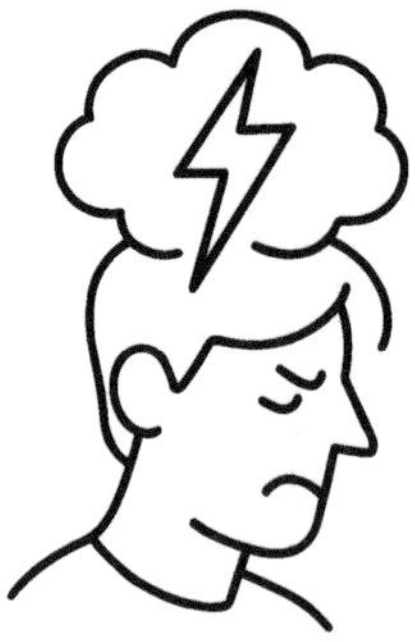

»Ich bin für den Umweltschutz!«,

aber gleichzeitig:
»Ich fliege dreimal jährlich in den Urlaub«.

Oder eben auch:
»Ich bin ein vernünftiger Mensch«,

aber gleichzeitig:
»Ich rauche regelmäßig, obwohl ich weiß, dass es mir schadet«.

Innere Widersprüche können zu Unruhe, Schuldgefühlen oder Vermeidung führen – oder auch zu Rechtfertigungen, um den Konflikt zu mildern (z. B. »Für jeden Flug pflanze ich einen Baum« oder »Ich bin ein vernünftiger Mensch – rauche aber regelmäßig, obwohl ich weiß, dass es mir schadet. Und deshalb ernähre ich mich überdurchschnittlich gesund – man kann ja nicht auf alles verzichten«).

Vermutlich kennen Sie solche inneren Widersprüche selbst sehr gut. Vor allem in Bezug auf Ihren Konsum. Es kann daher sinnvoll sein, diese zu entdecken und kritisch zu betrachten.

Übung 1: Den eigenen inneren Widerspruch entdecken

Was ist mein Selbstbild?
Wie sehe ich mich selbst? Was ist mir wichtig? Welche Werte habe ich?

Notieren Sie drei Aussagen über sich selbst, auf die Sie stolz sind oder die Ihnen wichtig sind:

(1) Ich bin ein ....

(2) Für mich ist wichtig, dass ....

(3) Ich möchte jemand sein, der ....

Was ist mein aktuelles Verhalten im Umgang mit Konsum?
Beschreiben Sie ehrlich, wie Ihr aktuelles oder zurückliegendes Konsumverhalten aussieht.

Ich konsumiere, weil ich ....

Im Alltag verhalte ich mich ....

Im Konsum verhalte ich mich ....

Im Konsum ist mir am wichtigsten, dass ....

© Krämer, Therapie-Tools Transtheoretisches Modell bei stoffgebundenen Süchten. Beltz, 2026

Kognitive Dissonanz erkennen

An welcher Stelle passt etwas nicht zusammen?
Vergleichen Sie Ihr Selbstbild mit Ihrem Verhalten.

Welche Aussagen passen nicht zusammen?

....

....

....

Welche Gedanken gehen durch Ihren Kopf, wenn Sie Ihre Widersprüche betrachten?

....

....

....

Welche Gefühle nehmen Sie wahr, wenn Sie Ihre Widersprüche betrachten?

....

....

....

Übung 2: Typische Strategien zur Auflösung von Dissonanz
Viele Menschen versuchen, die Dissonanz zu »glätten«, z. B. durch:
- **Verharmlosung:** »So schlimm ist es nicht, andere trinken mehr.«
- **Verleugnung:** »Ich könnte jederzeit aufhören.«
- **Rechtfertigung:** »Ich brauche das nur zum Einschlafen.«
- **Umlenkung:** »Die anderen sind ja auch nicht perfekt.«

Welche dieser Strategien erkennen Sie bei sich?
- ☐ Verharmlosung
- ☐ Rechtfertigung
- ☐ Vergleich mit anderen
- ☐ Schuldumkehr

- ☐ Andere: ....

Kognitive Dissonanz erkennen

Benennen Sie zwei Beispielsituationen, in denen Sie auf diese Strategien zurückgegriffen haben

(1)

....

....

....

(2)

....

....

....

Übung 3: Resümee

Was geht Ihnen durch den Kopf – nun, da Sie Ihre Dissonanzen und Strategien erkundet haben? Welche Schlüsse ziehen Sie daraus?

....

....

....

....

....

Fremdwahrnehmung

Die Sicht anderer Menschen kann uns helfen, blinde Flecken zu erkennen – oder auch verborgene Stärken. Besonders in Phasen der Veränderung kann Feedback von außen Orientierung geben.

Anleitung

Setzen Sie sich mit der Perspektive Ihres sozialen Umfelds auseinander. Wessen Meinung ist Ihnen wichtig? Und welche Fragen möchten Sie stellen?

Teil 1: Wer kommt für eine Rückmeldung in Frage?

Überlegen Sie: Welche Personen aus Ihrem Leben könnten Ihnen eine ehrliche und konstruktive Rückmeldung geben?

Notieren Sie hier zunächst ein paar Namen (z. B. Vorname, Beziehung zu Ihnen, ggf. Kontaktform):

Name	Wie ist meine Beziehung zu dieser Person?	Warum gerade diese Person?

Teil 2: Was möchte ich eigentlich wissen? – Meine persönlichen Feedback-Fragen

Feedback kann verletzend, aber auch stärkend sein. Wichtig ist: Sie entscheiden, welche Fragen Sie stellen – und welche nicht.

Beispiele für Feedback-Fragen

- Wie nimmst du mich zurzeit wahr – was fällt dir an mir auf?
- Gibt es etwas, das du mir schon länger sagen wolltest, aber dich bisher nicht getraut hast?
- Wünschst du dir etwas im Kontakt mit mir, was dir bisher gefehlt hat?
- Was hat sich in deinem Blick auf mich in letzter Zeit verändert?
- Was fällt dir in meinem Umgang mit Konsum auf?
- Wie erlebst du mich, wenn ich mitten im Konsum bin?
- Wie erlebst du mich, wenn es mir nicht gut geht?
- Wie denkst du, würde es mich verändern, wenn ich nicht mehr konsumiere?

Fremdwahrnehmung

Jetzt sind Sie dran. Formulieren Sie mindestens **drei persönliche Fragen**, die Sie jemandem (auch unterschiedlichen Personen) stellen möchten.

Meine erste Frage: ....

Wem habe ich diese Frage gestellt? ....

Welche Antwort habe ich bekommen?

....

....

....

Meine zweite Frage: ....

Wem habe ich diese Frage gestellt? ....

Welche Antwort habe ich bekommen?

....

....

....

Meine dritte Frage: ....

Wem habe ich diese Frage gestellt? ....

Welche Antwort habe ich bekommen?

....

....

....

 © Krämer, Therapie-Tools Transtheoretisches Modell bei stoffgebundenen Süchten. Beltz, 2026

Werte entdecken

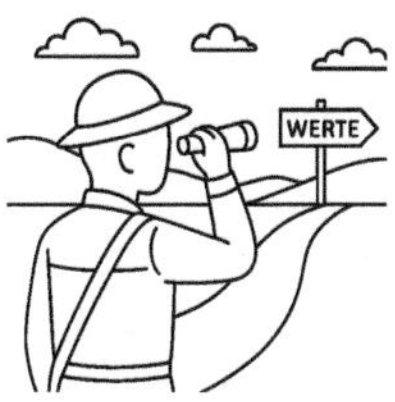

Werte sind wie ein innerer Kompass – sie geben unserem Leben Richtung, Sinn und Orientierung. Sie wirken oft im Hintergrund, bestimmen aber maßgeblich, wie wir fühlen, denken und handeln. Unsere Entscheidungen, unsere Beziehungen und auch unsere Ziele werden durch Werte beeinflusst, selbst wenn uns das nicht immer bewusst ist.

In diesem Arbeitsblatt geht es darum, Ihre ganz persönlichen Werte sichtbar zu machen. Entscheidend ist dabei nicht, was »richtig« oder »gesellschaftlich anerkannt« ist, sondern, was Ihnen wirklich wichtig ist. Nehmen Sie sich Zeit für diese Selbstreflexion – ohne Bewertung, ohne Druck. Allein das Bewusstwerden Ihrer zentralen Werte kann ein erster Schritt sein, mehr Klarheit über sich selbst und die eigenen Bedürfnisse zu gewinnen.

Anleitung
Lesen Sie sich die folgenden Begriffe in Ruhe durch. Kreuzen Sie zunächst spontan die Werte an, die für Sie grundsätzlich wichtig sind – nicht was *sein sollte*, sondern was sich für *Sie persönlich* stimmig anfühlt.

Markieren Sie bitte fünf Werte, die für Sie besonders zentral sind.

☐ Familie	☐ Freundschaft	☐ Freiheit
☐ Sicherheit	☐ Gesundheit	☐ Selbstbestimmung
☐ Ruhe	☐ Liebe	☐ Spiritualität
☐ Kreativität	☐ Verantwortung	☐ Offenheit
☐ Zugehörigkeit	☐ Erfolg	☐ Gerechtigkeit
☐ Anerkennung	☐ Entwicklung	☐ Struktur
☐ Abenteuer	☐ Genuss	☐ Disziplin
☐ Verlässlichkeit	☐ Mitgefühl	☐ Humor

Reflexion
Welche dieser Werte lebe ich heute bereits – und wie?

....

....

....

Werte entdecken

Welche Werte geben mir Halt?

....

....

....

Gibt es Spannungen zwischen meinen Werten und meinem Alltag?

....

....

....

Welche Werte kommen in meinem Alltag aktuell zu kurz?

....

....

....

Welche meiner Werte werden durch einen Substanzkonsum negativ beeinflusst?

....

....

....

Welche Gefühle nehmen Sie wahr, wenn Sie an Ihre Werte *und* Ihren Substanzkonsum denken?

....

....

....

© Krämer, Therapie-Tools Transtheoretisches Modell bei stoffgebundenen Süchten. Beltz, 2026

AB 20 • PT

Wer solche Freunde hat ...

Stellen Sie sich Ihre Sucht einmal als eine leibhaftige Person vor – als einen Freund oder eine Freundin, der oder die Sie in letzter Zeit auf Schritt und Tritt begleitet hat. Als Sie sich kennenlernten, fanden Sie sich beide anscheinend so sympathisch, dass Sie sich entschlossen, »gemeinsame Sache« zu machen und durch dick und dünn zu gehen; wie enge Freunde das so machen.

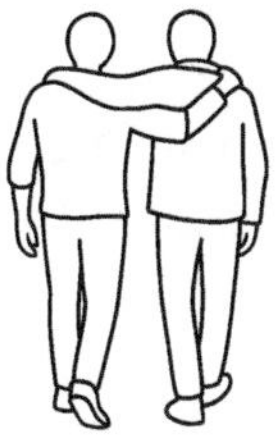

Name des Freundes: ....

Wann haben Sie sich kennengelernt: ....

Wo haben Sie sich kennengelernt: ....

Können Sie sich noch daran erinnern, wie genau Sie sich kennengelernt haben? Wie waren Ihre damaligen Lebensumstände? – Warum war es damals der ideale Freund für Sie? – Welche Faktoren spielten eine Rolle, dass Sie sich so gut verstanden haben und dass Ihre Freundschaft so lange Bestand gehabt hat?

Wie war Ihre damalige Lebenssituation?	
Wie würden Sie Ihre damalige Persönlichkeit beschreiben?	Welche prägenden Lebenserfahrungen haben Sie bis zum Zeitpunkt Ihres Kennenlernens gemacht?
Wie sah Ihr soziales Umfeld damals aus?	Welche Merkmale haben Sie an Ihrem neuen Freund beim Kennenlernen besonders geschätzt?

AB 21 • T

Interview mit dem zukünftigen Ich

Bitten Sie die Person, die Augen zu schließen und sich vorzustellen, fünf Jahre älter zu sein – gereifter, mit neuen Erfahrungen. Beginnen Sie dann das Interview und laden Sie sie dazu ein, aus Sicht dieses zukünftigen Ichs zu antworten.

»Ich möchte Sie jetzt zu einer Übung einladen, in der es darum geht, mit einer ganz bestimmten Version von sich selbst in Kontakt zu treten – mit Ihrem zukünftigen Ich.

Stellen Sie sich bitte vor, es sind fünf Jahre vergangen. Sie sind älter geworden, vielleicht ruhiger, vielleicht klarer. Sie haben in dieser Zeit neue Erfahrungen gemacht – gute, schwierige, aber in jedem Fall lehrreiche.

Ziel dieser Übung ist es, neue Perspektiven auf Ihr Leben und Ihren Weg zu gewinnen – vielleicht auch auf Ihren Umgang mit Herausforderungen oder mit Substanzkonsum. Es geht nicht um richtig oder falsch, sondern darum, mit einem anderen inneren Blick auf sich selbst zu schauen.

Ich werde Ihnen nun ein paar Fragen stellen, so, als würden wir gemeinsam ein Interview führen – aber nicht mit Ihrem heutigen Ich, sondern mit dieser zukünftigen, gereifteren Version von Ihnen.

Bitte schließen Sie nun die Augen, wenn Sie mögen, und stellen Sie sich vor, Sie sitzen mir jetzt als diese Person gegenüber. Lassen Sie sich Zeit, um in diese Perspektive hineinzufinden.

Versuchen Sie dann, aus dieser Sichtweise heraus zu antworten.«

Fragen an das zukünftige Ich des Patienten / der Patientin

- Wie ist es Ihnen in den letzten fünf Jahren ergangen? Wie geht es Ihnen heute?
- Wie sieht Ihr Alltag aus? Gibt es Dinge, die Ihnen in Ihrem Alltag besonders wichtig sind?
- Wie sind Sie in den letzten fünf Jahren mit Ihrem Konsum umgegangen? Gab es Wendepunkte?
- Was war in den letzten fünf Jahren die größte Veränderung, die Sie gemacht haben?
- Wenn Sie heute auf Ihr damaliges Ich zurückblicken, was empfinden Sie dabei?
- Wenn Sie auf Ihr altes Ich, vor fünf Jahren, zurückschauen: Gibt es etwas, das Sie bereuen?
- Hat sich Ihre Haltung gegenüber dem Konsum von Drogen (und Alkohol) in den letzten fünf Jahren verändert?
- Sie haben ja vor fünf Jahren den Konsum von Drogen eingestellt. Wie hat sich Ihr Leben seitdem zum Positiven verändert?
- Gibt es etwas, das Sie Ihrem früheren Ich gerne sagen möchten?
- Welche Nachricht würden Sie Ihrem fünf Jahre jüngeren Ich gerne zukommen lassen, gäbe es die Möglichkeit dazu?

© Krämer, Therapie-Tools Transtheoretisches Modell bei stoffgebundenen Süchten. Beltz, 2026

Gespräch mit dem zukünftigen Ich

In dieser, dem Psychodrama entnommenen Übung, stellen Sie zwei Stühle mit einigem Abstand zueinander auf. Halten Sie das Arbeitsblatt mit Interviewfragen bereit – ergänzen Sie dieses auch gerne durch eigene Ideen – und händigen Sie es der Person aus.

Erklären Sie den Sinn und Ablauf der Übung in klarer, einladender Sprache (siehe Sprechtext unten).

Erklären Sie, dass die Person ein imaginäres Gespräch mit dem eigenen zukünftigen Selbst führen wird – fünf Jahre älter, erfahrener, mit Rückblick auf Konsumentscheidungen und Lebensverlauf. Dabei soll sie ihrem älteren Ich die Interview- oder auch ihre eigenen Fragen stellen.

Stuhlpositionierung

- Auf Stuhl A sitzt das heutige Ich.
- Auf Stuhl B sitzt das zukünftige Ich (fünf Jahre älter).

Nach Durchführung der Stuhlarbeit (und anschließender Besprechung) soll die Person die Reflexionsfragen schriftlich beantworten. Dies eignet sich besonders gut als Hausaufgabe.

Einleitungstext

»Stellen Sie sich vor, Sie treffen sich mit einer ganz besonderen Person: Ihrem zukünftigen Ich – fünf Jahre älter als heute.

Diese Person hat vieles erlebt, was Sie noch vor sich haben: schwierige Momente, Entwicklungsschritte, vielleicht Rückfälle, aber auch neue Perspektiven, Beziehungen und Klarheit.

In dieser Übung setzen Sie sich auf zwei verschiedene Stühle. Auf dem einen sitzen Sie als Ihr heutiges Ich. Auf dem anderen sitzen Sie als Ihr fünf Jahre älteres Ich.

Sie führen nun ein Gespräch mit sich selbst: Sie stellen als Ihr heutiges Ich Fragen – wechseln den Stuhl – und antworten als Ihr zukünftiges Selbst. Sie wechseln dabei bewusst die Perspektive – und den Stuhl.«

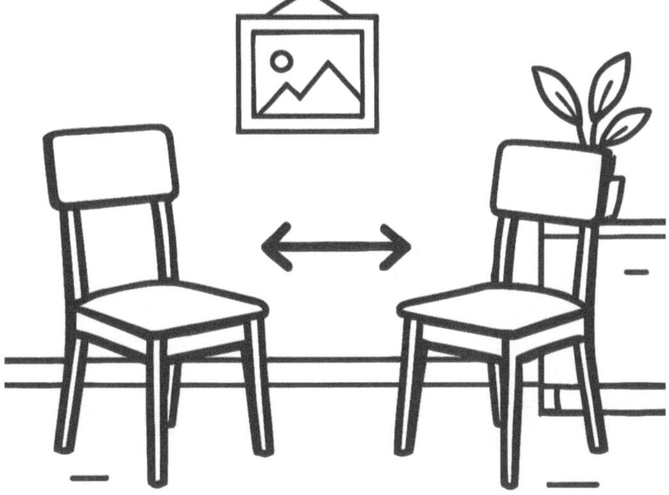

Gespräch mit dem zukünftigen Ich

Fragen an das zukünftige Ich

»Hallo. Ich bin gespannt, dich zu treffen. Du bist ich – in fünf Jahren. Wie geht es dir heute?«

- Wie lebst du heute? Wie hat sich dein Alltag verändert?
- Was ist dir heute wichtig – im Vergleich zu früher?
- Wie bist du mit deinem Konsum umgegangen?
- Was hat dir geholfen, dranzubleiben oder wieder aufzustehen?
- Was war deine größte Veränderung in den letzten fünf Jahren?
- Was schätzt du heute an dir? Worauf bist du stolz?
- Wenn du heute auf mich schaust – wie wirke ich auf dich?
- Wie blickst du rückblickend auf deine Konsumzeit?
- Gibt es etwas, das du mir – deinem früheren Ich – mitgeben möchtest?
- Hast du vielleicht einen motivierenden Satz für mich?

Platz für Ihre Fragen

....

....

....

....

....

....

....

....

....

....

....

....

....

....

© Krämer, Therapie-Tools Transtheoretisches Modell bei stoffgebundenen Süchten. Beltz, 2026

Gespräch mit dem zukünftigen Ich

Reflexion

Was hat dieses Gespräch in Ihnen ausgelöst?
Notieren Sie Gedanken, Bilder oder Gefühle, die besonders stark waren.

....

....

....

Gab es einen Moment, der Sie berührt oder überrascht hat?
Was war besonders eindrücklich?

....

....

....

Was hat Ihnen Ihr zukünftiges Ich »mitgegeben«?
Gibt es eine Botschaft oder einen Satz, der hängen bleibt?

....

....

....

Gab es etwas, das Sie motiviert oder gestärkt hat?
Wenn ja, was genau?

....

....

....

© Krämer, Therapie-Tools Transtheoretisches Modell bei stoffgebundenen Süchten. Beltz, 2026

Geschichte einer Veränderung

Stellen Sie sich vor, jemand geht eine Straße entlang. Es ist eine vertraute Straße, ein alltäglicher Weg. Doch plötzlich – ein tiefes Loch im Gehweg. Unerwartet fällt die Person hinein. Sie ist orientierungslos, fühlt sich machtlos und glaubt, keine Chance zu haben, sich selbst zu helfen. Es scheint nicht ihre Schuld zu sein – und es dauert lange, bis sie den Weg nach oben wiederfindet.

Ein anderes Mal geht dieselbe Person wieder diese Straße entlang. Sie weiß vielleicht, dass dort irgendwo dieses Loch ist – aber sie ignoriert es. Vielleicht hofft sie, dass es diesmal nicht passiert. Doch erneut stürzt sie hinein. Wieder dauert es lange, bis sie sich befreien kann. Und wieder scheint die Verantwortung woanders zu liegen.

Ein drittes Mal nimmt sie denselben Weg. Diesmal sieht sie das Loch. Sie kennt es. Trotzdem fällt sie hinein – aus alter Gewohnheit, automatisch, fast mechanisch. Aber jetzt weiß sie, was passiert. Sie erkennt, dass sie selbst eine Rolle spielt. Und so gelingt es ihr, sich schneller zu befreien.

Beim nächsten Mal geht sie den Weg wieder – und diesmal weicht sie dem Loch aus. Sie erkennt die Gefahr und handelt bewusst.

Und irgendwann beschließt sie, einen anderen Weg zu nehmen.

Diese Geschichte ist inspiriert von dem Gedicht »Autobiographie in fünf Kapiteln« von Portia Nelson (1977). Sie kann Ihnen helfen, Ihren derzeitigen Konsum und den Weg in die Abhängigkeit zu reflektieren. Betrachten Sie die Fragen zur Reflexion und tauschen Sie sich mit anderen über den Text aus.

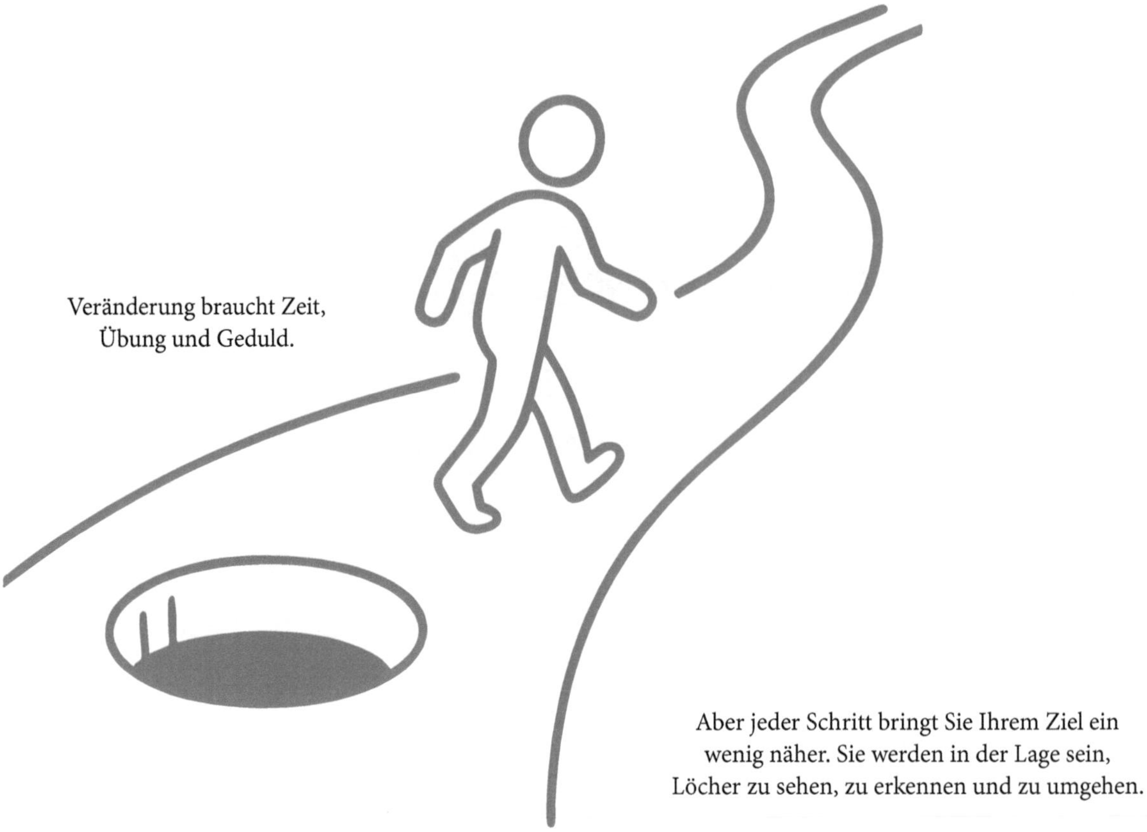

© Krämer, Therapie-Tools Transtheoretisches Modell bei stoffgebundenen Süchten. Beltz, 2026

Geschichte einer Veränderung

Welche »Löcher im Gehweg« gibt es in Ihrem Leben?
Gibt es bestimmte Situationen, in denen Sie immer wieder rückfallgefährdet sind?

....

....

....

Wie merken Sie, dass Sie auf »dieser löchrigen Straße« unterwegs sind?
Gibt es Gedanken, Gefühle oder äußere Zeichen, die darauf hindeuten, dass Sie in alte Muster geraten?

....

....

....

Was hält Sie davon ab, »andere Wege« zu gehen?
Mögliche Antworten könnten sein: Gewohnheit, Angst, Bequemlichkeit, Unsicherheit etc.

....

....

....

Was wäre ein kleiner, konkreter Schritt, um einen neuen Weg auszuprobieren, damit Sie nicht wieder in das Ihnen bekannte Loch fallen?
Ein neuer Weg beginnt oft mit einer kleinen Entscheidung – nicht mit einem Riesensprung.

....

....

....

Wenn diese Geschichte von Ihnen handeln würde – wo würden Sie sich gerade befinden?

☐ Ich falle immer noch ins Loch.
☐ Ich sehe das Loch, aber falle trotzdem manchmal hinein.
☐ Ich kann das Loch inzwischen umgehen.
☐ Ich suche aktiv nach neuen Wegen.

© Krämer, Therapie-Tools Transtheoretisches Modell bei stoffgebundenen Süchten. Beltz, 2026

Entscheidungsmatrix

Bleiben oder verändern?
»Was passiert, wenn ich so weitermache (mit dem Konsum) – und was, wenn ich etwas verändere (den Konsum einstelle)?« Jede Entscheidung hat Folgen – auch die Entscheidung, nichts zu verändern. In dieser Übung geht es nicht darum, sich sofort festzulegen. Stattdessen soll die Entscheidungsmatrix dabei helfen, Vor- und Nachteile beider Wege zu erfassen: weiterzumachen wie bisher oder sich auf eine Veränderung einzulassen.

Anleitung
Füllen Sie die vier Felder der Matrix möglichst spontan und ehrlich aus. Es gibt kein »richtig« oder »falsch«. Wichtig ist nur, dass Sie sich erlauben, beide Perspektiven zu betrachten – ohne Druck.

Die Matrix	Ich bleibe, wie ich bin	Ich verändere etwas
Was gewinne ich?		
Was verliere ich?		

 © Krämer, Therapie-Tools Transtheoretisches Modell bei stoffgebundenen Süchten. Beltz, 2026

Entscheidungsmatrix

Reflexion
Welches Feld der Matrix hat Sie am meisten nachdenklich gemacht – und warum?

....

....

....

Möchten Sie sich verändern?
☐ **JA** ☐ Nein ☐ Vielleicht

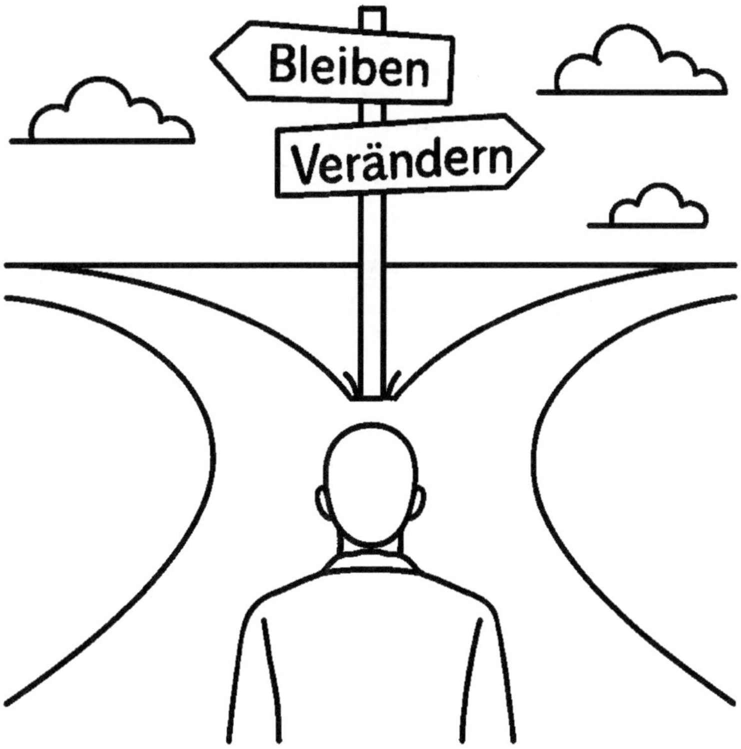

Welche Schritte werden Sie als Nächstes unternehmen, wenn Sie sich für eine Veränderung entschieden haben?

....

....

....

© Krämer, Therapie-Tools Transtheoretisches Modell bei stoffgebundenen Süchten. Beltz, 2026

3 Phase 2: Absichtsbildung (Contemplation)

»Ich weiß, dass sich etwas ändern muss – aber noch nicht wie … und ob überhaupt.«

In der zweiten Phase des Transtheoretischen Modells, der sogenannten Phase der Absichtsbildung, erleben Betroffene zunehmend innere Spannungen im Umgang mit ihrem Substanzkonsum. Sie beginnen (oder sind mittendrin), Problembewusstsein zu entwickeln, denken über mögliche Veränderungen nach – aber sie schwanken zwischen Einsicht und Verharmlosung, Hoffnung und Resignation, Selbstwirksamkeit und Angst vor dem Scheitern.

Was prägt diese Phase?

Charakteristisch für die Phase der Absichtsbildung sind:

- Zweifel an der bisherigen Lebensweise und dem Nutzen des Konsums
- gleichzeitiges Festhalten an der Substanz als Bewältigungsstrategie
- sorgenvoller Blick auf Veränderung: Was verliere ich, wenn ich aufhöre?
- ambivalente Selbstbilder: »Ich weiß, dass ich das eigentlich nicht mehr will, aber …«

Die Person erlebt sich innerlich zerrissen – und dieser Zustand ist nicht Ausdruck mangelnder Motivation, sondern ein zentraler Bestandteil der Veränderung.

Therapeutische Grundhaltung

Zentrale Aufgabe der Fachkraft ist es, diese Ambivalenz nicht zu überwinden, sondern sie als Arbeitsmaterial zu nutzen. Denn Ambivalenz ist keine Blockade – sie ist Bewegung.

Therapeutisch hilfreich sind:

- motivierende Gesprächsführung: aktives Zuhören, gezieltes Spiegeln, kein »Überzeugen«
- Stärkung der Selbstexploration statt Belehrung
- Validierung innerer Konflikte, ohne vorschnell zu einer Seite zu drängen
- Raum für Emotionen, insbesondere Scham, Angst, Hoffnung und Schuld

Therapie in dieser Phase heißt: Menschen beim Denken zusehen dürfen, ohne sie zu drängen, aber auch gezielt mit Hypothesen zu arbeiten, die neue Perspektiven ermöglichen.

Ziel in dieser Phase

Ziel der Arbeit ist es nicht, einen konkreten Veränderungsplan zu entwickeln, sondern:

- Ambivalenz zu stabilisieren, das heißt die Auseinandersetzung zu fördern, ohne sie zu unterbrechen
- Diskrepanzen zwischen Selbstbild und Verhalten erlebbar zu machen
- Visionen für ein anderes Leben aufscheinen zu lassen – ohne sie zu idealisieren
- erste kleine Entscheidungsschritte anzubahnen (»Wenn Sie sich entscheiden würden – was wäre der erste Schritt?«)

Es geht darum, keinen Druck aufzubauen, aber auch nicht neutral zu bleiben, wenn eine Veränderung erkennbar sinnvoll wäre. Die Kunst liegt im dosierten Impuls – nicht im Appell.

Die folgenden Materialien sollen dazu beitragen, ein Klima der Veränderung zu erzeugen, ohne sie zu erzwingen. Dabei werden Ambivalenzen immer wieder markiert und aufbereitet.

Arbeits- und Informationsmaterial

INFO 5 Warum aktive Mitarbeit entscheidend ist

Dieses Informationsblatt erklärt die Bedeutung aktiver Eigenbeteiligung im therapeutischen Prozess – illustriert durch Beispiele und alltagsnahe Vergleiche. Es macht deutlich, dass nachhaltige Veränderung nicht nur in der Therapiesitzung, sondern vor allem im Alltag geschieht. Es fördert Eigenverantwortung, Reflexionsbereitschaft und Motivation zur aktiven Mitarbeit zwischen den Sitzungen.

AB 25 Hilfe annehmen: Warum fällt es mir schwer?

Dieses Arbeitsblatt dient der Auseinandersetzung mit persönlichen Barrieren, die das Annehmen von Hilfe erschweren. Es enthält Leitfragen und Raum für Gedanken. Dadurch ermutigt es Betroffene, hinderliche Glaubenssätze und früh gelernte Muster zu erkennen, die zwischen ihnen und einer hilfreichen Unterstützung stehen.

AB 26 Wer ist in meinem Team? (Das Fußballspiel)

Dieses metaphorische Arbeitsblatt dient der sozialen Umfeldanalyse mithilfe eines Fußballfelds. Betroffene ordnen unterstützende und hinderliche Personen als Spieler:innen auf dem Feld an – dies wird ergänzt durch Reflexionsfragen zur Strategieentwicklung. Diese Übung hilft Betroffenen, ihr soziales Netz bewusst wahrzunehmen, stärkende Beziehungen zu identifizieren und mit Risiken in ihrem Umfeld reflektiert umzugehen.

AB 27 Stärkenprofil

Das Arbeitsblatt dient der Erfassung und Aktivierung persönlicher Stärken. Betroffene ordnen hierfür zentrale Eigenschaften in drei Kategorien – aktuell vorhanden, früher vorhanden, zukünftig aufzubauen. Es wird ergänzt durch Reflexionsfragen. Dieses Profil hilft Betroffenen, sich von einem problemzentrierten Blick auf Sucht zu lösen und ihre eigenen gesunden Anteile bewusst wahrzunehmen.

AB 28 Inspiration: Sprüche für meinen Weg

Dieses kreative Arbeitsblatt kann zur Sammlung motivierender Zitate genutzt werden. Betroffene wählen fünf persönliche Sprüche aus und gestalten diese, um sie als tägliche Erinnerung nutzen zu können. Das Arbeitsblatt unterstützt die Selbstmotivation durch emotionale Anker.

AB 29 Die Wunderfrage

Dieses lösungsorientierte Arbeitsblatt regt mithilfe einer imaginativen Fragestellung (»Was wäre, wenn über Nacht ein Wunder geschieht?«) zum Nachdenken über ein suchtfreies Leben an. Es enthält Reflexionsfragen zur Vorstellung des veränderten Alltags. Das Arbeitsblatt unterstützt Betroffene dabei, konkrete Wünsche und erste Schritte für eine positive Veränderung zu formulieren.

AB 30 Was wäre, wenn …?

Das Arbeitsblatt stellt hypothetische Fragen, die zum gedanklichen Durchspielen verschiedener Konsum- und Veränderungsszenarien anregen. Es unterstützt Betroffene dabei, emotionale und kognitive Reaktionen auf mögliche Veränderungen wahrzunehmen. Das Arbeitsblatt kann auch gut als Impuls für Gruppendiskussionen genutzt werden.

AB 31 Überzeugungsarbeit

Mit diesem rollenspielbasierten Arbeitsblatt schlüpfen Betroffene in die Rolle eines beratenden Gegenübers und überzeugen eine fiktive Person davon, den Substanzkonsum zu beenden. Im Anschluss folgt eine schriftliche Reflexion.

AB 32 Ursachentheorie

Dieses Arbeitsblatt dient der Erarbeitung einer individuellen Theorie über die Entstehung der eigenen Suchterkrankung. Es enthält eine Checkliste möglicher Einflussfaktoren und Raum zur vertiefenden Beschreibung.

AB 33 Mein Rucksack: Ballast, den ich mit mir trage

Dieses Arbeitsblatt enthält eine Visualisierung persönlicher Belastungen und innerer Hürden. Die Metapher eines schweren Rucksacks voller Steine hilft, hemmende Gedanken, Ängste und Muster zu identifizieren. Es unterstützt Betroffene dabei, ihre psychische und emotionale Last bewusst zu benennen und sich erste Entlastungsschritte vorzustellen.

AB 34 Erkundung der Glaubenssätze

Dieses Arbeitsblatt hilft bei der Identifikation und Reflexion hinderlicher und unterstützender innerer Überzeugungen rund um Konsum, Veränderung und Selbstbild. Die Betroffenen vervollständigen vorgegebene Satzanfänge und reflektieren deren Ursprung und Wirkung. Dysfunktionale Glaubenssätze werden bewusst gemacht und erste Schritte in Richtung hilfreicherer innerer Einstellungen gegangen.

AB 35 Die Wasserballmetapher

Die Wasserballmetapher dient auf diesem Arbeitsblatt als hilfreiches Bild, um emotionale Vermeidung durch Konsum verständlich zu machen. Emotionale Belastung wird »unter Wasser gehalten«, mit der Gefahr, dass sie »später hochschießt« und überfordert.

AB 36 Konsumklebstoff

Dieses reflexive Arbeitsblatt dient der Auseinandersetzung mit den persönlichen Gründen für das Festhalten am Konsum. In zwei Abschnitten (»Was gibt mir mein Konsum?« / »Was hindert mich an einer Veränderung?«) werden Motive sichtbar gemacht. Es hilft Betroffenen, ambivalente Einstellungen gegenüber Veränderung zu verstehen und zu akzeptieren. Dabei unterstützt es die Einsicht, dass Suchtverhalten oft auch eine Funktion erfüllt.

INFO 5 • P

Warum aktive Mitarbeit entscheidend ist

Therapie ist wie das Pflanzen eines Samens.
Aber wachsen muss der Patient selbst.

Therapie und Beratung sind mehr als das, was im Gesprächsraum zwischen Therapeut oder Berater und Betroffenem passiert. Sie enden nicht an der Tür des Gesprächszimmers, sondern entfalten ihre Wirkung im Alltag. Ihre aktive Mitarbeit ist entscheidend, um das Erarbeitete zu verinnerlichen und nachhaltig umzusetzen.

Dieser Prozess des Wachstums geschieht nicht von allein. Er benötigt Pflege, Reflexion und die Bereitschaft, sich mit den eigenen Themen auch außerhalb der Sitzungen auseinanderzusetzen.

Was in der Sitzung geschieht, ist nur der Anfang

Eine Therapie bietet Werkzeuge: neue Perspektiven, Strategien zum Umgang mit Gefühlen oder Impulse, um destruktive Muster zu durchbrechen. Doch wie jede Fähigkeit muss der Umgang mit diesen Werkzeugen geübt werden. Es reicht nicht, die Verwendung einer Zange einmal gezeigt zu bekommen – man muss sie vor Ort wieder und wieder verwenden. Hier können z. B. auch »Hausaufgaben« oder Gespräche mit anderen Betroffenen helfen.

Veränderung braucht Übung und Nachdenken

Manche Therapieinhalte sind emotional belastend. Es kann sein, dass man im Moment des Gesprächs etwas zwar irgendwie versteht, aber erst später, im Nachklang, die volle Bedeutung begreift. Diesen Prozess nennt man »nachträgliche Verarbeitung«.

Das bewusste Nachdenken nach einer Sitzung verhindert, dass man Erkenntnisse ungenutzt lässt. Es fördert, dass man sich neue Verhaltensweisen nachhaltig aneignet und nicht wieder in alte Muster zurückfällt.

Therapie geschieht in kleinen Schritten

Eine Veränderung passiert selten durch einen einzigen »Aha-Moment«. Vielmehr ist es wie beim Schleifen eines Steins: Mit jedem Schritt, jeder Reflexion, jeder kleinen Veränderung wird der Stein ein wenig glatter. Jeder Gedanke, den man nach einer Sitzung festhält, trägt dazu bei, dass die Veränderung langfristig Bestand hat.

Ein Beispiel:

- In der Sitzung erkennt ein Patient, dass Wut oft eine Reaktion auf das Gefühl von Hilflosigkeit ist.
- Zwischen den Sitzungen reflektiert er Situationen, in denen er wütend wurde, und stellt fest, dass er in diesen Momenten keine Kontrolle über die Situation hatte.
- In der nächsten Sitzung bringt er konkrete Beispiele mit, woran man dann gemeinsam weiterarbeiten kann.

Ohne diese Reflexion zwischen den Sitzungen wäre dieser Fortschritt kaum möglich gewesen.

Hilfe annehmen: Warum fällt es mir schwer?

Viele Menschen haben Schwierigkeiten, Hilfe anzunehmen, obwohl sie sich Unterstützung wünschen – oder sie gar brauchen. In dem Kinderbuch »Der Junge, der Maulwurf, der Fuchs und das Pferd« von Charlie Mackesy (2020) befinden sich einige bemerkenswerte Sprüche zu diesem Thema.

»Was ist das Tapferste, das du je gesagt hast?«, fragte der Junge.
»Hilfe«, sagte das Pferd.
»Um Hilfe zu bitten ist nicht aufgeben«, sagte das Pferd, »es ist die Weigerung aufzugeben«.

Anleitung
Reflektieren Sie Ihren Umgang mit Ihrem Wunsch nach Hilfe – und dem Annehmen von Hilfe. Vielleicht befinden auch Sie sich in einer Situation, in der Hilfe Ihnen guttun würde?

Fällt es mir leicht, Hilfe anzunehmen?
Beispielantwort: »Nein, ich versuche meistens, alles allein zu schaffen.«

Mein Umgang mit Hilfe:

....

....

....

Was hält mich davon ab, Hilfe anzunehmen?
Welche Gedanken, Gefühle oder Erfahrungen stehen zwischen Ihnen und der Bereitschaft, sich helfen zu lassen?

Beispiele:
- »Ich will niemandem zur Last fallen.«
- »Ich vertraue nur ungern anderen.«
- »Ich habe gelernt, stark zu sein.«
- »Ich schäme mich dafür, dass ich es allein nicht schaffe.«

Diese Hindernisse spüre ich:

....

....

....

Woher kenne ich das Muster?
Gab es in Ihrer Vergangenheit Situationen oder Menschen, bei denen Sie gelernt haben, sich lieber auf sich selbst zu verlassen?

Beispiel: »In meiner Familie wurde Schwäche nie gezeigt.«

 © Krämer, Therapie-Tools Transtheoretisches Modell bei stoffgebundenen Süchten. Beltz, 2026

Hilfe annehmen: Warum fällt es mir schwer?

Mein früherer Umgang mit Unterstützung war:

....

....

....

Was würde es bedeuten, Hilfe anzunehmen?
Was für ein inneres Bild haben Sie davon, wenn Sie sich auf andere verlassen? Welche Gefühle kommen auf?

Beispiele:
- »Ich fühle mich abhängig.«
- »Ich könnte enttäuscht werden.«
- »Es fühlt sich wie ein Versagen an.«
- »Es macht mich verletzlich.«

Wenn ich Hilfe annehme, bedeutet das für mich:

....

....

....

Was könnte mir helfen, einen Schritt auf Hilfe zuzugehen?
Welche konkreten Strategien könnten Sie dabei unterstützen, sich langsam mehr zu öffnen?

Beispiele:
- »Ich fange mit kleinen Dingen an, z. B. jemanden um eine Meinung bitten.«
- »Ich sage klar, was ich brauche – und was nicht.«
- »Ich erinnere mich: Hilfe anzunehmen ist kein Zeichen von Schwäche.«

Diese Strategie möchte ich ausprobieren:

....

....

....

Abschlussimpuls
Hilfe annehmen ist kein Zeichen von Schwäche, sondern von Verbundenheit.

Sie müssen nicht alles allein tragen und dürfen ausprobieren, wie sich Entlastung anfühlt.
☐ **Ich stimme zu** ☐ Ich stimme nicht zu

Wer ist in meinem Team? (Das Fußballspiel)

Veränderung ist selten ein rein persönlicher Prozess. Oft spielen auch Menschen in Ihrem Umfeld eine wichtige Rolle – manche unterstützen Sie, andere könnten eine Veränderung eher behindern. In diesem Arbeitsblatt nutzen wir die Metapher eines Spielfelds, um diese Personen einzuordnen.

Anleitung
Denken Sie an die Menschen in Ihrem Leben, die von Ihrer Veränderung (Abstinenz) erfahren könnten. Notieren Sie die Namen dieser Personen und überlegen Sie, ob sie Sie eher unterstützen oder ob sie Ihre Veränderung behindern könnten. Nutzen Sie dafür die Spielfeld- und Fußballmetapher: Wer ist in Ihrem Team? Wer ist im gegnerischen Team?
Spieler aufstellen. Zeichnen Sie auf dem Spielfeld die Spieler und Spielerinnen ein, die in Ihrem Leben eine Rolle bei Ihrer Veränderung spielen. Verwenden Sie die linke Spielfeldhälfte für die »Heimmannschaft« (Unterstützung) und die rechte Spielfeldhälfte für die »Auswärtsmannschaft« (Hindernisse oder Gegner der Veränderung). Keine Angst: Sie müssen künstlerisch nicht begabt sein – einfache Symbole (z. B. Kreise) sind völlig ausreichend.
Spieler beschriften. Schreiben Sie den Namen jeder Person auf den jeweiligen Spieler und notieren Sie, wer diese Person ist (z. B. »Mutter«, »Partner«, »Dealerin «, »Kollege«).
Rollen zuweisen (optional). Sie können den Spielern auch Rollen zuweisen:

- Sturm: besonders aktiv, beeinflusst Ihr Verhalten stark (z. B. Dealerin)
- Mittelfeld: moderater Einfluss, kann unterstützen oder behindern (z. B. Freunde)
- Verteidigung: Menschen, die Sie schützen oder zurückhalten (z. B. Familie)
- Tor: die Person, die Sie besonders gut schützt oder am meisten behindert (z. B. Ihr Partner oder Ihre Partnerin)

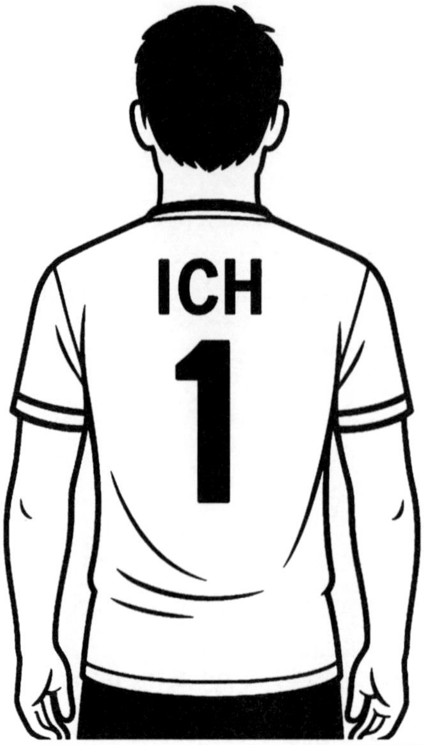

© Krämer, Therapie-Tools Transtheoretisches Modell bei stoffgebundenen Süchten. Beltz, 2026

Wer ist in meinem Team? (Das Fußballspiel)

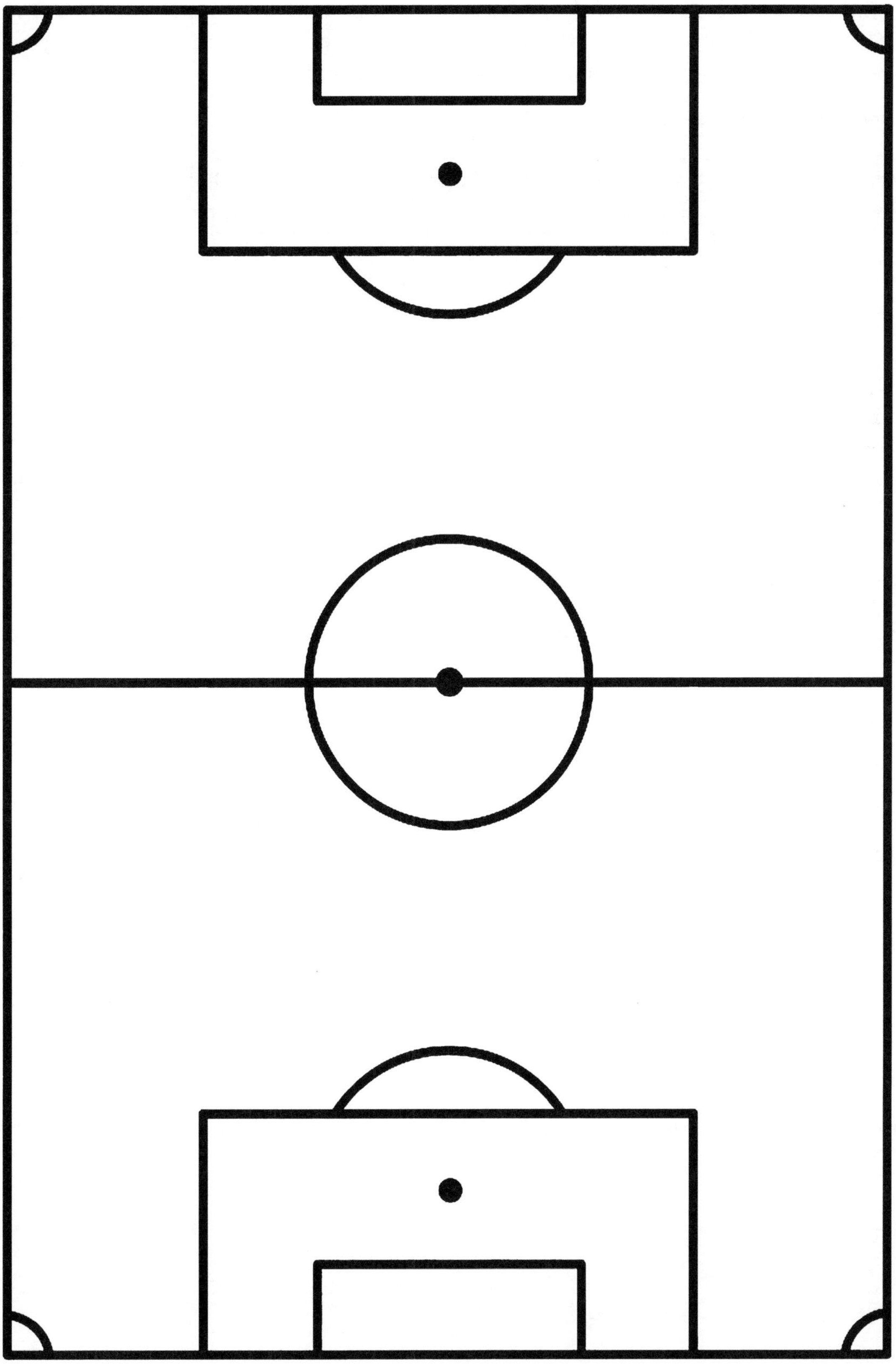

Wer ist in meinem Team? (Das Fußballspiel)

Betrachten Sie aus jeder Mannschaft drei Mitspieler oder Mitspielerinnen detailliert: Notieren Sie, warum Sie die jeweiligen Personen der »Heimmannschaft« oder der »Auswärtsmannschaft« zugeordnet haben. Markieren Sie »Spieler«, die für Sie besonders wichtig sind.

Die Heimmannschaft (pro Abstinenz)

Name Spieler oder Spielerin	Warum spielt die Person in dieser Mannschaft?	Was macht diese Person für die Mannschaft wichtig?

Strategieüberlegung. Überlegen Sie, wie Sie Ihre Heimmannschaft stärken können. Was können Sie tun, um Ihre Unterstützung zu mobilisieren?

....

....

....

Die Auswärtsmannschaft (contra Abstinenz)

Name Spieler oder Spielerin	Warum spielt die Person in dieser Mannschaft?	Was macht diese Person für die Mannschaft wichtig?

Strategieüberlegung. Überlegen Sie, wie Sie Ihre Heimmannschaft stärken können. Was können Sie tun, um Ihre Unterstützung zu mobilisieren?

....

....

....

© Krämer, Therapie-Tools Transtheoretisches Modell bei stoffgebundenen Süchten. Beltz, 2026

Stärkenprofil

In der Auseinandersetzung mit dem Suchtverhalten liegt der Fokus oft auf Problemen, Kontrollverlust oder Rückfällen. Dabei geraten die gesunden, kraftvollen Anteile eines Menschen leicht aus dem Blick – und doch sind sie entscheidend für Veränderung und Stabilisierung. Dieses Arbeitsblatt unterstützt Sie dabei, Ihre Stärken und positiven Eigenschaften wiederzuentdecken und zu aktivieren.

Anleitung

Nehmen Sie sich einen Moment Zeit, überlegen Sie und kreuzen Sie an:

»Besitze ich« = Ich besitze diese Stärke.
»Besaß ich« = Ich hatte diese Stärke einmal. Durch meinen Konsum aber habe ich sie (größtenteils) verloren.
»Aufbauen« = Ich möchte diese Stärke in Zukunft nutzen und weiter aufbauen, um meine Abstinenz zu halten und mein Leben zu meistern.

Stärke	Besitze ich	Besaß ich	Aufbauen
Belastbar			
Kreativ			
Diszipliniert			
Einfühlsam			
Geduldig			
Zielstrebig			
Offen für Neues			
Lernfähig			
Selbstbewusst			
Lösungsorientiert			
Durchsetzungsfähig			
Hilfsbereit			
Ehrlich			
Kommunikationsstark			
Vertrauenswürdig			
Neugierig			
Verlässlich			
Verantwortungsvoll			
Strukturiert			
Feinfühlig			
Selbstreflektiert			
Ausdauernd			
Sozial kompetent			

Stärkenprofil

Stärke	Besitze ich	Besaß ich	Aufbauen
Fürsorglich			
Empathisch			
Konfliktfähig			
Authentisch			
Respektvoll			
Begeisterungsfähig			
Innerlich unabhängig			
Achtsam			
Loyal			
Organisiert			
Humorvoll			
Intuitiv			
Flexibel			
Mutig			

Reflexion

Was zeichnet mich aus, jenseits der Sucht?

....

....

Was habe ich in meinem Leben bereits bewältigt?

....

....

Welche Eigenschaften haben mir dabei geholfen?

....

....

Welche Rückmeldungen bekomme ich von anderen Menschen über meine Stärken?

....

....

© Krämer, Therapie-Tools Transtheoretisches Modell bei stoffgebundenen Süchten. Beltz, 2026

Inspiration: Sprüche für meinen Weg

Worte haben Macht

Sie können uns inspirieren, aufbauen und uns in schwierigen Momenten daran erinnern, warum wir an unseren Zielen festhalten sollten. In diesem Arbeitsblatt geht es darum, dass Sie selbst auf die Suche nach Zitaten gehen, die Sie motivieren und stärken. Nehmen Sie sich etwas Zeit, um nach Worten zu suchen, die Sie ansprechen – ob aus Büchern, Liedtexten, Filmen oder von berühmten Persönlichkeiten. Alles ist erlaubt – wählen Sie vier Sprüche / Zitate aus. Tipp: Schneiden Sie die Bilderrahmen aus und hängen Sie sie dort auf, wo Sie sie täglich sehen.

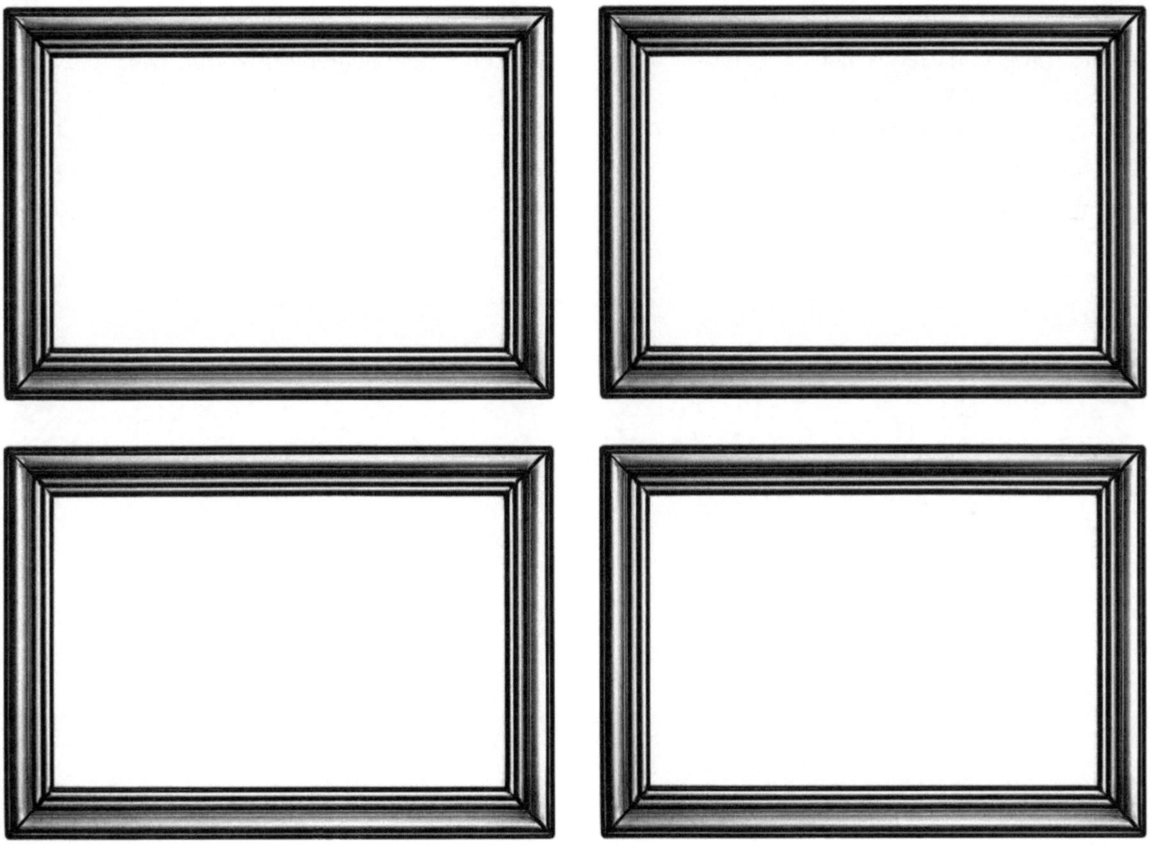

Mein Lieblingsspruch

Die Wunderfrage

> Stellen Sie sich vor, heute Nacht geschieht ein Wunder.
>
> Während Sie schlafen, verschwindet Ihr Problem vollständig.
>
> Was tun Sie?

Warum solch eine Wunderfrage? – mögen Sie sich denken … nun:

- **Fokus auf Lösungen:** Anstatt über Probleme und deren Ursachen zu sprechen, werden Lösungen und positive Veränderungen in den Vordergrund gerückt.
- **Förderung von Zielklarheit**: Die Wunderfrage entwickelt eine Vorstellung davon, wie Ihr Leben ohne das Problem aussehen könnte.
- **Aktivierung von Ressourcen**: Durch die Vorstellung eines Alltags ohne Konsum können Sie eigene Fähigkeiten und Möglichkeiten (und vor allem Ziele) entdecken, um diese Realität zu erreichen.
- **Stärkung der Motivation**: Die Frage kann Ihnen helfen, sich Ihrer Wünsche bewusst zu werden und aktiv an deren Umsetzung zu arbeiten.

Anleitung

Reflektieren Sie die folgenden Fragen. Nehmen Sie sich Zeit zum Nachdenken und zum Aufschreiben Ihrer Antworten.

Woran würden Sie morgen – als Erstes – bemerken, dass dieses Wunder (Ihr Problem ist verschwunden) geschehen ist?

....

....

....

Was genau wäre anders?

....

....

....

Wie würden Sie sich verhalten?

....

....

....

© Krämer, Therapie-Tools Transtheoretisches Modell bei stoffgebundenen Süchten. Beltz, 2026

Die Wunderfrage

Was würden andere Menschen bemerken?

....

....

....

Wem würden Sie als Erstes davon erzählen, dass Ihr Problem verschwunden ist (und warum dieser Person)?

....

....

....

Wie würden Sie Ihren morgigen Tag gestalten?

....

....

....

© Krämer, Therapie-Tools Transtheoretisches Modell bei stoffgebundenen Süchten. Beltz, 2026

Was wäre, wenn ...?

Manchmal hilft es, sich Veränderungen gedanklich vorzustellen, um die eigenen Gefühle und Einstellungen zu verstehen. Spielen Sie verschiedene hypothetische Szenarien einmal durch – dabei können Sie erkennen, welche Möglichkeiten und Herausforderungen Sie mit einer Veränderung verbinden.

Anleitung
Lesen Sie die folgenden »Was wäre, wenn ...?«-Fragen sorgfältig durch. Lassen Sie die jeweilige Frage kurz auf sich wirken und schreiben Sie dann spontan auf, was Ihnen dazu einfällt. Es gibt kein »richtig« oder »falsch«. Ziel ist es, Ihre Gedanken und Gefühle zu erkunden.

Was wäre, wenn Sie von heute auf morgen keinen Zugang mehr zu Konsumsubstanzen hätten?

....

....

....

Was wäre, wenn Ihre beste Freundin oder Ihr bester Freund Ihnen ehrlich sagt, wie Ihr Konsum Ihr Verhalten verändert?

....

....

....

Was wäre, wenn Sie sich entscheiden würden, heute den ersten kleinen Schritt Richtung Veränderung zu gehen?

....

....

....

Was wäre, wenn Sie auf einen Menschen treffen, der die gleiche Abhängigkeit hatte und jetzt ein anderes Leben führt?

....

....

....

© Krämer, Therapie-Tools Transtheoretisches Modell bei stoffgebundenen Süchten. Beltz, 2026

Was wäre, wenn ...?

Was wäre, wenn Sie Ihrer Familie erklären müssten, warum Sie (nicht) bereit sind, etwas zu verändern?

....

....

....

Was wäre, wenn Sie ein Kind hätten (oder haben), das exzessiv Drogen oder Alkohol konsumiert?

....

....

....

Was wäre, wenn Sie Ihren Konsum in einem Bewerbungsgespräch angeben müssten?

....

....

....

Was wäre, wenn Sie nie mit dem Konsum begonnen hätten?

....

....

....

Reflexion
Nehmen Sie sich einen Moment Zeit, um Ihre Antworten durchzulesen.

Was hat Sie überrascht? Welche Fragen haben besonders starke Gefühle ausgelöst? Was sagen Ihnen diese Gedanken über Ihre aktuelle Situation und Ihre Bereitschaft zur Veränderung?

....

....

....

© Krämer, Therapie-Tools Transtheoretisches Modell bei stoffgebundenen Süchten. Beltz, 2026

AB 31 • P T

Überzeugungsarbeit

Manchmal fällt es uns leichter, anderen Menschen gute Ratschläge zu geben, als selbst nach ihnen zu handeln.

In diesem Arbeitsblatt schlüpfen Sie in eine besondere Rolle: Sie werden jemanden (Fiktiven) davon überzeugen, mit dem Konsum aufzuhören. Diese Übung hilft Ihnen dabei, Ihre eigenen Überzeugungen zu reflektieren, Ihre Argumente zu schärfen und Ihre Motivation für die Abstinenz zu stärken.

Anleitung

Stellen Sie sich vor, Sie sprechen mit einem Freund, einer Freundin oder einer anderen Person, die Ihnen wichtig ist. Diese Person steht an einem Wendepunkt und muss sich entscheiden, ob sie weiter konsumieren möchte oder nicht. Ihre Aufgabe ist es, dieser Person zu helfen, die Entscheidung zur Beendigung des Konsums zu treffen. Tun Sie dies mit Hilfe Ihrer eigenen Werte, Gedanken und Erfahrungen.

Hier handelt es sich um ein Rollenspiel.

(1) Stellen Sie sich eine Person vor: Es kann ein Freund, ein Familienmitglied oder eine völlig fiktive Figur sein. Die Rolle soll von einer anderen Person gespielt werden (z. B. Therapeut, Mitpatientin, Freund), damit sie auf Ihre »Überzeugungsarbeit« reagieren kann.

(2) Überlegen Sie sich, wie diese Person aktuell konsumiert und welche Probleme dadurch entstehen.

(3) Formulieren Sie Ihre Argumente: Warum sollte diese Person aufhören? Was wären die Vorteile? Was sind die Risiken, wenn sie weitermacht? Führen Sie das Gespräch miteinander – gehen Sie in den Dialog und reagieren Sie aufeinander.

Tipp: In der Rolle »konsumierende Person« sollte möglichst mit Widerstand und/oder ambivalent reagiert werden.

(4) Achten Sie auf Ihre Sprache: Sprechen Sie einfühlsam und überzeugend, aber auch klar und direkt.

Nach der Übung

- Beschreiben Sie Ihre Eindrücke: Wie ist das Gespräch gelaufen? Was war schwierig? Welche Argumente für die Abstinenz waren besonders stichhaltig? Etc.
- Fragen Sie Ihr Gegenüber, wie Sie gewirkt haben und welche Eindrücke entstanden sind.

Schreiben Sie hier die Ergebnisse auf:

....

....

....

....

....

....

....

© Krämer, Therapie-Tools Transtheoretisches Modell bei stoffgebundenen Süchten. Beltz, 2026

Ursachentheorie

Wie ist es dazu gekommen, dass Sie eine Abhängigkeit entwickelt haben? Dieser Fragebogen hilft Ihnen dabei, eine Ursachentheorie herauszuarbeiten.

Anleitung
Lesen Sie die Fragen in Ruhe durch. Kreuzen Sie mögliche (auf Sie zutreffende) Ursachen an und versuchen Sie, diese mit eigenen Worten genauer zu beschreiben. Es gibt kein »richtig« oder »falsch«.

Welche Faktoren halten Sie für die Hauptursachen Ihrer Suchterkrankung? *(Mehrfachnennungen möglich)*

☐ Familiäre Belastungen oder Konflikte

Welche Faktoren genau? ....

....

☐ Belastende Lebensereignisse (z. B. Trauma, Verluste)

Welche Faktoren genau? ....

....

☐ Psychische Probleme (z. B. Angst, Depression)

Welche Faktoren genau? ....

....

☐ Soziale Einflüsse (z. B. Freundeskreis, Umfeld)

Welche Faktoren genau? ....

....

☐ Genetische oder biologische Ursachen

Welche Faktoren genau? ....

....

☐ Partnerschaften

Welche Faktoren genau? ....

....

Ursachentheorie

☐ Sexualität

Welche Faktoren genau? ……………………………………

……………………………………

☐ Stress oder Überforderung im Alltag

Welche Faktoren genau? ……………………………………

……………………………………

☐ Eigene Persönlichkeit

Welche Faktoren genau? ……………………………………

……………………………………

☐ Freizeitverhalten

Welche Faktoren genau? ……………………………………

……………………………………

☐ Andere: ……………………………………

Welche Faktoren genau? ……………………………………

……………………………………

Wie erklären Sie sich selbst, warum Ihre Suchterkrankung entstanden ist?

Fassen Sie die Erkenntnisse der vorangegangenen Fragen in einem eigenen, kurzen Text zusammen.

……………………………………

……………………………………

……………………………………

……………………………………

……………………………………

……………………………………

© Krämer, Therapie-Tools Transtheoretisches Modell bei stoffgebundenen Süchten. Beltz, 2026

AB 33 • P

Mein Rucksack: Ballast, den ich mit mir trage

Veränderung braucht nicht nur Mut – sondern auch ein Bewusstsein dafür, was (noch) belastet. Stellen Sie sich vor, Ihr momentaner Zustand ist wie ein Rucksack voller Steine, den Sie täglich tragen. Manche dieser »Steine« haben Sie selbst hineingelegt, andere wurden Ihnen mitgegeben. Dieses Arbeitsblatt hilft Ihnen, Ihre persönliche Last (die Sie vielleicht bei Ihrer Abstinenzentscheidung belastet oder zurückhält) sichtbar zu machen.

Anleitung

In der folgenden Abbildung sehen Sie eine Person mit einem schweren Rucksack. In die Steine (Symbol für hinderliche Gedanken, Ängste oder Muster) können Sie Begriffe eintragen, die Sie aktuell an einer Veränderung hindern. Das können Gefühle, Sätze, Situationen oder innere Überzeugungen sein.

Beispiel

- »Ich schaffe das eh nicht.«
- »Ich habe Angst, mein Umfeld zu verlieren.«
- »Ohne Konsum bin ich nichts.«
- »Ich habe zu viel Stress.«
- »Niemand glaubt an mich.«
- »Meine Partnerin konsumiert.«

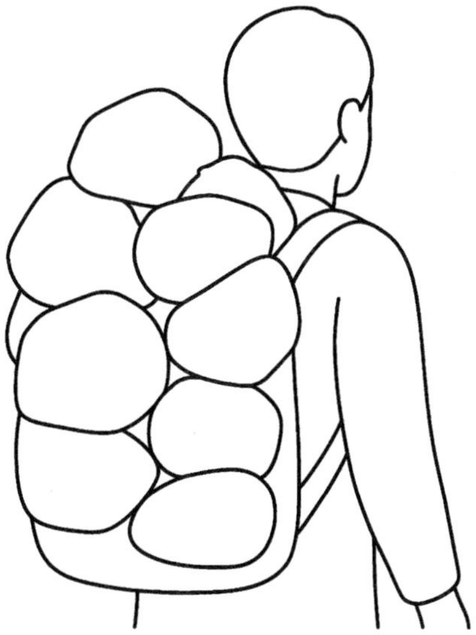

Wenn Sie einen dieser Steine heute ablegen könnten – welcher wäre es?

Wie würde sich das anfühlen?

....

....

....

Erkundung der Glaubenssätze

Glaubenssätze sind Überzeugungen über uns selbst, andere Menschen und die Welt. Sie wirken oft im Hintergrund, beeinflussen aber stark unser Verhalten. Im Zusammenhang mit Konsum und Sucht können Glaubenssätze sehr mächtig sein – sie können den Ausstieg erschweren, verhindern – oder auch fördern.

Also fragen Sie sich: Was denke ich wirklich über meinen Konsum?

Anleitung
Auf diesem Arbeitsblatt sind einige unvollständige Sätze aufgeführt. Ihre Aufgabe ist es, diese Sätze so zu ergänzen, dass sie ehrlich das ausdrücken, was Sie denken oder fühlen. Es geht dabei nicht darum, »richtige« oder »falsche« Antworten zu finden, sondern darum, Ihre inneren Überzeugungen zu erkennen.

Ich kann eh nicht aufhören, weil …

....

Wenn ich nichts mehr konsumiere, dann werde ich …

....

Andere schaffen es, aber ich …

....

Ich brauche den Konsum, um …

....

Ohne die Substanz werde ich mich immer …

....

Es bringt nichts, aufzuhören, weil …

....

Ich könnte aufhören, wenn …

....

Der Konsum hilft mir nicht, weil …

....

 © Krämer, Therapie-Tools Transtheoretisches Modell bei stoffgebundenen Süchten. Beltz, 2026

Erkundung der Glaubenssätze

Ich verdiene es, glücklich und gesund zu sein, weil …

………

Ich habe die Kontrolle über meinen Konsum, weil …

………

Ich bin stark, weil …

………

Ich kann Hilfe annehmen, weil …

………

Reflexion

Lesen Sie sich Ihre Antworten noch einmal durch. Fragen Sie sich:

- Sind diese Überzeugungen wirklich wahr?
- Woher kommen sie?
- Haben Sie diese Sätze selbst entwickelt oder wurden sie Ihnen vermittelt?
- Wie könnten Sie diese Sätze umformulieren, um sich selbst zu unterstützen?

Hier ist Platz für Ihre freien Reflexionsgedanken

………

………

………

………

………

………

………

………

………

………

© Krämer, Therapie-Tools Transtheoretisches Modell bei stoffgebundenen Süchten. Beltz, 2026

Die Wasserballmetapher

Um belastende Gefühle wie Angst, Wut, Scham oder Traurigkeit nicht zuzulassen, greifen viele Menschen zu Strategien, um sie zu vermeiden – zum Beispiel zu Ablenkung, Verdrängung oder Substanzkonsum.

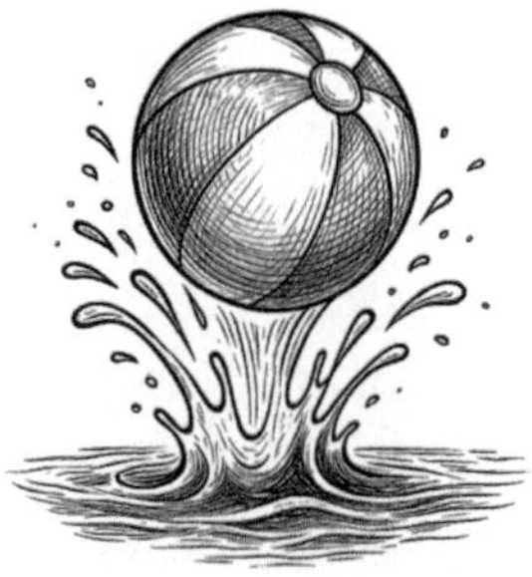

Ein Bild dafür ist die Wasserballmetapher:
»Stellen Sie sich vor, Sie stehen im Wasser und drücken einen Wasserball unter die Oberfläche. Je länger Sie versuchen, ihn unten zu halten, desto anstrengender wird es. Irgendwann schießt er unkontrolliert nach oben.«

Dieses Arbeitsblatt hilft Ihnen dabei, herauszufinden, welche »Bälle« Sie bisher unter Wasser halten, wie viel Kraft das kostet und was passiert, wenn Sie damit aufhören.

Was halte ich unter Wasser?
Welche Gedanken, Gefühle oder Erinnerungen versuchen Sie (bewusst oder unbewusst) zu verdrängen oder nicht zu spüren?

Beispiel: »Ich bin oft wütend auf meine Familie, aber darf das nicht zeigen.«

Das versuche ich zu unterdrücken:

....

....

....

Was kostet es mich, diesen Wasserball unten zu halten?
Was spüren Sie körperlich oder seelisch, wenn Sie versuchen, diese Dinge zu vermeiden?

Beispiel: »Ich bin innerlich angespannt, kann schlecht schlafen, bin oft gereizt.«

Das kostet mich es:

....

....

....

 © Krämer, Therapie-Tools Transtheoretisches Modell bei stoffgebundenen Süchten. Beltz, 2026

Die Wasserballmetapher

Was passiert, wenn der Ball hochschießt?
Wie zeigen sich die verdrängten Gefühle plötzlich? Gibt es typische Reaktionen, Rückfälle oder Konflikte?

Beispiel: »Ich raste plötzlich aus oder konsumiere spontan, obwohl ich das nicht wollte.«

Wenn es zu viel wird, passiert das:

....

....

....

Wie wünsche ich mir in Zukunft, mit dem Ball umzugehen?
Was könnte helfen, mit dem »Ball« anders umzugehen? Gibt es Wege, ihn bewusst auftauchen zu lassen, statt ihn zu unterdrücken?

Beispiel: »Ich könnte lernen, Wut wahrzunehmen, bevor sie eskaliert. Ich könnte in der Gruppe sprechen, könnte Gefühle benennen.«

Eine neue Strategie wäre:

....

....

....

Konsumklebstoff

Konsum kann wie Klebstoff sein – er hält fest. Veränderung beginnt nicht nur mit Wollen, sondern auch mit Verstehen. Viele Menschen halten an einem Verhalten fest, obwohl es ihnen schadet. Das ist kein Zeichen von Schwäche, sondern oft ein Hinweis darauf, dass dieser Zustand ihnen auch etwas *gibt*. Finden Sie heraus, was Sie noch hält und warum es noch an Ihnen »klebt«.

Anleitung
Nehmen Sie sich Zeit für jede Frage. Sie dürfen alles denken – auch scheinbar »unlogische« oder widersprüchliche Gedanken und Gründe. Das Ziel ist es nicht, sich zu rechtfertigen, sondern ehrlich zu erforschen: Was genau hindert mich an Veränderung?

Teil 1: Was gibt mir mein Konsum (noch)? – Was kann er mir (noch) geben?

☐ Ich kann abschalten / runterkommen.
☐ Ich fühle mich weniger allein.
☐ Ich muss mich nicht mit unangenehmen Dingen beschäftigen.
☐ Ich kann unangenehme Gefühle betäuben.
☐ Ich habe Angst vor dem »Danach«.
☐ Ich wüsste nicht, wie ich mein Leben sonst strukturieren soll.
☐ Ich weiß, dass es schadet – aber es ist das Einzige, das funktioniert.
☐ Sonst würde alles auseinanderbrechen.
☐ Ich fühle mich wenigstens dabei kontrolliert.

Welche Gedanken gehen Ihnen durch den Kopf, wenn Sie die von Ihnen angekreuzten Aussagen betrachten?

....

....

....

Teil 2: Innere Hürden – Was hindert mich konkret?
Was macht mir Angst oder hält mich zurück, wenn ich an Veränderung denke?

☐ Ich weiß nicht, wer ich ohne Konsum bin.
☐ Ich habe Angst zu scheitern – wieder und wieder.
☐ Ich will nicht die Person sein, die eine Therapie braucht.
☐ Ich habe mich so an das Leben mit Konsum gewöhnt.
☐ Ich bin abhängig von bestimmten Beziehungen, in denen Konsum normal ist.
☐ Ich bin körperlich oder seelisch zu erschöpft für einen Neuanfang.
☐ Ich will ehrlich gesagt (noch) gar nicht verzichten.

 © Krämer, Therapie-Tools Transtheoretisches Modell bei stoffgebundenen Süchten. Beltz, 2026

Konsumklebstoff

Welche Gedanken gehen Ihnen durch den Kopf, wenn Sie die von Ihnen angekreuzten Aussagen betrachten?

....

....

....

Teil 3: Der innere Dialog

Stellen Sie sich vor, ein Teil von Ihnen sagt: »Ich weiß, dass ich etwas verändern sollte.«

Ein anderer Teil sagt: »Ich kann nicht.«

Was würde der Erste dem Zweiten antworten?

Ich weiß, dass ich etwas verändern sollte.

Ich kann nicht.

4 Phase 3: Vorbereitung (Preparation)

»Ich will etwas ändern – aber es fällt mir verdammt schwer.«

In der Vorbereitungsphase des Veränderungsprozesses wird der Wunsch nach Veränderung konkreter und spürbarer. Betroffene haben sich intensiv mit ihrer Ambivalenz auseinandergesetzt und treffen zunehmend Entscheidungen für einen neuen Weg. Viele befinden sich in einer Übergangszone: Sie haben den Konsum reduziert oder beendet, stehen aber noch am Anfang der Abstinenz. Andere sind noch im Rückzugsprozess und benötigen klare Orientierung dabei, wie ein abstinenter Alltag überhaupt aussehen kann.

Diese Phase ist häufig geprägt von emotionaler Instabilität, innerem Druck und körperlicher Erschöpfung. Denn die Substanz fällt als Puffer und als Mittel der Beruhigung oder der Flucht weg – und darunter liegt oft ein aufgewühltes, unbearbeitetes Innenleben.

Was prägt diese Phase?

Typische Merkmale der Vorbereitungsphase sind:

- konkrete Schritte in Richtung Veränderung (Reduktion, Entzug, erste längere Abstinenzzeit)
- Suche nach Halt und Struktur, aber auch erhöhte Reizbarkeit und Rückfallgedanken
- emotionale Reaktivierung: Erinnerungen, Konflikte und Ängste steigen auf
- Wunsch nach Veränderung gepaart mit Trauer über den Verlust der Substanz

Viele Betroffene erleben hier erstmals bewusst, was sie mit dem Konsum betäubt oder reguliert haben. Entzugssymptome, Schlafstörungen, emotionale Überforderung oder depressive Verstimmungen sind häufig – ebenso wie ein Gefühl der Leere oder Orientierungslosigkeit.

Therapeutische Grundhaltung

In dieser Phase ist es entscheidend, dass Therapeut:innen:

- Sicherheit und Struktur bieten, ohne zu überfordern (aber klar in der Zielsetzung sind)
- Ambivalenz ernst nehmen, besonders die Rückfragen (»Ist Abstinenz wirklich für immer?«)
- emotionale Aktivierung begleiten, ohne vorschnell zu stabilisieren (keine Unterstützung des Vermeidungsverhaltens!)
- Selbstwirksamkeit fördern, auch bei kleinen Schritten oder vermeintlichen Rückfällen

Besonders wichtig: kein moralischer Druck. Viele Betroffene sind voller Selbstkritik und Angst zu scheitern – sie brauchen erlaubende Räume, in denen Unsicherheiten benannt werden dürfen. Die Haltung ist: »Sie dürfen zweifeln – und trotzdem weitermachen.«

Ziel in dieser Phase

Ziele der therapeutischen Arbeit sind unter anderem:

- Stabilisierung der Abstinenzentscheidung
- Entwicklung realistischer Pläne für die ersten abstinenten Wochen
- Vorbereitung auf Risikosituationen (Trigger, soziales Umfeld, emotionale Tiefs)
- Förderung emotionaler Differenzierung: Was fühle ich, wenn ich nicht konsumiere?
- Stärkung der Identität jenseits der Sucht: Wer bin ich, wenn ich nüchtern bin?
- Vorbereitung auf kommende Schritte (z. B. Wechsel in die Rehabilitation)

Diese Phase ist ein emotionaler Brennpunkt. Es ist der Moment, in dem sich entscheidet, ob Betroffene eine neue Lebensweise als tragfähig erleben oder sich erneut dem Konsum zuwenden. Der Fokus liegt auf kleinen, bewältigbaren Schritten – nicht auf perfektem Abstinenzverhalten.

Die Arbeitsblätter in diesem Abschnitt sind darauf ausgelegt, die Vorbereitung auf ein Leben ohne Substanz konkret, erfahrbar und individuell zu gestalten. Sie bieten Struktur in einer Phase, die oft chaotisch erlebt wird und helfen bei der Zielfindung für kommende Schritte. Sie sollen Halt geben – aber auch Raum lassen für Zweifel, Trauer und Neubeginn.

Arbeits- und Informationsmaterial

AB 37 Selbstverpflichtung zur Veränderung

Dieses Arbeitsblatt ist ein Vertrag zur bewussten Entscheidung für Veränderung und zur Formulierung einer persönlichen Haltung gegenüber Abstinenz, Rückschlägen und Unterstützung. Es stärkt die Eigenverantwortung und fördert die innere Bereitschaft zur Veränderung.

AB 38 Wochenstimmungsbericht

Dieses selbstreflexive Arbeitsblatt dient der wöchentlichen Rückschau. Die Betroffenen notieren Gedanken, Gefühle, Herausforderungen, Erfolge und Vorhaben. Inspiration bieten gezielte Leitfragen zu Stimmung, Fortschritt, Suchtdruck, Stolz und Zielen.

AB 39 Smarte Ziele setzen

Dieses strukturierte Arbeitsblatt hilft bei der Formulierung konkreter Veränderungsziele auf Basis des bewährten SMART-Prinzips. Es vermittelt, wie Ziele spezifisch, messbar, attraktiv, realistisch und terminiert formuliert werden können.

AB 40 Entscheidungsampel

Dieses strukturierte Arbeitsblatt dient der Einteilung konkreter Verhaltensweisen in die Kategorien »hilfreich« (grün), »risikobehaftet« (gelb) und »schädlich« (rot). Die Betroffenen reflektieren ihr Verhalten im Alltag und entwickeln Strategien zur Rückfallprophylaxe.

AB 41 Hürdenlauf: Hindernisse erkennen

Dieses symbolisch-visuelle Arbeitsblatt hilft bei der Auseinandersetzung mit persönlichen Herausforderungen auf dem Weg zur Veränderung. Die Hürdenbahn dient als Metapher für die innere und äußere Arbeit an Rückfallrisiken, emotionalen Stolpersteinen und strukturellen Hürden. Es unterstützt Betroffene dabei, individuelle Hindernisse zu identifizieren und konkrete Strategien der Bewältigung zu entwickeln.

AB 42 Was ich morgen anders mache

Dieses niedrigschwellige Planungsblatt unterstützt bei der Umsetzung erster kleiner Veränderungen. Der Fokus liegt auf konkreten, sofort umsetzbaren Schritten für den nächsten Tag sowie der anschließenden Reflexion. Es stärkt die Handlungskompetenz und Selbstwirksamkeit, indem es Betroffene dabei unterstützt, realistische Veränderungsschritte zu planen und Hindernisse frühzeitig zu erkennen.

INFO 6 Das Suchtgedächtnis

Dieses Informationsblatt erklärt, wie und warum Konsumerfahrungen im Gehirn gespeichert werden und welche Rolle emotionale, sensorische und situative Trigger beim Rückfallrisiko spielen. Es beschreibt die Entstehung des Suchtgedächtnisses anhand klassischer und operanter Konditionierung sowie neurobiologischer Prozesse. Es dient der Vorbereitung auf das Arbeitsblatt »Erkundung des Suchtgedächtnisses«.

AB 43 Erkundung des Suchtgedächtnisses
Das Arbeitsblatt dient der Analyse persönlicher Konsumverknüpfungen. Die Betroffenen untersuchen sensorische, emotionale, situative und soziale Auslöser ihres Suchtverlangens. Zusätzlich reflektieren sie individuelle Muster und erstellen ein Schaubild zur Verdeutlichung ihres »Suchtgedächtnisses«.

AB 44 Teufelskreis der Abhängigkeit
Dieses psychoedukative und reflexive Arbeitsblatt dient der Veranschaulichung der suchtverstärkenden Lernprozesse. Anhand einer Konsumsituation reflektieren Betroffene ihre emotionalen Reaktionen, das Erleben von Gewöhnung und die Entwicklung des Verlangens. Das Arbeitsblatt verdeutlicht die Mechanismen der positiven Verstärkung und Toleranzbildung im Verlauf der Abhängigkeit.

INFO 7 Warum konsumieren Menschen Substanzen?
Dieses psychoedukative Informationsblatt für Betroffene erklärt typische Konsummotive und beschreibt sechs zentrale Beweggründe für den Substanzkonsum. Das Wissen um eigene Gründe ermöglicht gezielte therapeutische Interventionen und stärkt die Motivation zur Veränderung. Es dient als Vorbereitung für das Arbeitsblatt »Warum konsumiere ich?«.

AB 45 Warum konsumiere ich?
Dieses Arbeitsblatt unterstützt bei der Reflexion der eigenen Konsummotive. Die Betroffenen ordnen sich sechs typischen Motiven zu, jeweils mit Beispielen und Freiflächen für Notizen. Die differenzierte Selbstbeobachtung schafft eine wichtige Grundlage für Motivation, Zielentwicklung und weiterführende therapeutische Interventionen.

AB 46 Konsumfunktion
Dieses Arbeitsblatt dient der Reflexion des Konsums einer konkreten Substanz. Die Betroffenen analysieren ihr typisches Konsummuster und benennen gezielt die psychischen Funktionen, die der Konsum erfüllt – etwa emotionale Regulation, soziale Erleichterung oder Selbstbestrafung. Das Arbeitsblatt unterstützt Betroffene dabei, die psychologische Funktionalität ihres Konsums und einer bestimmten Substanz zu erkennen und ein differenziertes Verständnis für die Motive zu entwickeln.

AB 47 Tageskonsum-Linie
Dieses visualisierende Arbeitsblatt ermöglicht eine Reflexion eines typischen Tagesverlaufs mit Fokus auf Stimmung, Erlebnissen und Konsummuster. Die Betroffenen erstellen eine Zeitlinie, markieren Belastungen, Konsummomente und andere Schlüsselsituationen mit Symbolen und Kommentaren. Zusammenhänge zwischen Alltag, Stimmung und Substanzkonsum können so erkannt werden.

AB 48 Ein typischer Suchttag
Das Arbeitsblatt dient der imaginativen Rückschau auf einen früheren Konsumtag. Das Ziel ist es, individuelle Muster, Auslöser und Automatismen des Konsums besser zu verstehen, emotionale Dynamiken zu erkennen und mögliche Wendepunkte zu reflektieren – dabei werden sie achtsam begleitet.

AB 49 Die ersten 30 Tage der Abstinenz
Die imaginationsgeleitete Übung dieses Arbeitsblattes dient der gedanklichen Vorbereitung auf eine abstinente Phase. Die Übung unterstützt Betroffene dabei, sich emotional und gedanklich auf einen abstinenten Monat einzustellen. Sie stärkt die Vorstellungskraft, regt zur Selbstreflexion an und kann die Motivation zur Aufrechterhaltung der Abstinenz fördern.

AB 50 Brief an mein zukünftiges Ich
Die Betroffenen verfassen einen persönlichen Brief an ihr zukünftiges Ich, das sich in einer Phase der Veränderung oder Abstinenz befindet. Das Schreiben des Briefes fördert Selbstmotivation, Zielklarheit und Selbstmitgefühl.

AB 51 Familienstammbaum

Dieses systemische Arbeitsblatt hilft bei der biografischen Einordnung. Die Betroffenen zeichnen einen Stammbaum mit Fokus auf Substanzkonsum, psychische Belastungen und konflikthafte Beziehungserfahrungen in ihrer Herkunftsfamilie. Diese Reflexion schafft Verständnis für mögliche transgenerationale Einflüsse und unterstützt dabei, persönliche Verhaltensweisen einzuordnen. Es ist besonders geeignet für die Einzelarbeit im biografischen Teil der Therapie.

AB 52 Offen und ehrlich

Das Arbeitsblatt dient der Vorbereitung auf einen offenen Umgang mit der eigenen Suchterkrankung. Betroffene überlegen, mit wem sie ehrlich über ihre Abhängigkeit sprechen möchten, und reflektieren Vorteile, Sorgen, Gesprächsplanung und mögliche Reaktionen bei einem offenen Umgang mit der Abhängigkeit.

AB 53 »Ich habe kein Problem mit Alkohol«

Dieses Arbeitsblatt richtet sich an Betroffene, die der Überzeugung sind, dass Alkohol in ihrer Geschichte keine große Rolle spielt. Es lädt dazu ein, den eigenen Alkoholkonsum und die damit verbundenen Einstellungen, Funktionen und Ambivalenzen ehrlich zu reflektieren. Am Ende soll ein persönliches Fazit formuliert werden, das als Grundlage für therapeutische Gespräche oder weiterführende Entscheidungen dienen kann.

AB 54 Meine Brücke in die Behandlung

Am Ende der Vorbereitungs-Phase steht der nächste Schritt – der Übergang in eine Behandlung oder Therapie. Das Arbeitsblatt nutzt das Bild einer Brücke als Symbol für den Beginn eines neuen Veränderungsabschnitts (Phase 4 – Handlung): weg von alten Mustern, hin zu Veränderung und Entwicklung. Durch die drei »Brückenphasen« – Vergangenheit, Gegenwart und Zukunft – entsteht eine strukturierte Selbstreflexion, die einen motivierten und selbstwirksamen Einstieg in die Therapie fördern soll.

INFO 8 Rehabilitation

Dieses Informationsblatt erklärt verständlich und praxisnah, was eine medizinische Rehabilitation bei Suchterkrankungen ist. Es gibt einen Überblick über Zielsetzung, Inhalte, Ablauf, Dauer und Vorbereitungsmaßnahmen einer Reha. Auch wird auf die Bedeutung der inneren Haltung, der aktiven Mitarbeit und die Rolle der Nachsorge eingegangen.

AB 37 • P

Selbstverpflichtung zur Veränderung

»Ich bin bereit, Verantwortung zu übernehmen.«

Ich, ..., erkenne an, dass mein Substanzkonsum mein Leben negativ beeinflusst hat. Ich habe mich entschlossen, etwas zu verändern – für mich, für meine Gesundheit und für meine Zukunft.

Mit dieser Erklärung verpflichte ich mich zu folgenden Haltungen und Zielen:

☐ Ich möchte ein abstinentes Leben führen.
Ich erkenne an, dass Abstinenz für mich der sicherste Weg ist, um langfristig frei von Suchtverhalten zu leben.

☐ Ich übernehme Verantwortung für mein Verhalten.
Ich weiß, dass die Veränderung nur durch meine eigene Bereitschaft und mein aktives Handeln möglich ist.

☐ Ich bin bereit, offen über meine Abhängigkeit zu sprechen.
Ich werde versuchen, ehrlich mit mir selbst und mit anderen umzugehen – auch wenn das Überwindung kostet.

☐ Ich nehme Hilfe an.
Ich verstehe, dass Veränderung Unterstützung braucht. Ich bin offen für therapeutische Angebote, Feedback und neue Perspektiven.

☐ Ich erkenne Rückschläge als Teil des Weges an.
Ich weiß, dass Fehler und Krisen vorkommen können. Ich will mich davon nicht entmutigen lassen, sondern daraus lernen.

☐ Ich möchte ein Leben aufbauen, das mir guttut.
Ich möchte neue Interessen, Werte und Beziehungen entwickeln, die nicht mehr um den Konsum kreisen.

Das verspreche ich mir selbst für die nächste Zeit:

....

....

....

Ort, Datum: ....

Unterschrift: ....

© Krämer, Therapie-Tools Transtheoretisches Modell bei stoffgebundenen Süchten. Beltz, 2026

Wochenstimmungsbericht

In Ihrem Veränderungsprozess ist es sehr wichtig, einen guten Blick auf sich selbst zu haben. Mit anderen Worten: achtsam zu sein. Ein Wochenstimmungsbericht kann hier hilfreich sein. Setzen Sie sich am Ende einer Woche einmal hin und schreiben Sie eine Zusammenfassung der letzten Tage. Wie ging es Ihnen? Was lief gut? Welche Herausforderungen gab es? Woran möchten Sie weiterarbeiten?

Der Bericht bietet Ihnen die Möglichkeit, Ihre Gedanken zu ordnen und wichtige Erfahrungen festzuhalten.

Anleitung: Wie schreibe ich einen Wochenstimmungsbericht?
Ihr Bericht sollte frei geschrieben werden. Sie müssen nicht alle Punkte (s. u.) abarbeiten – schreiben Sie einfach, was für Sie wichtig war.

Die folgenden Fragen sollen Ihnen als Inspiration dienen und Ihnen helfen, verschiedene Aspekte Ihrer Woche zu beleuchten.

Themen, über die Sie schreiben können

Wie war meine Stimmung diese Woche?
- Welche Gefühle standen im Vordergrund?
- Gab es Tage, an denen es mir besonders gut oder schlecht ging?
- Habe ich Stimmungsschwankungen bemerkt?
- Gab es Momente, die meine Stimmung stark beeinflusst haben – positiv oder negativ?

Woran habe ich diese Woche gearbeitet?
- An welchen meiner Themen (Ziele) habe ich arbeiten können?
- Gab es Inhalte, die für mich besonders wichtig waren?
- Sind neue Ziele hinzugekommen?
- Habe ich etwas Neues über mich gelernt?

Gab es Momente von Suchtdruck oder Suchtfantasien?
- Habe ich in der Woche Situationen erlebt, in denen Gedanken an Konsum oder gar Suchtdruck aufgetreten sind?
- Wenn ja:
  - In welchen Situationen war das der Fall?
  - Wie habe ich darauf reagiert?
  - Was hat mir geholfen, abstinent zu bleiben?

Was hat diese Woche gut funktioniert?
- Worauf bin ich in dieser Woche stolz?
- Gab es Herausforderungen, die ich gut bewältigt habe?
- Habe ich eine Situation gemeistert, vor der ich vielleicht Angst hatte?
- Gibt es etwas, das mir leichter gefallen ist, als ich erwartet hatte?

Was hat weniger gut funktioniert?
- Gab es schwierige Momente oder Situationen, in denen ich mich überfordert gefühlt habe?
- Habe ich etwas versucht, das nicht so funktioniert hat, wie erhofft?
- Welche Gedanken oder Verhaltensweisen möchte ich in Zukunft anders gestalten?

Wochenstimmungsbericht

Wichtig

Dieser Abschnitt soll nicht dazu dienen, sich selbst zu kritisieren. Es geht darum, herauszufinden, wo Sie neue Lösungswege brauchen könnten.

Was nehme ich mir für die nächste Woche vor?

- Gibt es etwas, das ich in der nächsten Woche ausprobieren möchte?
- Möchte ich an einem bestimmten Thema weiterarbeiten?
- Gibt es kleine Ziele, die ich mir setzen kann, um meinen Alltag besser zu gestalten?
  - z. B. »Ich möchte in schwierigen Situationen bewusst tief durchatmen, bevor ich handle« oder
  - »Ich möchte in der nächsten Therapie-/Beratungsstunde einen Beitrag leisten«

Seien Sie frei! Seien Sie kreativ!

Tipp

- **Schreiben Sie ehrlich.** Der Bericht ist vor allem für Sie selbst gedacht. Es geht nicht darum, einen perfekten Text zu verfassen, sondern, Ihre Woche in Worte zu fassen. Üben Sie die Selbstreflexion.
- **Seien Sie freundlich zu sich selbst.** Auch wenn es schwierige Momente gab, erkennen Sie an, was Sie geschafft haben. Jeder kleine Schritt zählt.
- **Lassen Sie den Bericht in Ruhe auf sich wirken.** Wenn Ihnen das Schreiben schwerfällt, können Sie die Fragen auch erst für sich durchgehen und danach den Text verfassen.
- **Schreiben Sie auf jeden Bericht eine Datumsangabe.** Sammeln Sie Ihre Berichte: zum »Wiederreinlesen«, zum Lernen, zum »Stolz drauf sein«.
- **Planen Sie das Schreiben fest ein.** Wenn Sie wöchentlich einen festen Zeitpunkt festlegen (z. B. jeden Sonntag, 18 Uhr), wird es Ihnen leichter fallen, am Ball zu bleiben.

 © Krämer, Therapie-Tools Transtheoretisches Modell bei stoffgebundenen Süchten. Beltz, 2026

Smarte Ziele setzen

Die Planung von Veränderungen im Rahmen der Suchtbewältigung erfordert konkrete, realistische und strukturierte Zielsetzungen. Ein bewährtes Modell zur Formulierung solcher Ziele ist das SMART-Prinzip. Durch dieses lässt sich gut überprüfen, ob Sie auf einem guten Weg sind oder Ihr Ziel sogar schon erreicht haben.

Beispiel

Ich möchte abnehmen.

Ich möchte 5 kg abnehmen, damit ich wieder in meine Lieblingsjeans passe. Ich möchte das Ziel in den nächsten 5 Monaten erreichen, also 1 kg pro Monat abnehmen.

Erkennen Sie den Unterschied?

Ein smart formuliertes Ziel besitzt die folgenden Faktoren:

Spezifisch	Das Ziel ist klar und eindeutig formuliert.	Was genau soll erreicht werden? Welche konkreten Schritte sind erforderlich?
Messbar	Der Fortschritt ist objektiv überprüfbar.	Woran erkenne ich, dass ich das Ziel erreicht habe? Wie kann ich einen Erfolg überprüfen?
Attraktiv	Das Ziel ist positiv und motivierend.	Welche positiven Veränderungen werden eintreten?
Realistisch	Das Ziel ist erreichbar und praxisnah.	Welche Ressourcen stehen mir zur Verfügung? Ist das Ziel »in echt« erreichbar?
Terminiert	Das Ziel hat eine klare Zeitvorgabe.	Bis wann möchte ich das Ziel erreicht haben? Gibt es Zwischenziele, die ich setzen kann?

Anleitung

(1) Benennen Sie ein konkretes Ziel, das Sie in Bezug auf Ihren Substanzkonsum oder bestimmte Lebensbereiche erreichen möchten.
(2) Formulieren Sie das Ziel nach den SMART-Kriterien.
(3) Verwenden Sie für jedes Ziel ein eigenes SMART-Arbeitsblatt.
(4) Überlegen Sie anschließend, welche Schritte nötig sind, um dieses Ziel zu erreichen.
(5) Nutzen Sie die SMART-Ziele regelmäßig zur Überprüfung Ihrer Fortschritte.

© Krämer, Therapie-Tools Transtheoretisches Modell bei stoffgebundenen Süchten. Beltz, 2026

Smarte Ziele setzen

Mein SMART-Ziel ....

S Spezifisch	
M Messbar	
A Attraktiv	
R Realistisch	
T Terminiert	

Notizen

....

....

....

....

© Krämer, Therapie-Tools Transtheoretisches Modell bei stoffgebundenen Süchten. Beltz, 2026

Entscheidungsampel

Die Entscheidungsampel kann Ihnen helfen, sich über Ihre Verhaltensweisen klarzuwerden und bewusst zu entscheiden, was Ihnen auf dem Weg in die Abstinenz hilft und was Ihnen schadet. Sie ist besonders hilfreich, wenn Sie sich bereits für die Abstinenz entschieden haben, aber noch Strategien entwickeln müssen, um Ihr Ziel zu erreichen. Die Ampel zeigt Ihnen, welche Verhaltensweisen Sie beibehalten sollten (Grün), bei welchen Sie vorsichtig sein müssen (Gelb) und welche Sie unbedingt vermeiden sollten (Rot).

Anleitung
Wie nutzen Sie die Entscheidungsampel? Füllen Sie die Tabelle aus und reflektieren Sie Ihre Verhaltensweisen.

Rot
= Verhalten, das Sie unbedingt vermeiden sollten. Es führt direkt zu Rückfällen oder gefährdet Ihre Abstinenz.
- ▶ Orte aufsuchen, an denen Sie früher konsumiert haben
- ▶ sich mit alten Konsumpartnern treffen
- ▶ negative Emotionen unterdrücken, statt darüber zu sprechen

Gelb
= Verhalten, bei dem Sie vorsichtig sein sollten. Es birgt ein Risiko, das Sie im Blick behalten müssen.
- ▶ mit Freunden feiern gehen, die noch konsumieren
- ▶ sich überfordern und sich keinen Raum für sich selbst nehmen
- ▶ spontan auf Stresssituationen reagieren, ohne eine Strategie zu haben

Grün
= Verhalten, das Ihnen hilft, abstinent zu bleiben. Es stärkt Ihre Selbstwirksamkeit und Ihr Wohlbefinden.
- ▶ sich mit Menschen umgeben, die Sie in Ihrer Abstinenz unterstützen
- ▶ positive Aktivitäten planen (Sport, Hobbys, Entspannung)
- ▶ sich regelmäßig an Ihre persönlichen Gründe für die Abstinenz erinnern

Reflexion (nach Erarbeitung der Ampel)
Welches Verhalten in der roten Zone fällt Ihnen schwer zu vermeiden?

....

....

Wobei sind Sie sich unsicher, ob es in die gelbe oder rote Kategorie gehört?

....

....

Entscheidungsampel

Welche Verhaltensweisen in der grünen Zone könnten Sie noch mehr stärken?

....

....

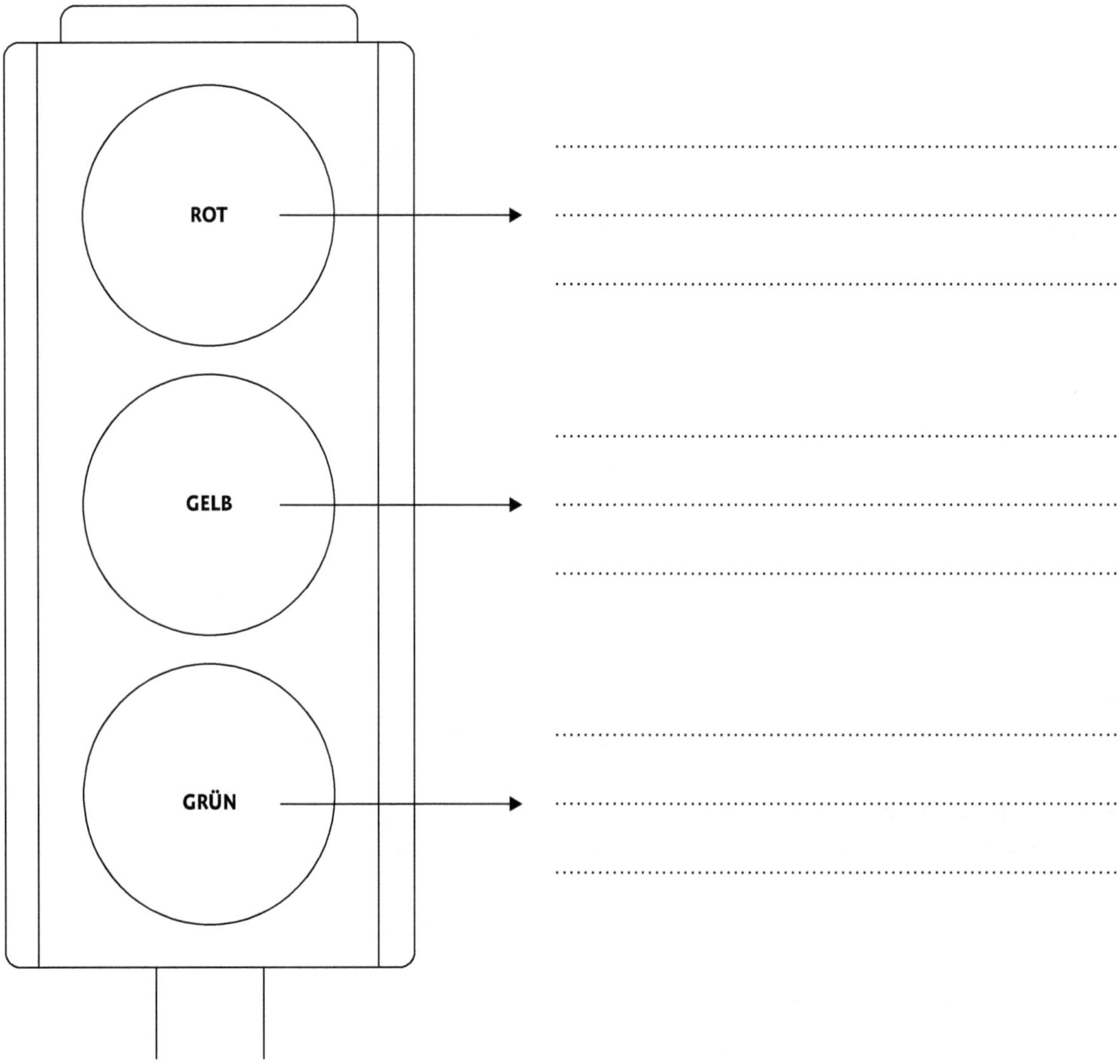

© Krämer, Therapie-Tools Transtheoretisches Modell bei stoffgebundenen Süchten. Beltz, 2026

Hürdenlauf: Hindernisse erkennen

Veränderungen sind wie ein Hürdenlauf. Auf dem Weg zu einem abstinenten Leben oder zu einem bewussteren Umgang mit Substanzen stehen oft verschiedene Hindernisse im Weg. Diese Hindernisse können Rückfallgedanken, sozialer Druck, negative Emotionen oder fehlende Unterstützung sein. Der Weg zum Ziel ist selten eine gerade Strecke – stattdessen erfordert er, dass Sie sich auf Hürden einstellen, sie erkennen und überwinden.

Anleitung

Konzentrieren Sie sich im Rahmen des folgenden Arbeitsblattes auf die vor Ihnen liegende Zeit der Veränderung. Welche Hindernisse können Sie auf Ihrem persönlichen Weg (die nächsten Wochen oder Monate) erkennen? Welche Herausforderungen liegen vor Ihnen? Indem Sie sich diese Hürden bewusst machen, können Sie gezielt Strategien entwickeln, um sie zu überwinden. Der Hürdenlauf wird so zu einem symbolischen Bild für Ihren Veränderungsprozess.

(1) Schauen Sie sich die Abbildung an, die einen Hürdenlauf symbolisiert. Jede Hürde steht für ein potenzielles Hindernis, das auf Ihrem Weg zur Veränderung auftreten kann.
(2) Benennen Sie fünf Hürden, die für Sie die größten Herausforderungen darstellen. Schreiben Sie Ihre Hindernisse direkt unter oder über die jeweiligen Hürden in der Abbildung.
(3) Überlegen Sie, welche Strategien Ihnen helfen könnten, diese Hindernisse zu überwinden. Notieren Sie Ihre Ideen in den entsprechenden Kästchen, die durch einen Pfeil auf das Hindernis verweisen.
(4) Nutzen Sie das Arbeitsblatt regelmäßig, um sich an Ihre Strategien zu erinnern und sich bewusst zu machen, dass Sie die Hindernisse auf Ihrem Weg aktiv überwinden können.

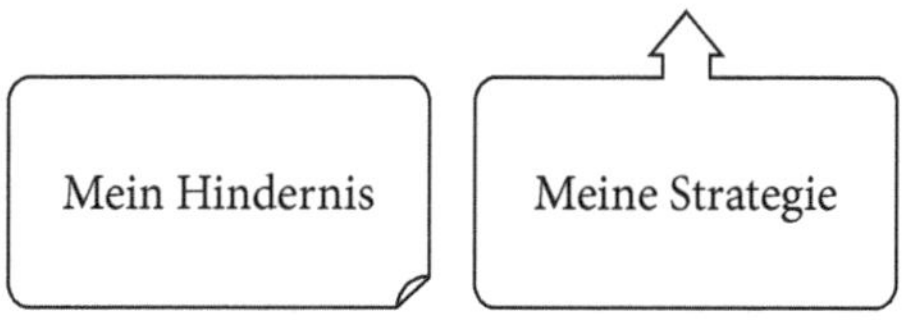

Reflexion (nach Bearbeitung des Hürdenlaufs)

Welche Hürden erscheinen Ihnen besonders schwierig? Gibt es Hürden, die Sie bereits einmal überwunden haben? Was hat Ihnen dabei geholfen?

Hürdenlauf: Hindernisse erkennen

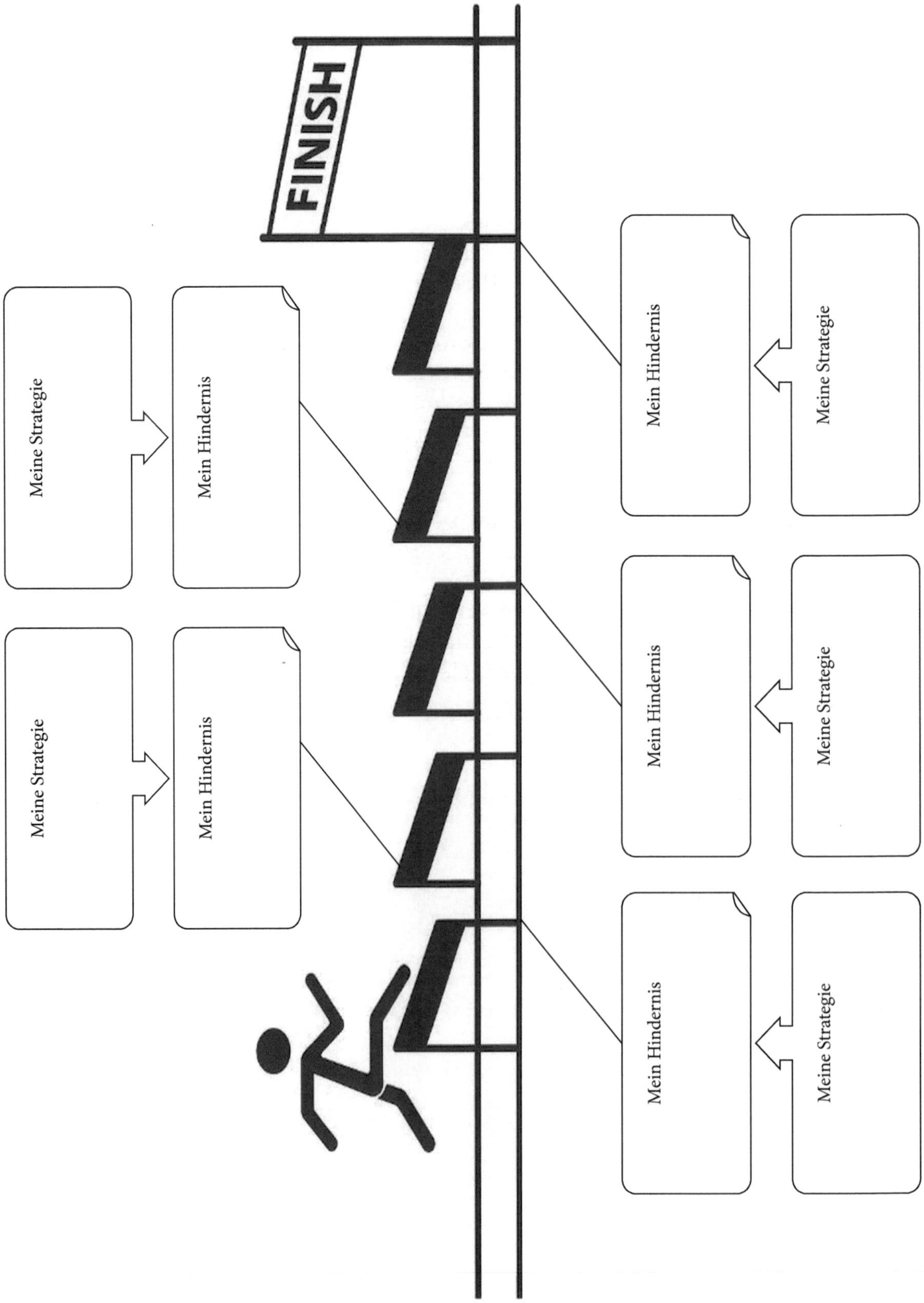

 © Krämer, Therapie-Tools Transtheoretisches Modell bei stoffgebundenen Süchten. Beltz, 2026

Was ich morgen anders mache

Veränderungen beginnen mit kleinen Schritten. Häufig scheitern Vorhaben nicht an mangelnder Motivation, sondern an der fehlenden Klarheit, was konkret zu tun ist. Ein guter erster Schritt hilft, den weiteren Weg greifbar zu machen und realistisch zu gestalten.

Dieses Arbeitsblatt unterstützt Sie dabei, Ihren ersten Schritt auf dem Weg zu einem bewussteren Umgang mit Substanzen oder einem abstinenten Leben zu planen. Hier geht es darum, nicht nur große Ziele im Blick zu behalten, sondern sich auf konkrete, umsetzbare Handlungen zu konzentrieren, die Sie sofort umsetzen können. Was liegt da näher als die Planung des nächsten Tages?

Anleitung

- Überlegen Sie, welche Veränderung Sie am ersten Tag Ihrer Abstinenz (oder am nächsten Tag Ihrer Abstinenz) anstreben. Formulieren Sie diese Veränderung in einem Satz. Beispiel: »Morgen werde ich gegenüber meiner besten Freundin zugeben, dass ich eine Abhängigkeit habe.«
- Achten Sie darauf, dass Ihre Schritte positiv formuliert sind. Statt »Ich darf nicht mehr …« verwenden Sie »Ich werde …«.
- Tragen Sie Ihre geplanten Schritte in das folgende Raster ein. Beginnen Sie mit den einfachsten und leicht umsetzbaren Schritten.
- Sie haben noch weitere Vorhaben für den morgigen Tag? Kein Problem – füllen Sie einfach weitere »Kalenderblätter« aus.

Reflexion (nach der »Kalenderblattübung«)

Was fällt mir bei der Umsetzung leicht?

....

....

....

Wobei könnte es Schwierigkeiten geben?

....

....

....

Wer oder was kann mich unterstützen?

....

....

....

Was ich morgen anders mache

Mein Plan für den morgigen Tag

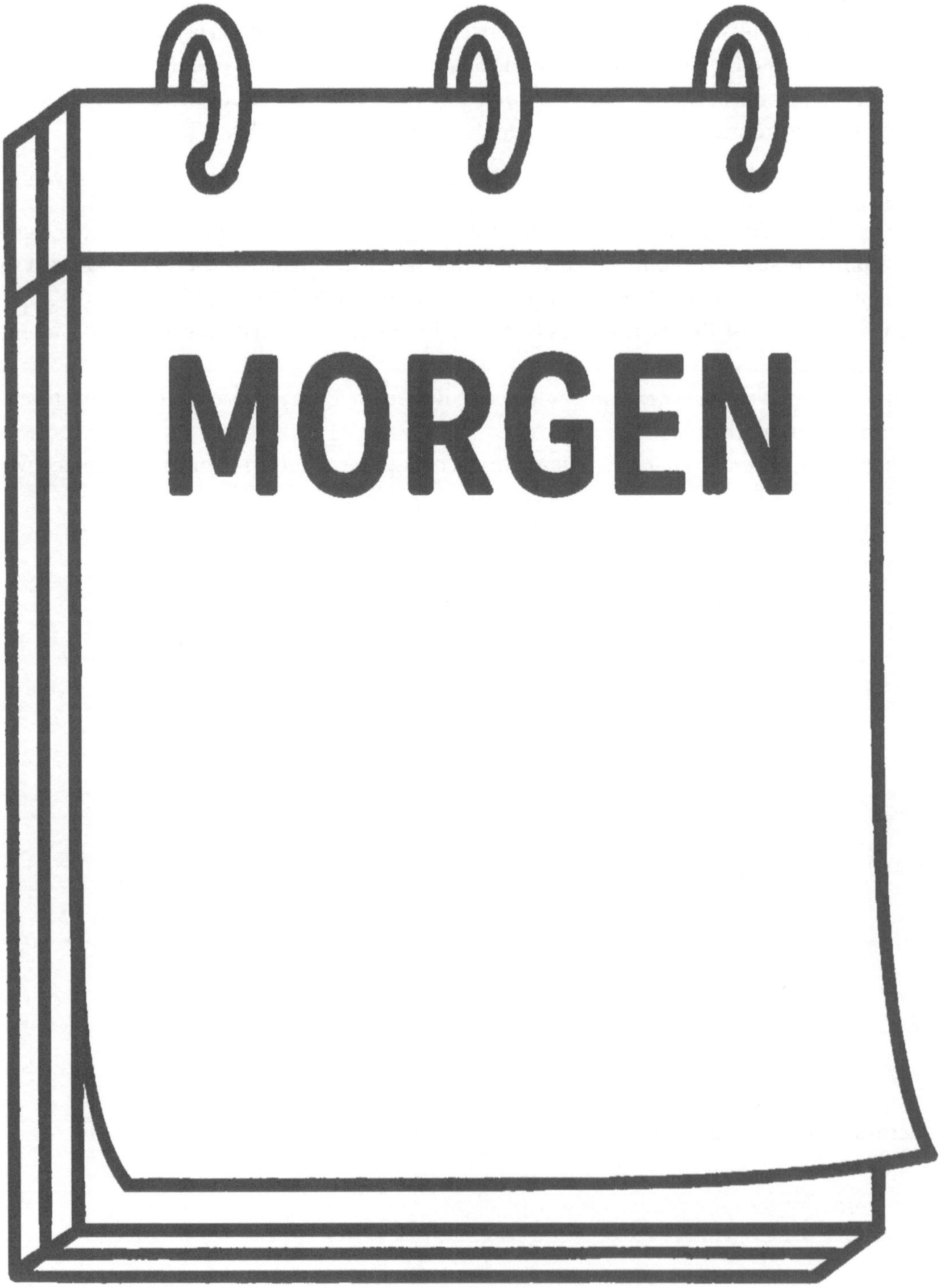

 © Krämer, Therapie-Tools Transtheoretisches Modell bei stoffgebundenen Süchten. Beltz, 2026

Das Suchtgedächtnis

Das Suchtgedächtnis beschreibt die Speicherung und automatische Aktivierung von Erinnerungen, die mit dem Konsum psychoaktiver Substanzen verknüpft sind.

Es handelt sich um ein neuronales Netzwerk im Gehirn, das sowohl bewusste als auch unbewusste Erinnerungen an Konsumerfahrungen speichert. Diese Erinnerungen sind jedoch nicht wie neutrale Erinnerungen an ein vergangenes Ereignis gespeichert, sondern stark emotional und körperlich aufgeladen. Sie werden durch bestimmte Reize (Trigger) wie Gerüche, Geräusche, Orte oder emotionale Zustände aktiviert und lösen ein intensives Verlangen nach der Substanz (Craving) aus.

Beispiel

Sie kehren nach einer Rehabilitationsbehandlung zurück in Ihre alte Wohnung. Dort setzen Sie sich auf die Couch und verspüren plötzlich eine starke Lust zu konsumieren.

Wie entsteht das Suchtgedächtnis? Das Suchtgedächtnis entsteht durch Lernprozesse, die in der Psychologie als klassische und operante Konditionierung bezeichnet werden:

(1) **Klassische Konditionierung (Pavlov, 1927).** Wiederholter Konsum einer Substanz in einem bestimmten Kontext (z. B. in einer Bar, in Gesellschaft bestimmter Freunde oder bei bestimmten Gefühlen wie Stress) führt dazu, dass diese Kontextreize (Gerüche, Musik, Orte, Stimmungen) mit den positiven Effekten des Konsums verknüpft werden. Ein einfaches Beispiel: Der Geruch von Zigarettenrauch erinnert automatisch an den Konsum und kann ein starkes Verlangen auslösen.

(2) **Operante Konditionierung (Skinner, 1938).** Der Konsum der Substanz führt zu einer unmittelbaren positiven Verstärkung (z. B. angenehme Gefühle, Entspannung), was das Verhalten verstärkt. Das Gehirn speichert diese positive Wirkung und aktiviert das Verlangen immer dann, wenn ähnliche Reize auftreten.

(3) **Neuroplastizität und Belohnungssystem.** Der Konsum psychoaktiver Substanzen führt zur Ausschüttung von Neurotransmittern wie Dopamin im Belohnungssystem des Gehirns, vor allem im mesolimbischen System (Wise, 1988). Durch wiederholten Konsum werden die neuronalen Verknüpfungen in diesem System gestärkt – ein Prozess, der als synaptische Plastizität bekannt ist (Lüscher & Malenka, 2011). Je häufiger der Konsum mit positiven Gefühlen verknüpft wird, desto stärker wird das Suchtgedächtnis.

Warum Erinnerungen so mächtig sind: die Rolle der Sinneswahrnehmung. Das Suchtgedächtnis basiert auf starken, emotionalen Erinnerungen. Diese Erinnerungen sind nicht nur auf bewusster Ebene vorhanden, sondern wirken oft unbewusst und automatisch. Das bedeutet, dass Sie ein starkes Verlangen nach der Substanz verspüren können, selbst wenn Sie nicht direkt an den Konsum denken. Diese Erinnerungen sind in den sensorischen und emotionalen Zentren des Gehirns tief verankert.

Das Suchtgedächtnis

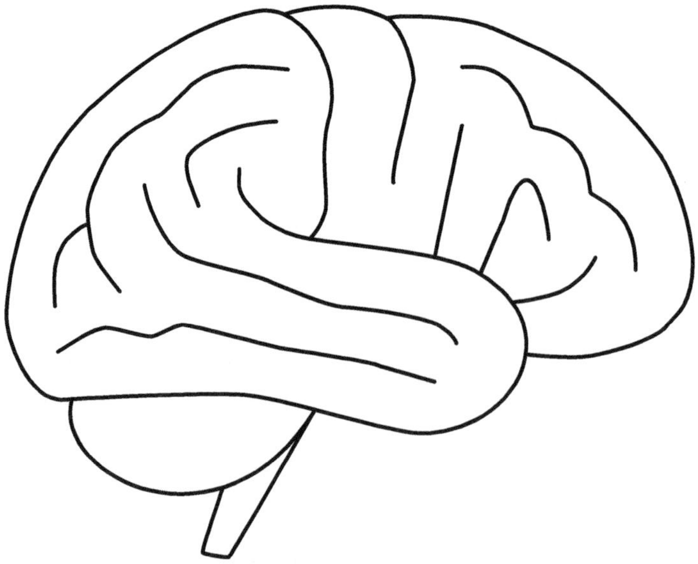

(1) Sensorische Erinnerungen. Das Suchtgedächtnis ist stark sensorisch geprägt. Erinnerungen an den Konsum sind oft mit bestimmten Sinneseindrücken verknüpft:

- Gerüche: Der Geruch von Alkohol, Tabak oder Cannabis kann das Suchtgedächtnis sofort aktivieren.
- Bilder: Bestimmte Orte, Szenen oder auch visuelle Eindrücke (z. B. der Anblick einer Flasche) können starke Erinnerungen hervorrufen.
- Geräusche: Musik, die während des Konsums gehört wurde, oder Stimmen, die mit der Konsumgruppe verbunden sind, können als Trigger wirken.
- Geschmack: Der Geschmack der Substanz selbst oder von Speisen und Getränken, die damit assoziiert werden, kann das Verlangen wecken.
- Körperempfindungen: Gefühle wie angenehme Entspannung, Kribbeln oder Wärme, die durch die Substanz ausgelöst wurden, können als Erinnerung gespeichert sein und plötzlich wieder auftreten.

(2) Emotionale Erinnerungen. Nicht nur sensorische, sondern auch emotionale Zustände sind eng mit dem Suchtgedächtnis verknüpft:

- Positive Emotionen: Freude, Entspannung, Euphorie – wenn diese Gefühle während des Konsums erlebt wurden, können sie als positive Erinnerungen gespeichert werden.
- Negative Emotionen: Auch Gefühle wie Angst, Einsamkeit, Wut oder Traurigkeit können Teil des Suchtgedächtnisses sein, wenn die Substanz als »Lösung« für diese Gefühle erlebt wurde.

(3) Situative Erinnerungen. Auch spezifische Situationen oder Kontexte können starke Auslöser sein:

- Orte: die eigene Wohnung, der Lieblingsclub, der Platz im Park, an dem konsumiert wurde
- Zeiten und Anlässe: bestimmte Tageszeiten (z. B. abends), Wochentage (z. B. Wochenende) oder besondere Anlässe (Feiertage, Geburtstage)
- Aktivitäten: bestimmte Tätigkeiten wie Feiern, Sport oder sogar Entspannung auf der Couch

(4) Soziale Erinnerungen. Die sozialen Beziehungen spielen eine wichtige Rolle:

- Personen: Freunde oder ehemalige Konsumpartner können starke Trigger sein.
- Soziale Situationen: Konflikte, Partys, Gruppenzwang oder soziale Isolation sind häufige Trigger.

 © Krämer, Therapie-Tools Transtheoretisches Modell bei stoffgebundenen Süchten. Beltz, 2026

Das Suchtgedächtnis

Warum ist das Suchtgedächtnis so stark und langfristig wirksam? Das Suchtgedächtnis ist besonders stark, weil es durch emotionale und sensorische Erfahrungen verstärkt wird. Emotionen wie Freude, Entspannung oder Stolz werden vom Gehirn besonders intensiv gespeichert. Das Belohnungssystem sorgt dafür, dass diese Erinnerungen positiv aufgeladen bleiben und bei entsprechenden Reizen schnell und intensiv reaktiviert werden. Selbst nach einem erfolgreichen Entzug kann das Suchtgedächtnis noch lange aktiv bleiben und Rückfälle auslösen. Ein wesentlicher Faktor ist, dass das Suchtgedächtnis automatisch und unbewusst aktiviert wird. Das bedeutet, dass Trigger oft »unter dem Radar« wirken und plötzlich Verlangen auslösen, ohne dass dies bewusst gesteuert werden kann.

Wie können Sie Ihr Suchtgedächtnis besser verstehen?

- Erkennen Sie Ihre Trigger: Beobachten Sie, welche Reize oder Situationen Ihr Verlangen auslösen.
- Unterscheiden Sie zwischen bewussten und unbewussten Erinnerungen: Manche Trigger sind offensichtlich, andere wirken subtil.
- Reflektieren Sie, welche Emotionen Ihr Verlangen verstärken: Sind es eher positive oder negative Gefühle?
- Nutzen Sie **AB 43** »Erkundung des Suchtgedächtnisses«: Dort werden Sie Ihre persönlichen Trigger systematisch identifizieren und analysieren.

Erkundung des Suchtgedächtnisses

Erkunden Sie Ihr Suchtgedächtnis, um es zu verstehen. Welche Auslöser sind mit Ihrem Konsumverlangen verknüpft? (Hinweis: Dieses Arbeitsblatt baut auf Ihrem Wissen über das Suchtgedächtnis von **INFO 6** »Das Suchtgedächtnis« auf.)

(A) Reflexion zum Start: Was ist (m)ein Suchtgedächtnis?

Beschreiben Sie in Ihren eigenen Worten, wie Sie das Konzept des Suchtgedächtnisses verstehen:

....

....

....

....

Wenn mein Suchtgedächtnis eine Stimme hätte, würde es sagen …

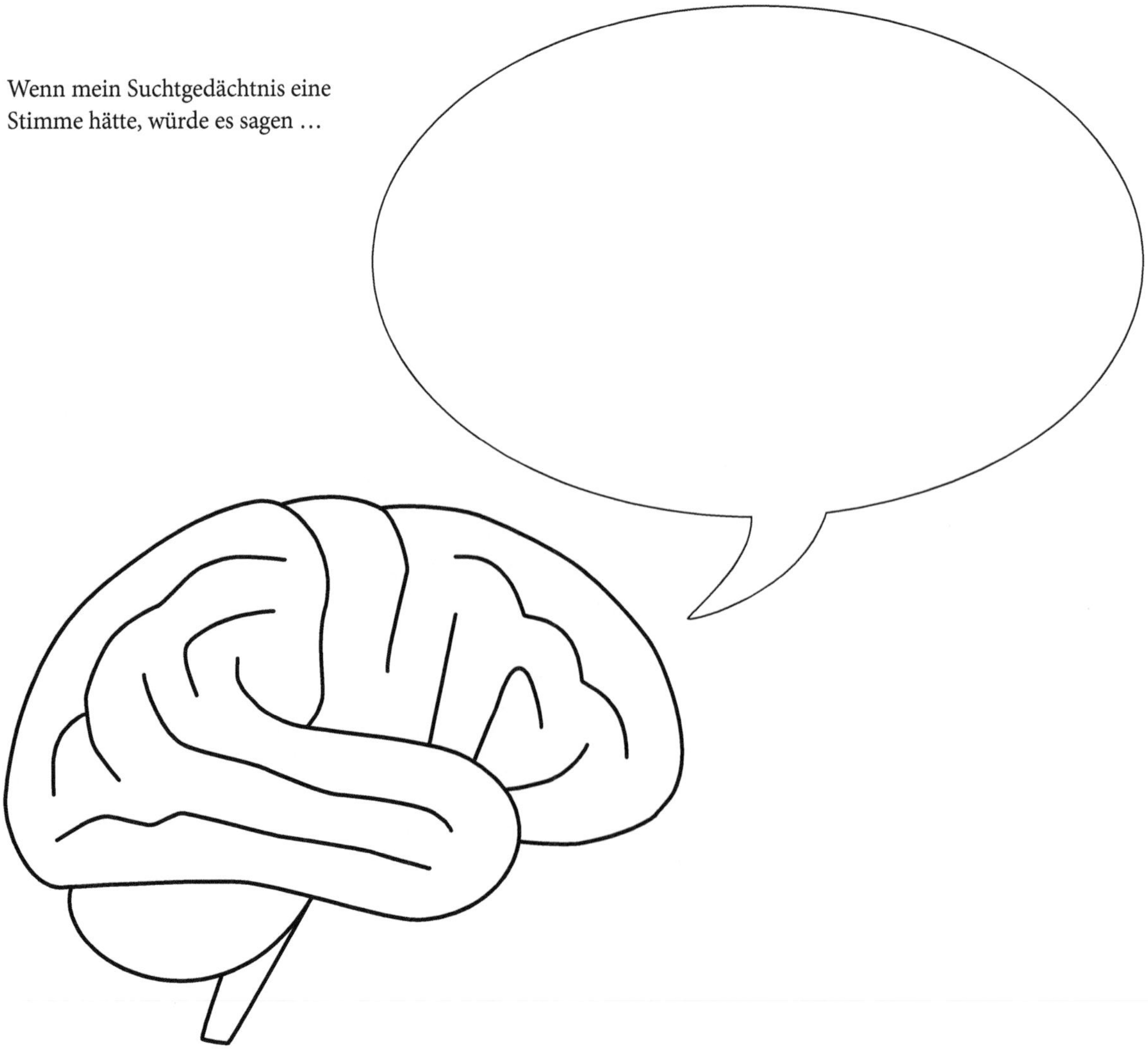

Erkundung des Suchtgedächtnisses

(B) Auslöser erkennen

(1) Sensorische Auslöser erkennen
Bilder und Szenen: Gibt es bestimmte Bilder oder Szenen, die bei Ihnen einen Konsumwunsch auslösen?

Geräusche und Musik: Gibt es bestimmte Geräusche, Stimmen oder Musik, die Ihr Suchtgedächtnis aktivieren?

Gerüche: Welche Gerüche sind mit Ihrem Konsum verknüpft?

Geschmack: Gibt es einen Geschmack, der Sie an den Konsum erinnert?

© Krämer, Therapie-Tools Transtheoretisches Modell bei stoffgebundenen Süchten. Beltz, 2026

Erkundung des Suchtgedächtnisses

Körperempfindungen: Welche körperlichen Empfindungen (z. B. Schmerz, Lust, Anspannung) lösen das Verlangen nach Konsum in Ihnen aus?

(2) Emotionale Auslöser erkennen

Positive Emotionen: Welche positiven Emotionen (z. B. Stolz, Euphorie) aktivieren Ihr Suchtgedächtnis?

Negative Emotionen: Gibt es negative Emotionen (z. B. Traurigkeit, Schuld), die Suchtverlangen in Ihnen auslösen?

(3) Situative Auslöser erkennen

Orte: Gibt es bestimmte Orte (z. B. die eigene Wohnung), die sofort Erinnerungen oder das Verlangen nach Konsum wecken?

© Krämer, Therapie-Tools Transtheoretisches Modell bei stoffgebundenen Süchten. Beltz, 2026

Erkundung des Suchtgedächtnisses

Zeiten / Anlässe: Gibt es bestimmte Tageszeiten, Wochentage, Feiertage oder andere Anlässe (z. B. Geburtstage), die Ihr Verlangen wecken oder verstärken?

Aktivitäten: Welche Tätigkeiten (z. B. feiern gehen, Sex) oder Routinen (z. B. Arbeit) sind mit Ihrem Suchtgedächtnis verknüpft?

(4) Soziale Auslöser erkunden

Personen: Gibt es Menschen, die Ihr Suchtgedächtnis aktivieren (z. B. Freunde, ehemalige Konsumpartner)?

Soziale Situationen: Gibt es bestimmte soziale Situationen (z. B. Konflikte, Partys), die Ihr Verlangen auslösen?

Erkundung des Suchtgedächtnisses

(C) Die Verknüpfungen verstehen

Gibt es einen »roten Faden«, der all diese Auslöser miteinander verbindet?

Was sagen diese Erinnerungen über Ihr Suchtgedächtnis aus?

(D) Ein abschließendes Schaubild

Das Verständnis Ihres Suchtgedächtnisses ist wichtig. Damit Sie es »vor Augen haben« und Situationen, in denen sich die Stimme Ihres Suchtgedächtnisses meldet, rasch erkennen, können Sie mit Hilfe der folgenden Grafik ein Schaubild erstellen. Notieren Sie noch einmal die wichtigsten Erkenntnisse.

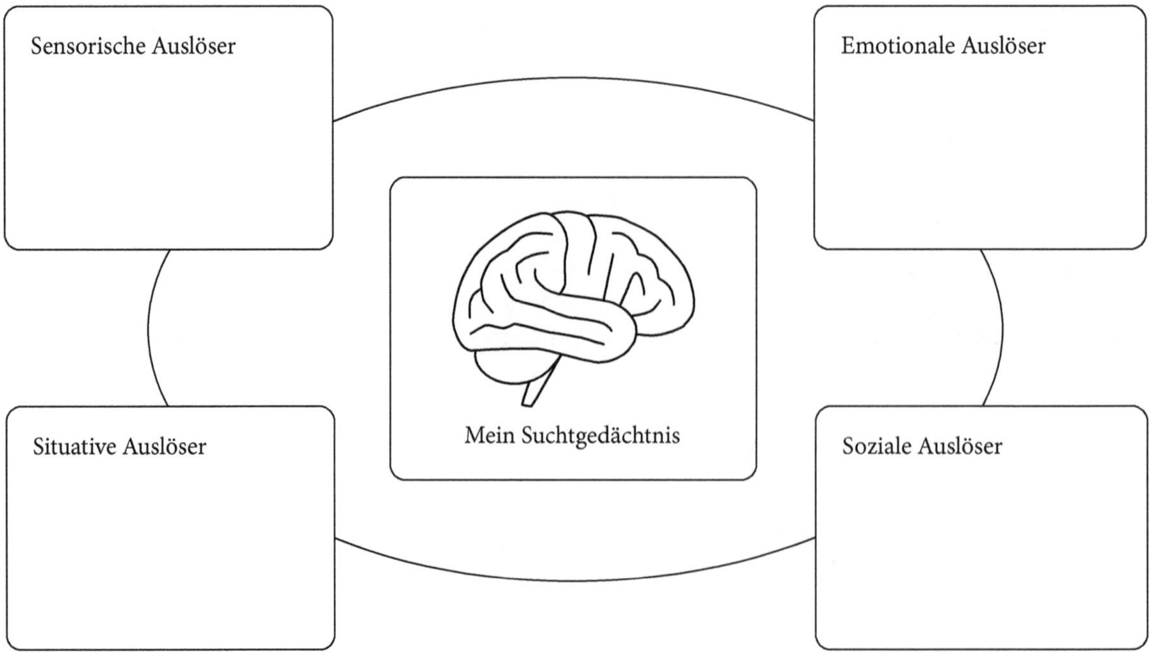

© Krämer, Therapie-Tools Transtheoretisches Modell bei stoffgebundenen Süchten. Beltz, 2026

Teufelskreis der Abhängigkeit

Viele unserer Handlungen sind mit Emotionen verbunden. Das heißt, ich mache etwas (oder etwas passiert mir) und es folgt ein bestimmtes Gefühl. Sind diese Gefühle angenehm, steigt die Wahrscheinlichkeit, dass wir das Verhalten in Zukunft erneut zeigen. Dies ist das Grundprinzip des Lernens:

Handlung	→	Positives Ereignis	→	Positives Gefühl
daraus folgt: »Wiederhole das!«				

Eigentlich hat die Natur das gut eingerichtet, denn sonst würden wir uns gar nicht bemühen, längere Projekte in Angriff zu nehmen oder uns für etwas zu engagieren (denn es gilt: je anspruchsvoller ein Projekt, desto belohnender das Gefühl). Leider erzeugen bestimmte Substanzen unmittelbar ein so starkes Hochgefühl (ohne dafür etwas tun zu müssen), wie wir es von anderen Erlebnissen und Aktivitäten nicht kennen. Das ist für uns dann so schön (... oder sogar berauschend), dass wir es noch einmal erleben wollen. Verantwortlich für diese Wahrnehmung sind Endorphine (Botenstoffe im Gehirn). Wir fühlen uns glücklich, spüren weniger Schmerz und vieles scheint weniger schlimm.

Aber was, wenn wir uns daran gewöhnen? Wenn dieses Hochgefühl zum neuen Normal wird (wenn ich z. B. wieder und wieder und wieder konsumiere) und es nicht mehr so glücklich macht wie zuvor?

Wir brauchen also mehr – immer mehr:

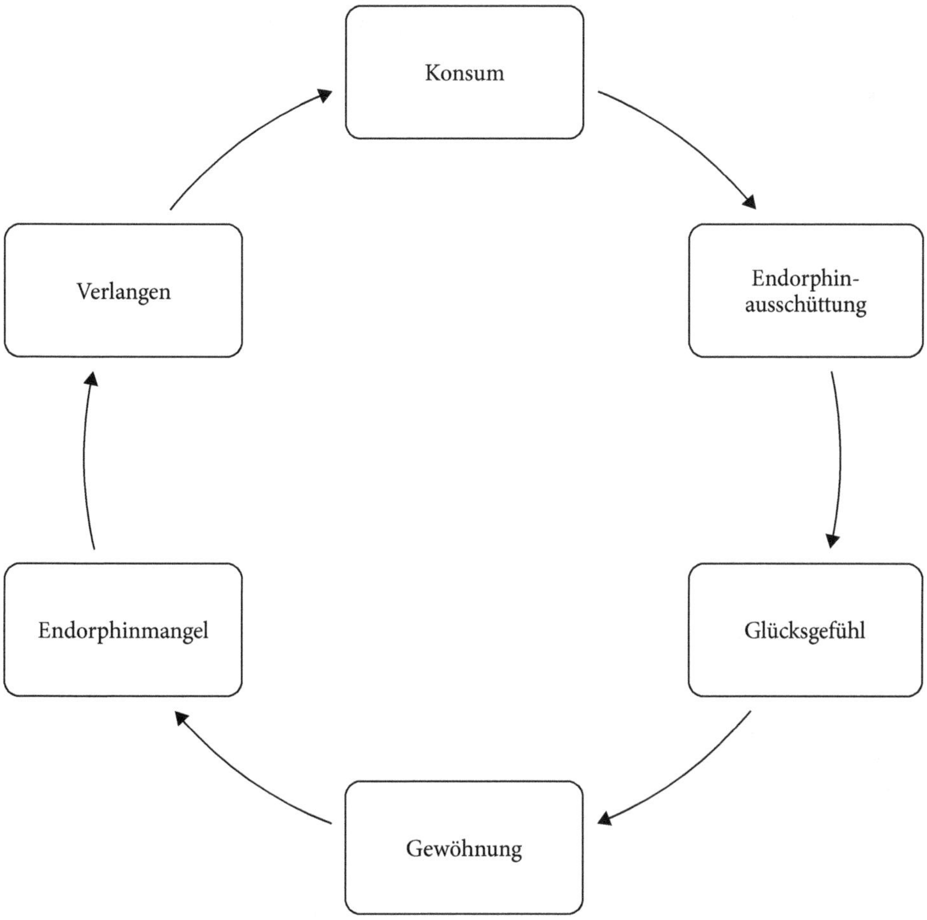

Teufelskreis der Abhängigkeit

Anleitung: Wie hat sich Ihr Teufelskreis entwickelt?
Betrachten Sie eine für Sie typische Konsumsituation und reflektieren Sie die folgenden Fragen:

Wie haben Sie sich in der Regel nach einem Konsum gefühlt?

....

....

....

Haben Sie im Verlauf Ihrer Konsumzeit eine Veränderung gemerkt? Hat sich das Gefühl nach dem Konsum verändert? Wenn ja, wie?

....

....

....

Hatte die Menge und Häufigkeit des Konsums Einfluss auf die Gefühle? Wenn ja, welchen?

....

....

....

Wie fühlt es sich an, wenn Sie ein starkes Verlangen nach Konsum haben?

....

....

....

Wann hat bei Ihnen die Gewöhnung eingesetzt?

....

....

....

 © Krämer, Therapie-Tools Transtheoretisches Modell bei stoffgebundenen Süchten. Beltz, 2026

INFO 7 • P

Warum konsumieren Menschen Substanzen?

Vielleicht haben Sie sich selbst schon einmal gefragt: »Warum mache ich das eigentlich – warum greife ich zur Substanz?«

Diese Frage ist kein Zeichen von Schwäche, sondern ein wichtiger Schritt auf dem Weg zur Veränderung. Viele Menschen entdecken in der Auseinandersetzung mit ihren Motiven neue Möglichkeiten, mit innerem Druck, Gefühlen oder belastenden Situationen umzugehen – ohne Substanz.

Was sind typische Konsummotive?

Die meisten Menschen, die konsumieren, finden bei sich mindestens eins der folgenden Motive.

(1) **Coping** – zur Bewältigung von Stress oder belastenden Gefühlen: Viele Menschen konsumieren, um unangenehme Gefühle wie Angst, Einsamkeit, Traurigkeit, Scham oder innere Unruhe zu lindern. In der Fachsprache spricht man von Selbstmedikation.
Beispiel: »Wenn ich trinke, bin ich nicht mehr so angespannt.« Besonders häufig ist dieses Motiv bei Menschen mit psychischen Belastungen wie Depression oder Angststörungen.

(2) **Enhancement** – zur Verstärkung positiver Gefühle: Manche konsumieren, weil sie sich dadurch euphorisch, selbstbewusster oder lebendiger fühlen. Dieses Motiv tritt häufig beim Feiern, in sexuellen Situationen oder zur Leistungssteigerung auf.
Beispiel: »Mit Koks fühle ich mich wie ein anderer Mensch.«

(3) **Soziale Motive** – um sich zugehörig zu fühlen: Substanzkonsum kann helfen, sich in Gruppen sicherer zu fühlen oder Anschluss zu finden. Häufig beginnt der Konsum im Freundeskreis – aus Neugier oder weil andere es auch tun.
Beispiel: »Alle haben gekifft – ich wollte nicht der Außenseiter sein.«

(4) **Konformität** – um Erwartungen zu erfüllen oder Druck zu vermeiden: Manche konsumieren, obwohl sie es gar nicht möchten – einfach, um dazuzugehören oder nicht negativ aufzufallen.
Beispiel: »Ich wollte nicht als Spielverderberin gelten, also habe ich mitgetrunken.«

(5) **Expansion** – um neue Erfahrungen zu machen: Insbesondere bei Cannabis oder psychedelischen Substanzen steht manchmal der Wunsch im Vordergrund, sich selbst besser kennenzulernen, den Geist zu öffnen oder tiefer zu fühlen.
Beispiel: »Ich wollte etwas erleben, das mir im Alltag fehlt.«

(6) **Langeweile** – um die Zeit totzuschlagen: Vor allem bei Jugendlichen, aber auch bei Erwachsenen, wird Konsum genutzt, um innere Leere oder einen Mangel an Beschäftigung zu überbrücken.
Beispiel: »Wenn nichts los ist, kiffe ich – dann vergeht die Zeit schneller.«

Warum ist das wichtig für Sie?

Wenn Sie wissen, warum Sie konsumieren, können Sie gezielter nach Wegen suchen, um mit diesen Bedürfnissen auf andere Weise umzugehen. Viele Motive sind nachvollziehbar und menschlich. Niemand konsumiert »grundlos«. Wenn Ihr Motiv zum Beispiel der Stressabbau ist, können Sie in der Therapie gezielt an neuen Strategien zur Spannungsregulation arbeiten. Wenn soziale Unsicherheit eine Rolle spielt, können Sie Ihre sozialen Fähigkeiten weiterentwickeln.

Beispiel

»Ich habe jeden Abend gekifft, weil ich nicht schlafen konnte. In der Therapie habe ich gemerkt, dass mein Kopf nicht zur Ruhe kommt, wenn ich alles runterschlucke. Heute schreibe ich meine Gedanken auf oder mache eine Atemübung. Manchmal hilft das sogar besser als der Joint.«

Warum konsumiere ich?

Viele Menschen konsumieren Substanzen aus verschiedenen Gründen. Dieses Arbeitsblatt hilft Ihnen dabei, herauszufinden, welche Motive bei Ihnen eine Rolle spielen – und wie stark diese im Moment zutreffen. Lesen Sie sich die folgenden sechs Motive in Ruhe durch. Kreuzen Sie anschließend an, wie sehr Sie sich in jedem Motiv wiederfinden, und schreiben Sie, wenn Sie möchten, Beispiele oder Gedanken dazu auf.

(1) Coping – um mit Stress, Sorgen oder Gefühlen klarzukommen
Beispiel: »Ich konsumiere, wenn ich mich überfordert, traurig, nervös oder innerlich leer fühle.«

☐ trifft zu ☐ trifft eher zu ☐ trifft teilweise zu ☐ trifft nicht zu

Notizen / Beispiele:

....

....

(2) Enhancement – um positive Gefühle zu verstärken
Beispiel: »Ich konsumiere, um mich euphorisch, stark, entspannt oder lebendiger zu fühlen.«

☐ trifft zu ☐ trifft eher zu ☐ trifft teilweise zu ☐ trifft nicht zu

Notizen / Beispiele:

....

....

(3) Soziale Motive – um dazuzugehören oder sich sicherer zu fühlen
Beispiel: »Ich konsumiere, wenn ich mit anderen zusammen bin oder um lockerer zu sein.«

☐ trifft zu ☐ trifft eher zu ☐ trifft teilweise zu ☐ trifft nicht zu

Notizen / Beispiele:

....

....

© Krämer, Therapie-Tools Transtheoretisches Modell bei stoffgebundenen Süchten. Beltz, 2026

Warum konsumiere ich?

(4) Konformität – um nicht aufzufallen oder um Erwartungen zu erfüllen
Beispiel: »Ich konsumiere, weil andere es erwarten oder ich nicht unangenehm auffallen will.«

☐ trifft zu ☐ trifft eher zu ☐ trifft teilweise zu ☐ trifft nicht zu

Notizen / Beispiele:

....

....

(5) Expansion – um sich selbst oder das Leben anders zu erleben
Beispiel: »Ich konsumiere, um tiefer zu fühlen, kreativ zu sein oder meinen Geist zu öffnen.«

☐ trifft zu ☐ trifft eher zu ☐ trifft teilweise zu ☐ trifft nicht zu

Notizen / Beispiele:

....

....

(6) Langeweile – um Zeit zu überbrücken oder etwas zu tun zu haben
Beispiel: »Ich konsumiere, wenn mir langweilig ist oder ich nichts mit mir anzufangen weiß.«

☐ trifft zu ☐ trifft eher zu ☐ trifft teilweise zu ☐ trifft nicht zu

Notizen / Beispiele:

....

....

Welche Motive treffen bei Ihnen besonders stark zu? Gibt es Motive, die Sie überraschen?

Was fällt Ihnen auf, wenn Sie sich die Übersicht anschauen?

....

....

....

....

© Krämer, Therapie-Tools Transtheoretisches Modell bei stoffgebundenen Süchten. Beltz, 2026

Konsumfunktion

Suchtmittelkonsum erfüllt fast nie »nur« die Funktion des Rauschs. Häufig steckt etwas Tieferes dahinter – ein Bedürfnis, ein Konflikt oder ein Gefühl, das schwer auszuhalten ist. Alkohol, Cannabis, Amphetamine oder andere Substanzen können kurzfristig helfen, mit innerem Stress, unangenehmen Emotionen oder belastenden Situationen umzugehen. Dieses Muster funktioniert – aber nur vorübergehend. Langfristig führt es zu neuen Problemen, oft schwerwiegender als die ursprünglichen Belastungen. Ziel ist es, herauszufinden, *welchen Zweck der Konsum für Sie erfüllt.* Dieses Verständnis ist ein zentraler Schritt auf dem Weg zur Veränderung.

Anleitung
Beantworten Sie die folgenden Fragen – verwenden Sie für jede konsumierte Substanz jeweils ein eigenes Arbeitsblatt. Haben Sie also bspw. Amphetamin und Cannabis konsumiert, dann füllen Sie bitte dieses Arbeitsblatt zweimal aus.

(1) Mein Konsummuster
Welche Substanz habe ich konsumiert?

....

In welchen Situationen kam es häufig zum Konsum?
(z. B. abends allein, nach Streit, in Gesellschaft)

....

....

....

Was habe ich in der Regel vor dem Konsum gedacht oder gefühlt?

....

....

....

 © Krämer, Therapie-Tools Transtheoretisches Modell bei stoffgebundenen Süchten. Beltz, 2026

Konsumfunktion

(2) Die Funktion(en) meines Konsums
Was hat mir der Konsum in diesen Situationen ermöglicht?

Bitte kreuzen Sie alle zutreffenden Aussagen an:
- ☐ Stressabbau / körperliche Entspannung
- ☐ Beruhigung bei innerer Anspannung oder Nervosität
- ☐ Ablenkung von belastenden Gedanken oder Erinnerungen
- ☐ Betäubung von Schmerz, Trauer oder Angst
- ☐ Vermeidung von Konflikten oder Konfrontationen
- ☐ Gefühl, »aus dem Kopf raus« oder »weg« zu sein
- ☐ Vermeidung von Einsamkeit / Leere / Langeweile
- ☐ Gefühl von Nähe oder Zugehörigkeit (z. B. in Gruppen)
- ☐ Erleichterung sozialer Kontakte (z. B. Hemmungen abbauen)
- ☐ Selbstwert steigern / sich »cooler«, »stärker« oder »freier« fühlen
- ☐ sich selbst bestrafen / schaden
- ☐ Rebellion / Widerstand gegen Kontrolle
- ☐ Belohnung nach Belastung oder für Leistung (»Jetzt hab ich's mir verdient«)
- ☐ Strukturierung des Tagesablaufs (z. B. ritualisierter Konsum)
- ☐ Selbstfürsorge in dysfunktionaler Form (»Ich tue mir was Gutes«)
- ☐ Kontrolle zurückgewinnen in einem chaotischen Leben
- ☐ Einschlafen / Ruhe finden
- ☐ Sexualität intensivieren oder erleichtern
- ☐ körperliche Schmerzen lindern
- ☐ Leistungsfähigkeit steigern (z. B. bei Stimulanzien)
- ☐ Flucht vor Schuld- oder Schamgefühlen

- ☐ Anderes: ....

Zusammenfassung
Was habe ich durch den Konsum kurzfristig »gewonnen«? Oder auch: Warum habe ich gerade diese Substanz konsumiert?

....

....

....

....

....

Tageskonsum-Linie

In Ihrem Alltag gab / gibt es oft bestimmte Muster, die zu Substanzkonsum führen. Auf diesem Arbeitsblatt erstellen Sie eine Zeitlinie Ihres Tages und markieren die entscheidenden Momente, in denen Sie sich gut oder schlecht gefühlt haben, Stress hatten etc. – und eventuell auch konsumiert haben. So können Sie Ihre Muster entdecken, um sie in Zukunft rascher zu erkennen (Prävention) oder aktiv zu verändern (Handeln).

Anleitung

(1) Stellen Sie sich vor, Ihr Tag verläuft wie ein roter Faden, der morgens beginnt und abends endet. Diese Linie repräsentiert Ihre Stimmung, basierend auf Ihren Erlebnissen, Gedanken und Handlungen im Laufe des Tages.
- Eine steigende Linie zeigt gute Momente an.
- Eine fallende Linie zeigt schwierige Momente an.
- Markieren Sie wichtige Ereignisse entlang dieser Linie, z. B. Aufstehen, Arbeit, Pausen, Stresssituationen, Konsummomente.

(2) Nutzen Sie Symbole, um Ihren Tag zu beschreiben.
Verwenden Sie einfache Symbole, um Ihre Gefühle und Handlungen zu verdeutlichen. Tragen Sie diese entlang der Tageslinie ein (Sie können auch kurze Kommentare oder Beschreibungen einfügen).

Beispielsymbole	**Bedeutung**
	Aufwachen / Start in den Tag
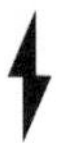	Stress oder Konflikt
	Guter Moment / Entspannung
	Wichtiger Gedanke oder Entscheidung
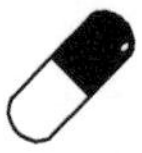	Konsummoment
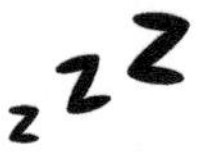	Schlafen gehen / Ende des Tages

(3) Betrachten Sie einen zurückliegenden Konsumtag, an den Sie sich noch gut erinnern können. Hinweis: Sie können auch einen Tag betrachten, an dem Sie nicht konsumiert haben, aber Suchtdruck (Craving) verspürt haben.

© Krämer, Therapie-Tools Transtheoretisches Modell bei stoffgebundenen Süchten. Beltz, 2026

Tageskonsum-Linie

Meine Tageslinie

Beschreiben Sie kurz den Tag (war es ein bestimmtes Datum? Gab es etwas Besonderes an diesem Tag?): ....

....

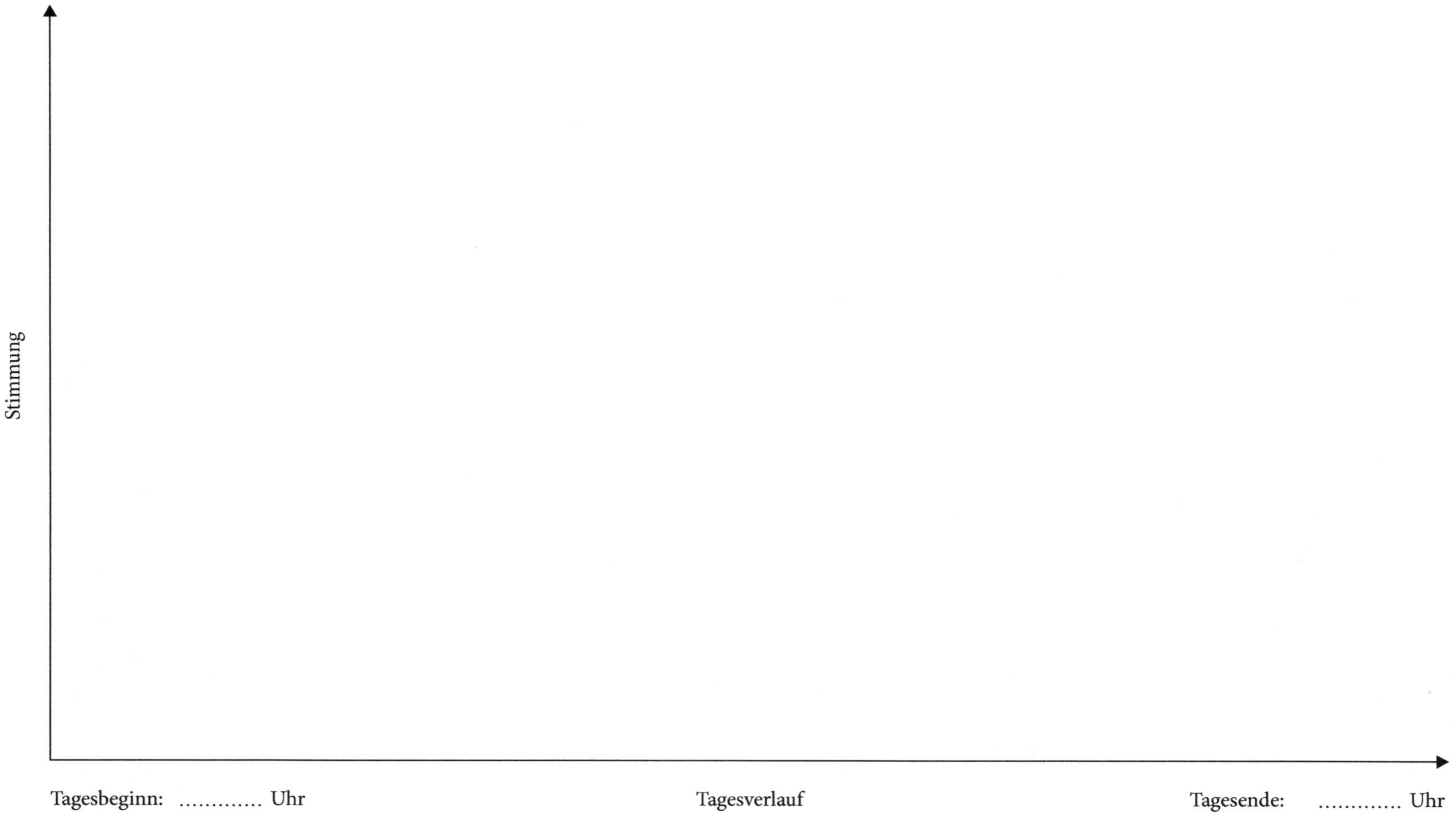

AB 48 • T

Ein typischer Suchttag

Diese Imaginationsübung dient der reflektierenden Auseinandersetzung mit den typischen Abläufen, Gedanken, Gefühlen und situativen Auslösern eines früheren Konsumtags. Ziel ist es, den Betroffenen zu helfen, ihr individuelles Konsummuster besser zu verstehen, typische Trigger und Automatismen zu identifizieren sowie ein differenziertes Erleben von inneren und äußeren Abläufen zu ermöglichen. Die Übung kann auch dabei helfen, Scham- und Schuldgefühle zu verbalisieren und die Betroffenen zu entlasten, sofern sie in einem geschützten Rahmen eingebettet ist. Die Übung ist keine Konfrontationstherapie im engeren Sinne, wie etwa bei gezielten Cue-Exposure-Settings. Dennoch kann es durch die bildhafte Vorstellung des Konsumverhaltens zu einem spürbaren Anstieg von Suchtdruck kommen. Deshalb ist eine sensible und achtsame Begleitung der Imaginationsübung essenziell.

Hinweis für Therapeut:innen

Bitte beobachten Sie während der Übung sorgfältig die nonverbalen Signale Ihres Gegenübers (Unruhe, Tränen, Anspannung) und geben Sie zu Beginn die Erlaubnis, jederzeit aus der Übung auszusteigen. Klären Sie vorab, ob die Betroffenen sich emotional stabil genug fühlen, um an der Übung teilzunehmen. Die Imagination sollte nicht durchgeführt werden, wenn akuter Suchtdruck, Dissoziation oder hohe emotionale Labilität vorliegen. In solchen Fällen ist eine Stabilisierung vorrangig. Im Anschluss an die Übung sollte ausreichend Raum für eine gemeinsame Reflexion geschaffen werden:

- Was war besonders eindrücklich oder belastend?
- Welche Situationen haben als Wendepunkte fungiert?
- Gab es körperliche Reaktionen (Unruhe, Craving)?
- Was sagt dieser Tagesablauf über Ihre damaligen Bedürfnisse aus?

Anleitung für die Imaginationsübung

Lesen Sie den folgenden Text langsam und mit beruhigender Stimme vor. Lassen Sie Pausen, damit die Betroffenen Zeit haben, sich in die Situation einzufühlen.

»Setzen Sie sich bequem hin und schließen Sie die Augen, wenn Sie möchten. Atmen Sie tief ein … und wieder aus. Lassen Sie Ihren Atem ganz natürlich fließen. Spüren Sie den Stuhl, auf dem Sie sitzen, und wie Ihre Füße den Boden berühren.

Jetzt stellen Sie sich vor, Sie erleben einen typischen Tag, an dem Sie konsumiert haben. Dieser Tag beginnt am Morgen. Erinnern Sie sich daran, wie Sie aufgewacht sind … Was war Ihr erster Gedanke? Wie hat sich Ihr Körper angefühlt?

Gehen Sie jetzt langsam durch diesen Tag … Was haben Sie zuerst gemacht? Was haben Sie gedacht? Gab es einen bestimmten Moment, an dem Sie sich angespannt, gelangweilt oder gestresst gefühlt haben?

Stellen Sie sich vor, Sie kommen an den Punkt, an dem Sie konsumiert haben. Wie kam es dazu? Waren Sie allein oder von anderen Menschen umgeben? Was haben Sie in diesem Moment gedacht und gefühlt?

Gehen Sie weiter durch den Tag … Wie haben Sie sich nach dem Konsum gefühlt? Haben Sie weitergemacht wie gewohnt? Oder haben Sie sich anders gefühlt als zuvor?

Und jetzt denken Sie an den Abend … Wie ging der Tag zu Ende? Welche Gedanken hatten Sie, als Sie ins Bett gegangen sind?

Wenn Sie bereit sind, öffnen Sie langsam die Augen. Kommen Sie zurück ins Hier und Jetzt.«

© Krämer, Therapie-Tools Transtheoretisches Modell bei stoffgebundenen Süchten. Beltz, 2026

Die ersten 30 Tage der Abstinenz

Die ersten (nächsten) 30 Tage der Abstinenz sind eine entscheidende Zeit. Sie sind geprägt von neuen Erfahrungen, Herausforderungen und positiven Veränderungen. Diese Imaginationsübung soll helfen, sich bewusst auf diesen ersten Monat ohne Konsum vorzubereiten. Indem sich die Betroffenen die nächsten 30 Tage bildlich vorstellen, kann eine Idee davon entwickelt werden, wie die abstinente Zeit (mit ihren Herausforderungen) gestaltet wird. Dadurch kann auch die Motivation wachsen.

Anleitung zur Imaginationsübung

Lesen Sie die folgenden Zeilen langsam und betont. Lassen Sie genügend Pausen, um den Patient:innen die Zeit zur Vorstellung zu geben.

»Schließen Sie Ihre Augen und stellen Sie sich die beschriebenen Szenen so lebendig wie möglich vor. Nehmen Sie sich Zeit und lassen Sie die Bilder in Ihrem Inneren entstehen. Atmen Sie ruhig und gleichmäßig. Sie werden nun die nächsten 30 Tage Ihrer Abstinenz erleben.

Schließen Sie die Augen und stellen Sie sich vor, dass ein neuer Tag beginnt. Ein sanftes Licht fällt durch Ihr Fenster und erwärmt Ihr Gesicht. Sie hören die leisen Geräusche des beginnenden Tages – das Zwitschern der Vögel, das leise Rauschen des Windes. Ein angenehmer, frischer Duft erfüllt den Raum. Sie atmen tief ein und spüren, wie sich Ihr Brustkorb hebt. Mit jedem Atemzug fühlen Sie sich wacher und klarer.

Heute entscheiden Sie bewusst, wie Sie Ihren neuen ersten Tag gestalten. Sie nehmen sich Zeit für das, was Ihnen guttut – sei es eine Tasse Kaffee am Morgen, ein gesundes Frühstück – oder ein Buch am Nachmittag, ein Gespräch, ein Spaziergang oder einfach ein Moment der Stille. Tun Sie etwas, das Ihnen guttut – etwas, das Ihnen gefällt.

Wenn der Gedanke an Konsum auftaucht, nehmen Sie ihn wahr, als wäre er eine Wolke am Himmel. Sie beobachten ihn, ohne ihn festzuhalten. Er zieht vorüber.

Sie spüren Ihren Körper. Ihre Schultern sind entspannt, Ihr Kopf ist klar. Es gibt keinen Druck, nur den Wunsch, sich selbst etwas Gutes zu tun. Vielleicht schreiben Sie ein paar Gedanken auf, einen Satz, der Ihnen Kraft gibt, oder ein kleines Ziel für heute. Sie sind frei, diesen Tag zu gestalten.

Stellen Sie sich nun vor, wie die nächsten Tage beginnen. Jeder Morgen bringt neue Möglichkeiten. Sie wachen auf und entscheiden sich bewusst für einen abstinenten Tag. Manchmal sind Sie voller Energie, manchmal fühlen Sie sich müde oder nachdenklich. Doch Sie wissen, dass jede Entscheidung, weiterhin abstinent zu bleiben, Sie stärkt.

Vielleicht entdecken Sie neue Hobbys oder nehmen alte Interessen wieder auf. Sie genießen kleine, positive Momente: den Geschmack eines guten Essens, ein Lächeln, ein tiefes Gespräch, eine beruhigende Melodie.

Manchmal sind die Tage leicht, manchmal sind sie herausfordernd. Aber Sie finden einen Weg. Wenn Gedanken an Konsum auftauchen, bleiben Sie ruhig. Sie erinnern sich daran, dass Gedanken nur Gedanken sind. Sie kommen und gehen. Sie sind nicht stärker als Sie.

Ein halber Monat ist vergangen. Sie blicken auf 15 Tage Abstinenz zurück. Sie spüren, wie Ihr Körper sich verändert hat. Ihre Gedanken sind klarer, Ihre Gefühle intensiver und echter. Vielleicht bemerken Sie, dass Sie besser schlafen, sich energiegeladener fühlen und Ihr Selbstwertgefühl wächst.

Sie sind stolz auf sich. Selbst an schwierigen Tagen haben Sie Ihren Weg gefunden. Sie sind Ihren Zielen treu geblieben. Sie haben gelernt, dass es okay ist, manchmal schwach zu sein – aber Sie haben die Stärke, weiterzumachen.

Die ersten 30 Tage der Abstinenz

Stellen Sie sich vor, dass Sie Ihre neuen Routinen festigen. Sie planen bewusste Pausen, sorgen für gesunde Ernährung und nehmen sich Zeit für sich selbst. Wenn Sie auf alte Muster stoßen, reagieren Sie gelassen. Sie wissen, dass Sie stark genug sind, neue Wege zu gehen.

Vielleicht suchen Sie den Kontakt zu Freunden oder Menschen, die Sie unterstützen. Sie teilen Ihre Gedanken, finden Verständnis und merken, dass Sie nicht allein sind.

Jeder Tag ist ein weiterer Schritt. Und Sie bemerken, wie Ihre Fähigkeit wächst, Nein zu sagen. Nein zu alten Verhaltensmustern, Nein zu Konsum. Stattdessen sagen Sie Ja – zu sich selbst, zu Ihren Zielen, zu Ihrem Wohlbefinden.

Nun stellen Sie sich vor, dass 30 Tage vergangen sind. Sie stehen an einem besonderen Ort. Vielleicht ist es ein ruhiger Park, ein sonniger Strand oder ein gemütlicher Raum. Sie atmen tief ein, spüren den Boden unter Ihren Füßen und lassen die letzten 30 Tage in Gedanken Revue passieren.

Sie sehen Ihre kleinen und großen Erfolge, die Herausforderungen, die Sie gemeistert haben. Sie fühlen den Stolz in sich aufsteigen – Sie haben es geschafft. Sie sind stärker, klarer und Sie wissen, dass Sie auf Ihrem Weg sind. Mit jedem Atemzug wächst Ihre Zuversicht.«

Fragen für die Reflexion (die Sie den Betroffenen nach der Imagination stellen können)

- Welche positiven Veränderungen konnten Sie in Ihrer Imagination wahrnehmen?
- Gab es bestimmte Herausforderungen, die Sie wahrnehmen konnten?
- Haben Sie Widerstand gegen die positiven Bilder wahrgenommen?
- Sind Gedanken an Konsum laut geworden?
- Welche Aktivitäten oder Gedanken haben Ihnen besonders gutgetan?
- Möchten Sie sich für die nächsten 30 Tage ein persönliches Ziel setzen?
- Können Sie sich vorstellen das letzte Bild als motivierende »Gedanken-Fotografie« mitzunehmen?

© Krämer, Therapie-Tools Transtheoretisches Modell bei stoffgebundenen Süchten. Beltz, 2026

AB 50 • P

Brief an mein zukünftiges Ich

Warum sollte ich einen Brief an mein zukünftiges Ich schreiben? Manchmal müssen wir uns erinnern, warum wir etwas begonnen haben. Dieser Brief soll Sie motivieren, auch dann weiterzumachen, wenn es schwierig wird. Er ist ein persönlicher Begleiter auf Ihrer Reise und eine Stimme, die Sie in schwierigen Momenten unterstützt.

Anleitung
In dieser Übung schreiben Sie einen Brief an Ihr zukünftiges Ich – an die Person, die sich mitten in der Arbeit befindet – mitten im Prozess, Veränderungen umzusetzen und die Abstinenz zu halten. Es ist eine Botschaft der Ermutigung, eine Erinnerung an Ihre Ziele und ein Ausdruck Ihres Stolzes über den gegangenen Weg.

So schreiben Sie Ihren Brief
(1) Sprechen Sie sich selbst direkt an: Verwenden Sie Ihren eigenen Namen oder sprechen Sie sich direkt mit »Du« an.
(2) Erinnern Sie Ihr zukünftiges Ich daran, warum Sie sich für die Abstinenz entschieden haben: Was waren Ihre Gründe? Welche Hoffnungen hatten / haben Sie?
(3) Loben Sie sich für Ihren bisherigen Weg: Erkennen Sie an, dass der Weg nicht immer leicht ist, und betonen Sie Ihre Stärke.
(4) Ermutigen Sie Ihr zukünftiges Ich, auch weiterhin dranzubleiben: Welche Strategien haben Ihnen bisher geholfen? Was würden Sie sich selbst raten?
(5) Seien Sie liebevoll, aber auch ehrlich: Wenn Sie Rückschläge erwarten, sprechen Sie sie an. Wenn Sie Stolz empfinden, zeigen Sie ihn.

Und nun los! Schreiben Sie Ihren Brief! Es gibt kein »richtig« oder »falsch«. Seien Sie ehrlich und aufrichtig zu sich selbst – das haben Sie verdient!

Reflexion (nach dem Schreiben des Briefes)
Wie hat es sich angefühlt, diesen Brief zu schreiben?

....

....

Welche Inhalte waren Ihnen besonders wichtig?

....

....

Möchten Sie diesen Brief irgendwo aufbewahren, wo Sie ihn immer wieder lesen können (oder etwas anderes damit tun)?

....

....

Familienstammbaum

In dieser Übung erstellen Sie einen Stammbaum Ihrer Familie. Dabei halten Sie fest, welche Personen in Ihrer Familie Substanzen wie Drogen, aber auch Alkohol, konsumiert haben und ob es Konflikte, belastende Erfahrungen oder psychische Erkrankungen gab. Diese Übung hilft, Muster in Ihrer Familie zu erkennen und mögliche Einflüsse auf Ihr eigenes Verhalten zu verstehen.

Anleitung

- Erarbeiten Sie die beiliegende Tabelle.
- Zeichnen Sie auf einem Papier (Tipp: DIN-A3) Ihren familiären Stammbaum.
- Beginnen Sie am unteren Rand mit sich selbst und zeichnen Sie danach (in den wachsenden und sich verzweigenden Baum) Ihre Eltern, Großeltern, Geschwister und andere wichtige Personen (z. B. Tanten, Onkel, Stiefeltern).
- Markieren Sie die Personen in Ihrem Stammbaum, die Auffälligkeiten (Substanzkonsum, psychische Belastungen, Konflikte) aufweisen (nutzen Sie gerne unterschiedliche Farben oder Symbole).

Reflexion (nach der Anfertigung des Stammbaums)

Was löst der Anblick Ihres Stammbaums in Ihnen aus (Gedanken, Gefühle)?

....

....

....

Welche »Themen« ergeben sich für Sie aus diesem Stammbaum (z. B. »Ich möchte meinen Vater mit seinem Konsum konfrontieren« oder »Ich muss mich von meinem Bruder distanzieren«)?

....

....

....

 © Krämer, Therapie-Tools Transtheoretisches Modell bei stoffgebundenen Süchten. Beltz, 2026

Familienstammbaum

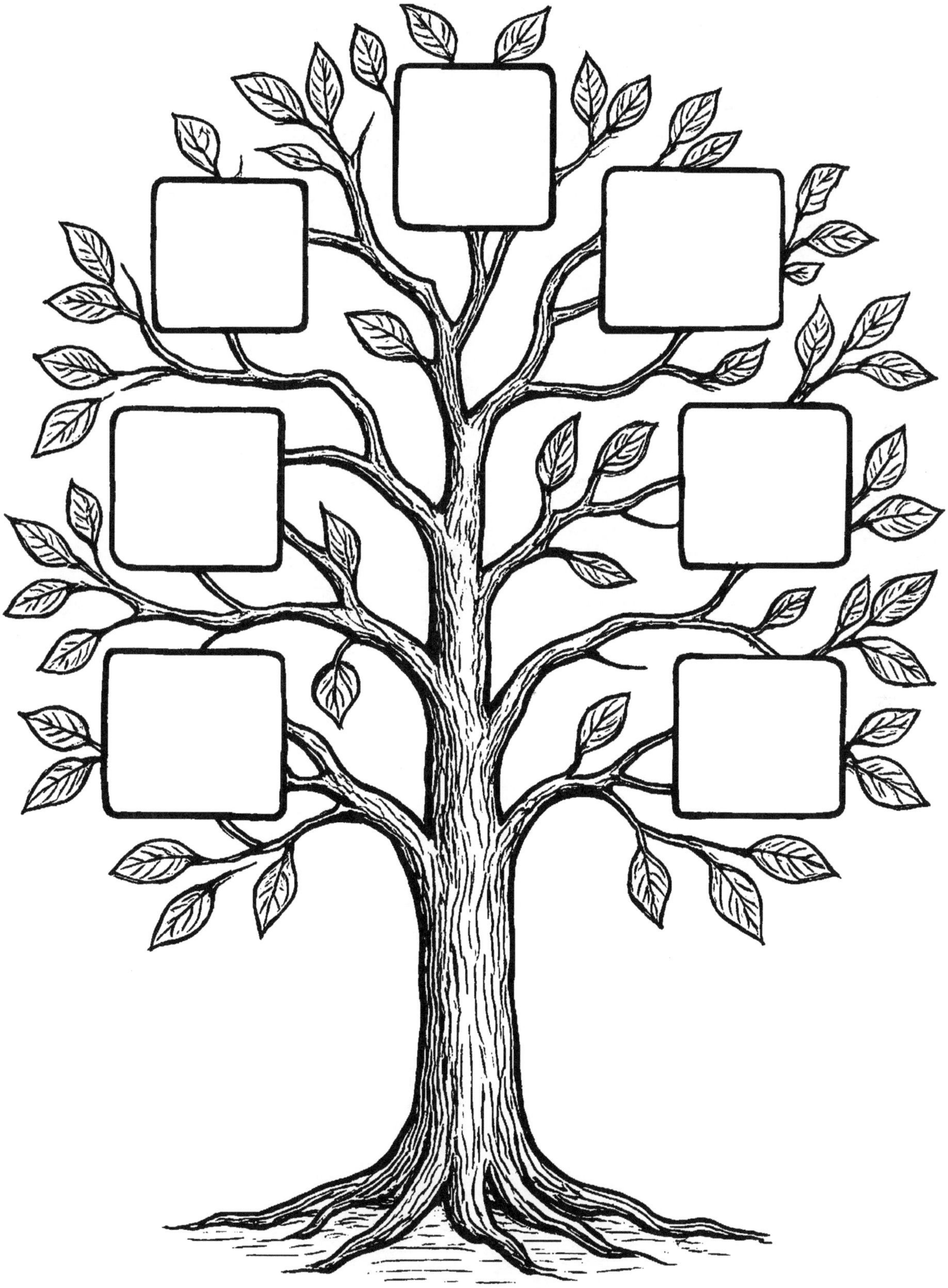

Familienstammbaum

Person	Substanzkonsum	Psychische Belastungen	Konflikte / Trauma
Vater	Cannabis u. Alkohol. Konsumierte immer nach der Arbeit und bei Stress wie Streitereien.	Litt unter Depressionen seit seiner Jugend. War zwar arbeiten, aber sonst zuhause inaktiv. Hat sich nie mit uns Kindern beschäftigt. Hat immer viel geschlafen.	Konflikte mit meiner Mutter, da er so antriebslos war und sich nicht um uns Kinder oder den Haushalt gekümmert hat.

© Krämer, Therapie-Tools Transtheoretisches Modell bei stoffgebundenen Süchten. Beltz, 2026

Offen und ehrlich

Der offene Umgang mit der eigenen Suchterkrankung ist ein entscheidender Faktor für den Erfolg einer Behandlung. Darunter fällt nicht nur die Offenheit gegenüber den Behandelnden, sondern auch gegenüber Familie, Freunden und Bekannten. Vielleicht gehen Sie bereits offen mit Ihrer Problematik um, vielleicht aber verheimlichen Sie noch (aus unterschiedlichen Gründen) Ihr Problem manchen Personen, die Ihnen nahestehen oder für Sie wichtig sind.

Anleitung
Überlegen Sie im Folgenden einmal, mit wem Sie offen über Ihre Sucht sprechen möchten – wem möchten Sie offen und ehrlich sagen: »Ich habe eine Abhängigkeit.«

Reflektieren Sie dabei jeweils die folgenden Fragen:
- Wem gegenüber möchten Sie ehrlich sein?
  (Tipp: Verwenden Sie ein Foto, um die Aufgabe persönlicher zu gestalten.)
- In welchem Bezug stehen Sie zu dieser Person (z. B. bester Freund, Arbeitgeber)
- Welchen Vorteil hat die Offenheit gegenüber dieser Person?
- Welche Sorgen haben Sie, wenn Sie offen mit dieser Person über Ihre Abhängigkeit sprechen?
- Wie planen Sie gegenüber dieser Person Ihre Abhängigkeit anzusprechen (Zeitpunkt, Ort, Art und Weise etc.)?
- Nach der Offenlegung: Wie hat diese Person auf Ihre Mitteilung und Ehrlichkeit reagiert?

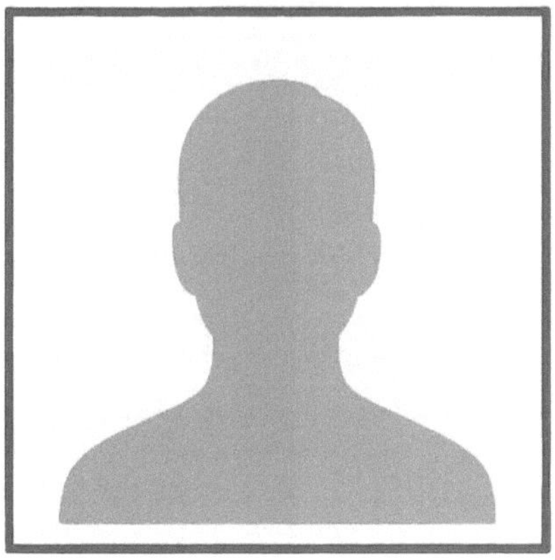

Vorteile: ....

....

....

Sorgen: ....

....

....

Name: ....

Bezug: ....

Plan für die Offenlegung: ....

....

Reaktion nach dem Gespräch: ....

....

....

Offen und ehrlich

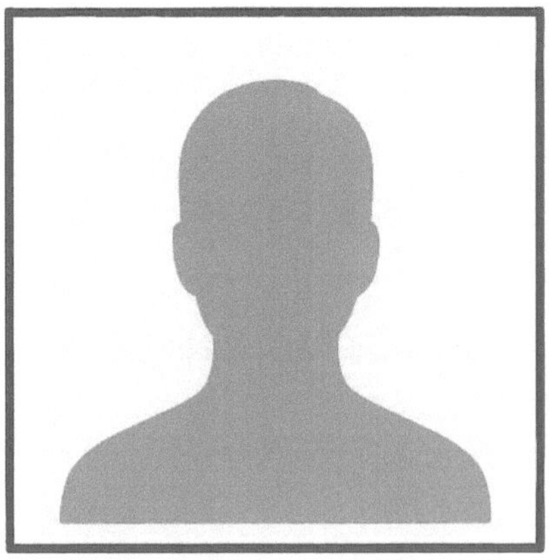

Vorteile: ....

....

....

Sorgen: ....

....

....

Name: ....

Bezug: ....

Plan für die Offenlegung: ....

....

Reaktion nach dem Gespräch: ....

....

 © Krämer, Therapie-Tools Transtheoretisches Modell bei stoffgebundenen Süchten. Beltz, 2026

»Ich habe kein Problem mit Alkohol«

Viele Menschen mit einer Drogenabhängigkeit vertreten die Einstellung: »Alkohol war nie mein Problem.«

Doch Alkohol ist ein psychoaktives Suchtmittel. Für viele beginnt genau hier der Weg zurück in die Abhängigkeit – oder in eine neue hinein.

Anleitung
Reflektieren Sie mithilfe der Fragen und Aufgaben Ihre Einstellung zu Alkohol.

Meine bisherige Beziehung zu Alkohol
Bitte kreuzen Sie zu jeder Aussage an, ob sie zutrifft, teilweise zutrifft oder nicht zutrifft.

Aussage	Trifft zu	Trifft teilweise zu	Trifft nicht zu
Ich habe Alkohol vor allem getrunken, um einen Rausch zu erleben.			
Mir ging es dabei mehr um Entspannung als um Rausch.			
Ich habe Alkohol oft in geselliger Runde konsumiert, es ging ums Miteinander.			
Alkohol war für mich ein soziales Bindemittel.			
Alkohol hatte für mich eine klare Funktion (z. B. gegen Angst, Einsamkeit, Unruhe, Grübeln).			
Ich habe Alkohol manchmal heimlich oder allein getrunken.			
Ich habe Alkohol eher automatisch getrunken – aus Gewohnheit.			
Der Konsum war oft ritualisiert (z. B. das Feierabendbier).			
Ich habe mich durch Alkohol kurzfristig selbstbewusster oder freier gefühlt.			
Ich habe versucht, Alkohol kontrolliert zu trinken – das hat nicht immer funktioniert.			

»Ich habe kein Problem mit Alkohol«

Welche Vorteile hat das Trinken von Alkohol für Sie?
Tragen Sie Ihre Antworten in die »leere Flasche« ein. Schreiben Sie auch die Top 3 der aus Ihrer Sicht wichtigsten Vorteile auf und reflektieren Sie die beiden Leitfragen.

Meine Top 3

(1) ....

(2) ....

(3) ....

Was geht Ihnen durch den Kopf, wenn Sie Ihre Vorteile betrachten?

....

....

....

....

Was würde einer Person durch den Kopf gehen, die Alkohol gegenüber kritisch eingestellt ist, wenn sie Ihre Vorteile betrachten würde?

....

....

....

....

© Krämer, Therapie-Tools Transtheoretisches Modell bei stoffgebundenen Süchten. Beltz, 2026

»Ich habe kein Problem mit Alkohol«

Welche Nachteile hat das Trinken von Alkohol für Sie?
Tragen Sie Ihre Antworten in die »leere Flasche« ein. Schreiben Sie auch die Top 3 der aus Ihrer Sicht wichtigsten Nachteile auf und reflektieren Sie die beiden Leitfragen.

Meine Top 3

(1) ……………………………………………………………………

(2) ……………………………………………………………………

(3) ……………………………………………………………………

Was geht Ihnen durch den Kopf, wenn Sie Ihre Nachteile betrachten?

……………………………………………………………………

……………………………………………………………………

……………………………………………………………………

……………………………………………………………………

Was würde einer Person durch den Kopf gehen, die Alkohol gegenüber kritisch eingestellt ist, wenn sie Ihre Nachteile betrachten würde?

……………………………………………………………………

……………………………………………………………………

……………………………………………………………………

……………………………………………………………………

© Krämer, Therapie-Tools Transtheoretisches Modell bei stoffgebundenen Süchten. Beltz, 2026

»Ich habe kein Problem mit Alkohol«

Wenn ich ehrlich bin ...
Bitte beenden Sie die folgenden Sätze:

Ein »kontrollierter« Umgang mit Alkohol wäre für mich …

....

Das größte Risiko dabei ist …

....

Wenn ich heute Alkohol trinke, dann …

....

Mein persönliches Fazit
Formulieren Sie ein Statement gegenüber Alkohol, das ehrlich ist – nicht für andere, sondern für Sie selbst.

....

....

....

....

....

© Krämer, Therapie-Tools Transtheoretisches Modell bei stoffgebundenen Süchten. Beltz, 2026

Meine Brücke in die Behandlung

Sie stehen an einem wichtigen Punkt: der Entscheidung, den nächsten Schritt in Richtung Veränderung zu gehen. Vielleicht haben Sie sich bereits entschieden, eine Therapie oder Rehabilitation zu beginnen. Wie möchten Sie in diese neue Phase starten? Was möchten Sie dort erreichen? Welche Haltung möchten Sie einnehmen? Stellen Sie sich diesen »Übergang« wie eine Brücke vor. Sie verlassen Ihren bisherigen Weg – auf der anderen Seite erwartet Sie ein neuer: die Behandlung, die Therapie, die fortlaufende Veränderung.

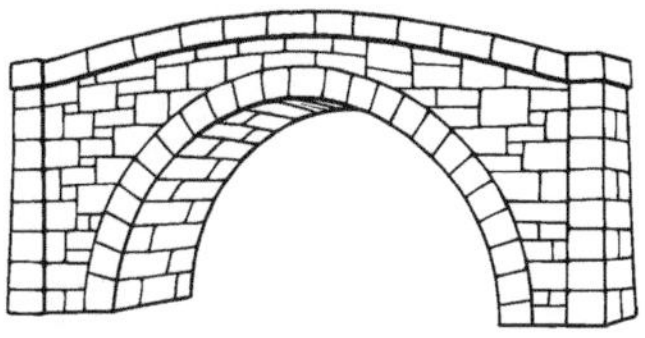

»Niemand kann dir die Brücke bauen, auf der du über den Fluss des Lebens schreiten musst, niemand außer dir allein.«

Friedrich Nietzsche (1874/1980)

Die drei Abschnitte der Brücke

(1) Beginn der Brücke: »Was nehme ich aus meinem bisherigen Leben mit?«

- positive Erfahrungen, Stärken, hilfreiche Verhaltensweisen
- negative Erfahrungen, die ich hinter mir lassen möchte

....

....

....

....

....

....

(2) Mitte der Brücke: »Wie möchte ich in die Therapie gehen?«

- Mit welcher Haltung? (z. B. offen, neugierig, entschlossen, geduldig)
- Welche Erwartungen habe ich an die Behandlung?
- Wovor habe ich vielleicht Angst?

....

....

....

....

....

....

Meine Brücke in die Behandlung

(3) Ende der Brücke: »Was möchte ich in der Behandlung erreichen?«
- Welche Ziele habe ich für mich?
- Welche persönlichen Stärken möchte ich weiterentwickeln?
- Welche Verhaltensweisen oder Denkweisen möchte ich ändern?

....

....

....

....

....

....

Reflexion

Wenn ich an meine bevorstehende Behandlung denke, was gibt mir Mut?

....

....

....

Gibt es etwas, das ich noch klären möchte, bevor ich die Therapie beginne?

....

....

....

Was möchte ich meinen Behandelnden auf jeden Fall mitteilen und offenbaren?

....

....

....

 © Krämer, Therapie-Tools Transtheoretisches Modell bei stoffgebundenen Süchten. Beltz, 2026

Rehabilitation

Der Weg aus der Abhängigkeit ist ein bedeutender Schritt hin zu einem selbstbestimmten und gesunden Leben. Nach der Entscheidungsfindung und ersten Vorbereitungsschritten folgt häufig die medizinische Rehabilitation – eine strukturierte Maßnahme, die darauf abzielt, die Abhängigkeit zu überwinden und die Teilhabe am beruflichen und gesellschaftlichen Leben wiederherzustellen.

Was ist eine medizinische Rehabilitation bei Suchterkrankungen?
Die medizinische Rehabilitation bei Sucht (kurz: Reha) ist ein umfassendes Behandlungsangebot für Menschen mit Abhängigkeitserkrankungen, wie Alkohol-, Medikamenten-, Drogenabhängigkeit oder auch mit sogenannten Verhaltenssüchten (z. B. Glücksspiel oder Medien). Ziel ist es, die körperliche und psychische Gesundheit zu stabilisieren, soziale Kompetenzen zu fördern und die berufliche Leistungsfähigkeit zu verbessern. Die Reha kann stationär, teilstationär oder ambulant erfolgen und wird möglichst individuell auf die Bedürfnisse der Rehabilitanden zugeschnitten.

Ziele der Rehabilitation
- Abstinenz erreichen und erhalten: Entwicklung von Strategien zur Vermeidung von Rückfällen
- Krankheitseinsicht fördern: Verständnis für die eigene Abhängigkeit und deren Auswirkungen
- psychische Stabilisierung: Behandlung begleitender psychischer Erkrankungen
- soziale Reintegration: Wiederherstellung sozialer Beziehungen und Integration in das gesellschaftliche Leben
- berufliche Wiedereingliederung: Förderung der Arbeitsfähigkeit und Unterstützung bei der beruflichen Orientierung

Ablauf der Rehabilitation
- Anamnese und Diagnostik: Zu Beginn erfolgt eine umfassende medizinische und psychologische Untersuchung, um den individuellen Behandlungsplan zu erstellen.
- Therapiephase: Diese umfasst Einzel- und Gruppentherapien, medizinische Behandlungen, Ergotherapie, Sport- und Bewegungstherapie, Arbeitstherapie sowie sozialpädagogische Angebote.
- Sozialberatung: Unterstützung bei sozialen und beruflichen Fragestellungen, wie z. B. Schuldenregulierung oder Wohnsituation
- Abschlussphase: Vorbereitung auf die Zeit nach der Reha, Erstellung eines Nachsorgeplans und ggf. Organisation weiterführender Hilfen

Dauer der Rehabilitation
Die Dauer variiert je nach individueller Situation und Träger der Maßnahme:
- Alkohol- und Medikamentenabhängigkeit: in der Regel 12 bis 15 Wochen
- Drogenabhängigkeit: in der Regel 18 bis 26 Wochen

Wie bereite ich mich vor?
- **Informationen einholen:** Sammeln Sie Informationen über die Reha-Einrichtung und das Therapieangebot.
- **Ziele setzen:** Überlegen Sie, was Sie mit Ihrer Reha erreichen möchten.
- **Offene Fragen klären:** Sprechen Sie mit Ihrem bisherigen Hilfesystem (Ärzte, Therapeuten, Berater) über Unsicherheiten oder Bedenken.
- **Organisatorisches regeln:** Klären Sie berufliche und private Angelegenheiten für die Dauer der Reha.

© Krämer, Therapie-Tools Transtheoretisches Modell bei stoffgebundenen Süchten. Beltz, 2026

Rehabilitation

Was trägt zum Gelingen der Rehabilitation bei?
Ein zentraler Faktor für eine erfolgreiche Rehabilitation ist die innere Haltung, mit der Sie in die Behandlung gehen. Besonders wichtig sind dabei:

- **Die Entscheidung für Abstinenz:** Die klare und selbstverantwortlich getroffene Entscheidung, auf Suchtmittel zu verzichten, bildet die Grundlage für jede nachhaltige Veränderung. In der Reha wird mit dem Ziel der Abstinenz gearbeitet.
- **Ein offener Umgang mit der eigenen Abhängigkeit:** Die Bereitschaft, sich mit der eigenen Suchtgeschichte auseinanderzusetzen, schafft die Basis für tiefgreifende Veränderungsprozesse. Scham, Schuld und Vermeidung sind verständliche Reaktionen – die therapeutische Arbeit hilft dabei, diese Gefühle zu bearbeiten und sich selbst anzunehmen.
- **Die aktive Mitarbeit:** Die Rehabilitation folgt in vielen Einrichtungen dem Konzept des Selbstmanagements. Das bedeutet, dass Sie selbst die wichtigste Person im Veränderungsprozess sind. Das Behandlungsteam unterstützt, begleitet, konfrontiert und berät – aber die Verantwortung für Veränderung liegt bei Ihnen. Ihre Offenheit, Ihr Engagement und Ihre Bereitschaft zur Selbsterforschung und Umsetzung neuer Strategien sind entscheidend.

Nach der Rehabilitation
Die Zeit nach der Reha ist entscheidend für den langfristigen Erfolg. Daher ist eine strukturierte Nachsorge wichtig:

- ambulante Weiterbehandlung oder Nachsorge: Fortführung therapeutischer Maßnahmen im ambulanten Setting
- Adaption: In einigen Fällen kann im Anschluss an die Rehabilitation eine sogenannte Adaptionsbehandlung erfolgen – eine mehrere Wochen umfassende, alltagsnahe Weiterbehandlung, die den Übergang in ein selbstbestimmtes Leben (mit Verlagerung des Lebensmittelpunktes) erleichtert und besonders auf eine berufliche Perspektive abzielt.
- Selbsthilfegruppen: Teilnahme an Gruppen wie z. B. den Anonymen Alkoholikern oder anderen Selbsthilfeorganisationen
- soziale Unterstützung: Einbindung von Familie, Freunden und sozialen Diensten

Fazit

Die medizinische Rehabilitation bietet Ihnen die Chance, mit Ihrer Abhängigkeit umgehen zu lernen und ein erfülltes, selbstbestimmtes Leben zu führen. Mit Ihrer aktiven Mitarbeit und der Unterstützung des Behandlungsteams können Sie die Weichen für eine positive und konsumfreie Zukunft stellen.

© Krämer, Therapie-Tools Transtheoretisches Modell bei stoffgebundenen Süchten. Beltz, 2026

5 Phase 4: Handlung (Action)

»Jetzt ziehe ich es durch – jeden Tag aufs Neue.«

Die Handlungsphase markiert den Moment, ab dem sich Betroffene aktiv mit ihrer Sucht auseinandersetzen und konkrete Schritte zur Verhaltensänderung unternehmen. Sie haben sich bewusst für ein Leben ohne Substanz entschieden – oder befinden sich im aktiven Versuch, genau das umzusetzen. Die Konsumvermeidung ist nicht mehr nur ein Gedankenspiel oder eine ferne Möglichkeit, sondern Realität im Alltag. Genau das macht diese Phase so anspruchsvoll – und so verletzlich.

Was prägt diese Phase?

Typisch für die Action-Phase sind:

- konkrete Verhaltensänderungen, oft begleitet von emotionaler Instabilität und Zweifeln
- abstinente Wochen oder Monate, manchmal unter starker innerer Anspannung
- Verunsicherung durch emotionale Rückschläge oder soziale Irritationen
- starker Fokus auf Kontrolle, Routinen und das Vermeiden von Risikosituationen

Gerade in dieser Phase hadern viele Betroffene mit ihrer Abstinenzentscheidung – nicht, weil sie scheitern wollen, sondern weil sie spüren, wie tief ihr früheres Verhalten verwoben war mit Emotionen, Erinnerungen und Selbstschutz. Der Konsum war oft nicht nur destruktiv, sondern erfüllte auch Funktionen – diese fehlen nun.

Emotionale Überflutung, das Wiederauftauchen traumatischer Inhalte, verstärkte Scham oder das Gefühl, plötzlich »nackt« im Leben zu stehen, sind keine Ausnahmen – sondern typische Begleiterscheinungen dieser Phase.

Therapeutische Grundhaltung

In der Handlungsphase brauchen Betroffene konkrete Unterstützung, Struktur und emotionale Begleitung. Therapeut:innen sollten:

- Stabilität vermitteln, ohne rigide zu wirken
- Rückfälle als Prozessrisiko entpathologisieren, ohne sie zu bagatellisieren
- das Erlebte validieren – körperlich, emotional, sozial
- Ressourcen aktivieren (soziale Netzwerke, Sinn, Identität)
- Regeln und Strukturen vorgeben und einhalten

Wichtig ist eine dynamisch-flexible Haltung: nicht zu fordernd, aber auch nicht zu zurückhaltend. Gerade in dieser Phase besteht die Gefahr, dass Betroffene idealisiert werden (»Toll, wie gut Sie das machen!«), obwohl sie innerlich kämpfen – oder dass sie sich bei Misserfolgen sofort als Versager oder Versagerin erleben.

Ziel in dieser Phase

Ziele der therapeutischen Arbeit sind unter anderem:

- Stabilisierung des neuen Verhaltens
- Entwicklung alltagstauglicher Strategien zur Beibehaltung der Abstinenz
- Stärkung emotionaler Selbstregulation
- Förderung sozialer Kompetenzen, insbesondere im Umgang mit Konflikten, Stress und Leere
- Begleitung der Neuorientierung im beruflichen, sozialen und persönlichen Bereich

Die Handlungsphase ist arbeitsintensiv – für beide Seiten. Sie verlangt Klarheit, Präsenz und eine gute Balance zwischen Konfrontation und Entlastung.

Die folgenden Arbeitsblätter unterstützen Betroffene dabei, ihren Alltag aktiv zu gestalten, Rückfallrisiken zu erkennen, Gefühle einzuordnen und neue Strukturen zu etablieren. Sie helfen, bewusste Entscheidungen zu treffen, emotionale Prozesse zu benennen und sich selbst nicht nur als »trocken«, sondern als handelnd und wachsend zu erleben. Auch die Arbeit mit Angehörigen (oder dem sozialen Bezugssystem) rückt vermehrt in den Fokus. Diese Phase ist der Schritt aus der Theorie in die gelebte Veränderung und verdient Respekt, Geduld und professionelle Begleitung auf Augenhöhe. Aber auch eine Klarheit im Handeln – ebenfalls auf beiden Seiten.

Arbeits- und Informationsmaterial

AB 55 Konsumlustanalyse

Dieses Arbeitsblatt hilft Betroffenen dabei, typische Auslöser (»Trigger«) und Denk-Gefühls-Reaktions-Ketten zu erkennen, die zu Konsumverlangen oder Suchtdruck führen. Es basiert auf einem ABC-Modell und macht deutlich, dass Konsumverhalten meist das Ergebnis einer inneren Kette ist.

AB 56 Konsum-Bedürfnis-Collage

Diese kreative Übung lädt dazu ein, über die emotionalen und psychologischen Bedürfnisse nachzudenken, die mit Substanzkonsum verknüpft sind. Mithilfe einer Collage sollen Momente, innere Zustände und verborgene Wünsche dargestellt werden, die mit dem Konsumverhalten in Verbindung stehen. Im Fokus stehen nicht die Substanzen selbst, sondern das »Warum« dahinter.

AB 57 Alternativen zur Konsumfunktion

Betroffene werden durch dieses Arbeitsblatt dabei unterstützt, die individuelle Funktion ihres Konsums zu reflektieren. Der Fokus liegt darauf, herauszufinden, welche Bedürfnisse hinter dem Suchtverhalten stehen (z. B. Beruhigung, Kontrolle oder soziale Zugehörigkeit) und dafür gesündere Alternativen zu entwickeln. Die Auseinandersetzung mit dem »Was brauche ich wirklich?« fördert die Eigenverantwortung und unterstützt den Aufbau neuer, tragfähiger Bewältigungsstrategien im Alltag.

AB 58 Wer bin ich ohne Konsum?

Betroffene erkunden Ihre Identität jenseits des Konsums. Viele erleben nach längerer Sucht eine Leerstelle, wenn der Konsum wegfällt. Das Arbeitsblatt nutzt das Modell der fünf Säulen der Identität nach Petzold, um tragfähige Anteile der Persönlichkeit wiederzuentdecken oder neu zu entwickeln.

AB 59 Suchtfreie Zeit

Dieses Arbeitsblatt regt dazu an, die bisherige abstinente Zeit bewusst zu reflektieren. Es lädt dazu ein, Unterschiede zur Konsumzeit zu erkennen, hilfreiche Strategien zu benennen und die eigenen Ressourcen sichtbar zu machen.

INFO 9 Was bedeutet Co-Abhängigkeit?

Dieses Informationsblatt erklärt das Konzept der Co-Abhängigkeit – ein häufig auftretendes Beziehungsmuster im Umfeld suchtkranker Menschen. Es beschreibt typische Verhaltensweisen, Merkmale, Entstehungsbedingungen und Auswirkungen von Co-Abhängigkeit. Anhand eines kurzen Fallbeispiels (»Anna und Timo«) wird das Phänomen lebensnah veranschaulicht. Betroffene sollen sensibilisiert werden, co-abhängige Dynamiken in ihrem Umfeld oder bei sich selbst zu erkennen. Es fördert die Reflexion über eigene Beziehungsmuster, stärkt die Selbstfürsorge und ermutigt zu Veränderungen durch Abgrenzung, Unterstützung und Selbsthilfeangebote.

AB 60 Wiedergutmachung

Dieses Arbeitsblatt unterstützt Betroffene dabei, sich mit dem Thema Wiedergutmachung auseinanderzusetzen. Es basiert auf der Idee, Verantwortung für verursachte Schäden zu übernehmen – unabhängig davon, ob Vergebung möglich ist oder nicht. Das Blatt greift dabei zentrale Gedanken aus dem

Zwölf-Schritte-Programm der AA auf und bietet konkrete Anleitungen zur Umsetzung. Das Ziel ist es, eine Haltung der Verantwortung zu fördern und konkrete Schritte zur Wiedergutmachung zu planen. Die Betroffenen sollen sich an frühere Schäden erinnern, Wiedergutmachungsmöglichkeiten entwickeln und aktiv werden – als Teil ihrer persönlichen Entwicklung und zur Stärkung zwischenmenschlicher Beziehungen.

AB 61 Mein Suchtsystem

Sucht soll nicht nur als individuelles Problem betrachtet werden, sondern im Kontext des sozialen Umfelds der Betroffenen. Das Arbeitsblatt verdeutlicht, wie Rollen, Beziehungsmuster und unausgesprochene Dynamiken zur Stabilisierung einer Abhängigkeit beitragen können. Die Reflexion hilft, das eigene »Suchtsystem« sichtbar zu machen: Wer trägt (bewusst oder unbewusst) zur Aufrechterhaltung des Suchtverhaltens bei? In einer Visualisierungsübung werden zentrale Bezugspersonen eingeordnet und mit typischen Rollen (z. B. Retter, Dulderin, Gegenspieler) versehen.

AB 62 Unterstützungsnetz aktivieren

Das soziale Umfeld soll systematisch reflektiert und Unterstützungsmöglichkeiten gezielt identifiziert werden. Das Arbeitsblatt beinhaltet die Visualisierung des sozialen Atoms sowie konkrete Planungsschritte für Hilfegesuche – inklusive Beispielsätzen zur Kontaktaufnahme.

AB 63 Gespräch mit einer wichtigen Bezugsperson

Schwierige oder wichtige Gespräche mit nahestehenden Personen sollten gezielt vorbereitet werden. Bei diesem Arbeitsblatt geht es darum, eigene Ziele zu formulieren, mögliche Herausforderungen vorwegzunehmen und eine realistische Erwartungshaltung zu entwickeln. Das Ziel ist es, Betroffene in ihrer Kommunikationskompetenz zu stärken und sie zu ermutigen, sich offen und klar mitzuteilen.

INFO 10 Suchtdruck: Was ist das eigentlich?

Erklärt wird auf diesem Informationsblatt, was mit »Suchtdruck« (Craving) gemeint ist, welche Formen er annehmen kann und warum er ein normaler Bestandteil der Sucht ist. Die sogenannte »Wellenmetapher« wird eingeführt, um den typischen Verlauf von Suchtdruck bildlich darzustellen und zu zeigen, dass er vorübergeht und steuerbar ist.

AB 64 Umgang mit Suchtdruck: die Welle surfen

Dieses Arbeitsblatt führt in die Methode des »Urge Surfing« ein – eine achtsamkeitsbasierte Technik zum bewussten Umgang mit Suchtdruck. Der Suchtdruck wird als Welle beschrieben, die man beobachtet, ohne gegen sie anzukämpfen. Das Blatt enthält eine praktische Schritt-für-Schritt-Anleitung sowie einen Reflexionsteil.

AB 65 Triggeranalyse

Dieses Arbeitsblatt unterstützt bei der Reflexion einer konkreten Situation, in der Suchtdruck ausgelöst wurde. Es hilft dabei, individuelle Trigger zu identifizieren und zu analysieren. Diese Analyse fördert ein besseres Verständnis für das eigene Suchtgedächtnis und unterstützt langfristig die Abstinenz.

AB 66 Triggerstrategien

Das Arbeitsblatt dient der Entwicklung konkreter Bewältigungsstrategien im Umgang mit bekannten Triggern. Es knüpft an die vorherige Triggeranalyse an und hilft Betroffenen dabei, sich systematisch auf Auslösesituationen vorzubereiten, um einem erneuten Konsum wirksam vorzubeugen.

INFO 11 Cue Exposure: Information

Das Informationsblatt erklärt, was Cue Exposure ist (»Triggerkonfrontation«), wie sie wirkt und wofür sie eingesetzt wird. Dabei werden grundlegende Begriffe erklärt, Missverständnisse aufgeklärt und die Wirkweise anhand psychologischer Konzepte wie dem Suchtgedächtnis und der Habituation erläutert.

INFO 12 Cue Exposure: Anleitung

Dieses Informationsblatt enthält eine strukturierte Anleitung zur Durchführung einer Cue Exposure-Übung für Therapeut:innen. Betroffene setzen sich dabei gezielt mit auslösenden Reizen für ihr Suchtverhalten auseinander – unter therapeutischer Begleitung und in einem sicheren Rahmen. Die Übung dient dazu, Suchtdruck bewusst auszuhalten, ohne dem Konsumimpuls nachzugeben. Das Ziel ist es, durch die Konfrontation mit Konsumreizen neue Lernerfahrungen zu ermöglichen. Betroffene erleben sich als handlungsfähig, stärken ihre Selbstkontrolle und bauen neue Bewältigungskompetenzen auf, um langfristig abstinent zu bleiben.

AB 67 Cue Exposure: Vorsorge

Dieses Arbeitsblatt dient der gezielten Vorbereitung auf eine Cue Exposure-Übung. Es ermöglicht Betroffenen, sich systematisch mit einem spezifischen Reiz auseinanderzusetzen, der Suchtdruck auslösen kann. Durch die Reflexion von Erwartungen, Zielen, inneren Ressourcen und Vorsorgemaßnahmen wird die Selbstwirksamkeit gestärkt und das Risiko einer Überforderung minimiert.

AB 68 Cue Exposure: Spannungskurve

Die subjektive Anspannung wird auf diesem Arbeitsblatt mithilfe der Spannungskurve während einer Cue Exposure-Übung systematisch dokumentiert. Individuelle Reaktionsmuster auf auslösende Reize (Cues) werden sichtbar gemacht und der Verlauf nachvollziehbar. Das Ziel ist es, körperliche und emotionale Reaktionen während der Konfrontation mit Suchtreizen achtsam zu beobachten, ohne sie zu bewerten. Die Dokumentation hilft, den eigenen Umgang mit Suchtdruck besser zu verstehen, Selbstwirksamkeit zu fördern und Lernfortschritte im Verlauf mehrerer Übungen sichtbar zu machen.

AB 69 Cue Exposure: Nachsorge

Dieses Reflexionsblatt dient der Nachbereitung der Cue Exposure-Übung. Es bietet Raum, persönliche Erfahrungen, Herausforderungen, Veränderungen und Überraschungen während und nach der Exposition zu reflektieren. Das Ziel ist eine vertiefte Auseinandersetzung mit dem eigenen Erleben und eine Integration der Erkenntnisse in den Therapieprozess.

Konsumlustanalyse

Die Lust zu konsumieren oder gar Suchtdruck entsteht selten »aus dem Nichts«. Meist geht ihnen eine konkrete Situation voraus – ein Auslöser (»Trigger«, »Cue«), der innerlich oder äußerlich sein kann (z. B. Stress, Konflikte, Orte, Gerüche, Erinnerungen, der Wunsch nach Entspannung oder Belohnung etc.).

Jedes Verhalten ist das Ergebnis einer bestimmten Kette an Abläufen. Am Anfang dieser Kette steht eine Situation, auf die ein Gedanke folgt – eine Bewertung oder Einordnung der Situation, in der ich mich gerade befinde. Diese Einordnung führt zu einem damit verbundenen Gefühl und oft auch zu einem körperlichen Erleben. Dann erst folgt unser Verhalten.

Diese Kette sieht also so aus:

Situation → Gedanke → Gefühl → Körperliche Reaktion → Handlung / Verhalten

Diese Kette kann folglich auch zum Verhalten »Konsum von Drogen oder Alkohol« führen:

Situation/ Auslöser	**Automatischer Gedanke**	**Gefühl**	**körperliche Reaktion**	**Verhalten**	**Bewertung im Nachhinein**
Streit mit meiner Partnerin am Abend – sie wirft mir vor, mich nicht wirklich zu verändern	»Sie hat recht. Ich schaffe das sowieso nicht. Ich bin eine Enttäuschung.«	Hilflosigkeit (80/100) Traurigkeit (70/100) Scham (60/100)	Druck auf der Brust, flacher Atem, Unruhe in den Beinen	Starker Wunsch, Alkohol zu trinken – kurz überlegt, zur Tankstelle zu gehen	Der Gedanke »Ich bin eine Enttäuschung« war übertrieben. Ich habe den Druck ausgehalten, ohne zu konsumieren – darauf bin ich jetzt stolz.

Indem Sie lernen, Ihre Gedanken und Gefühle frühzeitig zu erkennen und zu hinterfragen, können Sie den Kreislauf durchbrechen und neue, gesündere Reaktionen aufbauen. Im Beispiel in der Tabelle könnte der automatische Gedanke (die Bewertung der Situation) auch lauten: »Sie ist selbst überfordert und weiß nicht, wohin mit ihrem Ärger« – dies würde nicht zu Hilflosigkeit und Traurigkeit führen, sondern vielleicht zu Verständnis und Empathie. In der Folge müsste dann nicht konsumiert werden, um die ursprünglichen, negativen Gefühle zu vermeiden (wegzudrücken).

Konsumlustanalyse

Anleitung
Sammeln Sie mithilfe der Tabelle Situationen, in denen Sie Lust zu konsumieren verspürt haben. Notieren Sie Ihre Erfahrungen möglichst zeitnah nach der Situation. Füllen Sie die Tabelle vollständig aus. Es geht nicht darum, perfekt zu sein, sondern ehrlich zu reflektieren.

Tipp: Versuchen Sie auch, die Stärke Ihrer Gefühle wahrzunehmen (auf einer Skala von 1 bis 100).

Situation / Auslöser	**Automatischer Gedanke**	**Gefühl**	**körperliche Reaktion**	**Verhalten**	**Bewertung im Nachhinein**

© Krämer, Therapie-Tools Transtheoretisches Modell bei stoffgebundenen Süchten. Beltz, 2026

Konsum-Bedürfnis-Collage

Diese kreative Übung hilft Ihnen dabei, die tieferliegenden Bedürfnisse hinter dem Konsum besser zu verstehen. Oft geht es beim Substanzgebrauch nicht nur um Rausch oder Entspannung, sondern um etwas sehr Menschliches: Nähe, Intensität, Selbstvergessenheit, Sicherheit, Verbundenheit, Spaß etc.

Einstieg: Worum geht es bei dieser Übung?
Viele Konsumierende berichten, dass sie in bestimmten Momenten konsumieren, um »mehr« zu erleben:
- mehr Intensität beim Sex, in der Musik, im Gespräch
- mehr Entspannung in der Freizeit
- mehr Selbstsicherheit in sozialen Situationen
- mehr Nähe, Verbundenheit, Mut etc.

Mit dieser Collage gehen Sie der Frage nach: *Was hole ich mir durch den Konsum – was fehlt mir ohne?*

Anleitung für die Collage
Materialien:
- Zeitschriften, Bilder, Ausdrucke, Marker, Kleber, Papier usw.
- optional: Ergänzen Sie Wörter, Symbole, Farben.

Aufgabe
Gestalten Sie eine Collage, die symbolisiert …
- in welchen Momenten Sie konsumiert haben,
- welche inneren Zustände Sie dadurch erreichen wollten,
- welche Gefühle oder Bedürfnisse hinter Ihrem Konsum stehen und
- was Sie durch den Konsum gesucht haben.

Die Collage darf emotional, widersprüchlich, wild oder reduziert sein.
Es geht *nicht* darum, ein »schönes« Bild zu gestalten, sondern ein *ehrliches*.

Jetzt sind Sie dran: Erarbeiten Sie Ihre Collage!

Reflexion zur Collage
Wenn Sie fertig sind, beantworten Sie bitte folgende Fragen:

Welche Motive oder Symbole tauchen in Ihrer Collage häufig auf?

....

....

....

Konsum-Bedürfnis-Collage

Gibt es wiederkehrende Themen oder Bedürfnisse?

....

....

Was hat Sie in Ihrer Collage überrascht?

....

....

Was davon könnten Sie auch ohne Substanz anstreben – auf andere Weise?

....

....

Impuls-Aufgabe
Präsentieren Sie Ihre Collage einer anderen Person (z. B. einer Therapeutin, einem guten Freund, einem Mitpatienten) oder einer Gruppe und sprechen Sie darüber – tauschen Sie Ihre Gedanken und Gefühle miteinander aus.

 © Krämer, Therapie-Tools Transtheoretisches Modell bei stoffgebundenen Süchten. Beltz, 2026

Alternativen zur Konsumfunktion

Der Konsum von Suchtmitteln oder bestimmte Verhaltensweisen (z. B. Gaming, Pornografie) erfüllen oft eine bestimmte Funktion – etwa Beruhigung, Ablenkung, Belohnung oder das Gefühl von Kontrolle. Entwickeln Sie *gesunde Alternativen* für diese Funktionen, die langfristig tragfähiger sind.

Anleitung

Bitte überlegen Sie:

- Was habe ich mir durch den Konsum »geholt« oder »verschafft«?
- Was könnte ich stattdessen tun, um dieses Bedürfnis zu erfüllen – ohne Konsum?

Verwenden Sie für jede von Ihnen konsumierte Substanz ein eigenes Arbeitsblatt.

Substanz: ....

Was war die Funktion dieser Substanz? Warum habe ich gerade diese Substanz konsumiert?

....

....

Was hätte ich (meistens) wirklich in den Momenten des Konsums gebraucht?

....

....

Wenn ich ehrlich zu mir bin – was fehlt mir in den typischen Konsumsituationen eigentlich? Welches Bedürfnis liegt hinter meinem Konsum?

....

....

....

....

....

Alternativen zur Konsumfunktion

Neue Wege: Wie kann ich mir das holen, was ich eigentlich brauche?
Welche gesünderen Strategien oder Verhaltensweisen könnten diese Funktion in Zukunft übernehmen? (z. B. Gespräche, Bewegung, Achtsamkeit, kreative Tätigkeiten, Skills etc.)

Was kann ich tun? Was ist eine gesunde Alternative für diese Funktion?	Welche Vorteile habe ich durch diese Alternative?

Merksatz
Formulieren Sie einen Satz, der Ihnen hilft, in einer typischen Konsumsituation an Ihre Alternative zu denken:

Wenn ich mich .... fühle, dann kann ich statt zu konsumieren Folgendes tun: ....

© Krämer, Therapie-Tools Transtheoretisches Modell bei stoffgebundenen Süchten. Beltz, 2026

Wer bin ich ohne Konsum?

Wenn ein Leben lange von Konsum geprägt war, kann es sich so anfühlen, als bestünde die eigene Identität *nur* daraus, wer man mit Konsum war, mit wem man Zeit verbracht hat, was einem »wichtig« war. Doch Identität ist mehr – sie ist vielfältig, wandelbar und trägt auch Anteile in sich, die unter der Oberfläche überlebt haben.

Es geht um die Frage: *Wer bin ich – wenn ich mich nicht mehr über den Konsum definiere?*

Und auch: *Wie möchte ich in Zukunft als abstinenter Mensch sein?*

Wir nutzen in diesem Arbeitsblatt das Identitätsmodell der fünf Säulen nach Petzold (1992). Diese helfen, das eigene Leben als ein System zu verstehen, das aus verschiedenen tragenden Elementen besteht – und das auch ohne Substanz tragfähig sein kann.

Die fünf Säulen der Identität nach Petzold

(1) Körper und Leiblichkeit
Wie nehme ich meinen Körper wahr?
Was tut mir körperlich gut?
Wie gehe ich mit meinem Körper um?

(2) Soziale Beziehungen
Wer ist mir wichtig?
Welche Beziehungen tragen mich?
Wer unterstützt mich im suchtfreien Leben?

(3) Arbeit und Leistung
Wo kann ich mich einbringen?
Was kann ich gut?
Welche Rolle spielt Arbeit für mein Selbstbild?

(4) Materielle Sicherheit
Wie ist meine finanzielle Situation?
Was bedeutet Sicherheit für mich?
Was möchte ich verbessern?

(5) Werte, Sinn, Spiritualität
Was gibt meinem Leben Sinn?
Welche Werte sind mir wichtig?
Woran möchte ich glauben oder mich orientieren?

Anleitung
Sie sind die Silhouette im Mittelpunkt. Tragen Sie drumherum alles ein, was zu Ihrer suchtfreien Identität gehört. Orientieren Sie sich an den Säulen der Identität und reflektieren Sie im Anschluss mithilfe der Fragen Ihr Arbeitsergebnis.

Tipp: Drucken Sie das Arbeitsblatt auf DIN A3 aus.

© Krämer, Therapie-Tools Transtheoretisches Modell bei stoffgebundenen Süchten. Beltz, 2026

Wer bin ich ohne Konsum?

Körper und Leiblichkeit

Soziale Beziehungen

Arbeit und Leistung

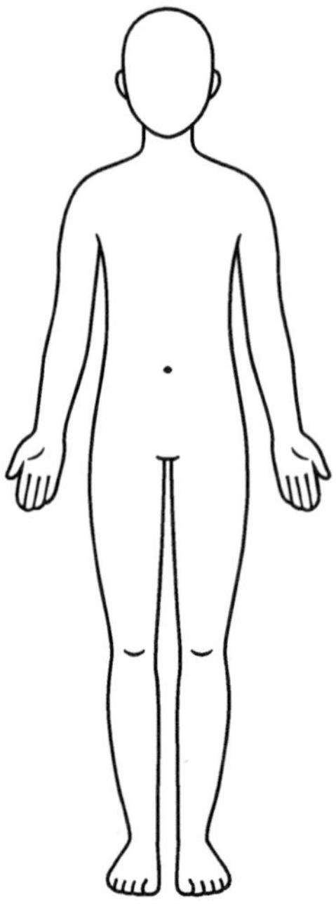

Materielle Sicherheit

Werte, Sinn, Spiritualität

Notizen

Wie fühlt sich das Leben ohne Substanz an?

 © Krämer, Therapie-Tools Transtheoretisches Modell bei stoffgebundenen Süchten. Beltz, 2026

Wer bin ich ohne Konsum?

Welche Säulen sind gerade stabil – welche brauchen mehr Aufmerksamkeit?

....

....

....

Welche Teile Ihrer Identität waren bisher von Ihrem Konsumverhalten überlagert?

....

....

....

Welche Teile Ihrer Identität möchten Sie neu entdecken oder aufbauen?

....

....

....

Was für eine Art Mensch möchten Sie ohne Konsum sein?

....

....

....

Suchtfreie Zeit

Eine suchtfreie Zeit ist keine Selbstverständlichkeit. Sie ist ein Erfolg, ganz egal, ob es nun Tage, Wochen oder Monate sind. Jeder Tag, an dem Sie nicht konsumieren, ist ein Zeichen für Ihre Fähigkeit, Veränderungen zu gestalten und Rückschläge zu vermeiden.

Schauen Sie einmal genau hin – auf Ihre aktuelle (oder eine zurückliegende) abstinente Zeit
Was war in dieser Zeit anders? Was hat Ihnen geholfen, abstinent zu bleiben? Was können Sie daraus für die Zukunft mitnehmen? Ziel ist es, Ihre persönlichen Ressourcen sichtbar zu machen.

So lange bin / war ich bereits abstinent: ....

Was war in dieser Zeit anders als in Konsumzeiten?

....

....

....

Welche Gedanken oder Entscheidungen haben mir geholfen, nicht zu konsumieren?

....

....

....

Welche Personen oder Situationen haben mich unterstützt?

....

....

....

Was habe ich in dieser Zeit ohne Konsum getan, um mich gut zu fühlen?

....

....

....

 © Krämer, Therapie-Tools Transtheoretisches Modell bei stoffgebundenen Süchten. Beltz, 2026

Suchtfreie Zeit

Was habe ich bewusst vermieden oder verändert?
(z. B. bestimmte Orte, Situationen, Kontakte)

....

....

....

Meine persönlichen Ressourcen
Drei Dinge, auf die ich stolz bin:

(1) ....

(2) ....

(3) ....

Drei Fähigkeiten, die ich in dieser Zeit genutzt habe:

(1) ....

(2) ....

(3) ....

Für die Zukunft mitnehmen
Was möchte ich in Zukunft wieder genauso machen?

....

....

....

Was kann mir helfen, auch an schwierigen Tagen suchtfrei zu bleiben?

....

....

....

© Krämer, Therapie-Tools Transtheoretisches Modell bei stoffgebundenen Süchten. Beltz, 2026

Was bedeutet Co-Abhängigkeit?

Co-Abhängigkeit bezeichnet ein Beziehungsmuster, das häufig im Umfeld von suchtkranken Menschen entsteht. Dabei richtet sich das Verhalten einer nahestehenden Person – z. B. eines Partners, Elternteils oder Freundes – zunehmend auf die Sucht der Betroffenen aus. Die co-abhängige Person versucht oft, zu helfen oder zu kontrollieren, übernimmt Verantwortung oder deckt das Suchtverhalten – häufig mit dem Ziel, Schaden abzuwenden.

Auch wenn diese Handlungen meist gut gemeint sind, können sie das Suchtverhalten ungewollt stabilisieren und die eigene psychische Gesundheit beeinträchtigen.

Typische Merkmale von Co-Abhängigkeit

Menschen mit co-abhängigem Verhalten zeigen häufig einige der folgenden Muster:

- übermäßige Fürsorge: ständiges Kümmern um die betroffene Person – auch auf Kosten der eigenen Bedürfnisse
- Kontrollversuche: Versuche, das Verhalten der abhängigen Person zu steuern oder zu beeinflussen (z. B. durch Drohungen, Verbote oder Regeln)
- Verleugnung und Beschönigung: Das Problem wird nach außen verharmlost, oft aus Scham oder Angst vor Stigmatisierung.
- emotionale Abhängigkeit: Die eigene Identität oder das Selbstwertgefühl hängt stark von der Beziehung zur suchtkranken Person ab.
- Übernahme von Verantwortung: Schuldgefühle oder der Glaube, für die Sucht des anderen (mit) verantwortlich zu sein
- Verlust der Selbstfürsorge: Eigene Bedürfnisse, Interessen und Grenzen werden vernachlässigt.

Beispiel • »Anna und Timo« – eine kurze Geschichte über Co-Abhängigkeit

Anna ist 35 Jahre alt. Sie arbeitet als Krankenschwester in Teilzeit, kümmert sich um ihren Sohn, den Haushalt – und um Timo.

Timo ist ihr Partner. Seit drei Jahren ist er arbeitslos. Und er trinkt. An schlechten Tagen bleibt er im Bett, ist gereizt, macht Anna Vorwürfe. An guten Tagen verspricht er aufzuhören. Anna glaubt ihm. Immer wieder.

Anfangs hat Anna versucht, ihm zu helfen: Sie hat den Alkohol weggeschüttet, Entgiftungstermine organisiert, mit dem Hausarzt gesprochen. Später hat sie begonnen, seine Ausfälle zu decken: »Timo ist krank«, sagt sie auf ihrer Arbeit, wenn er sie mal wieder betrunken von der Spätschicht abgeholt hat.

Sie vermeidet Besuche bei Freunden. Lügen gehört zu ihrem Alltag. Sie hat das Gefühl, alles allein stemmen zu müssen – und trotzdem nicht zu genügen.

Manchmal sagt sie sich: »Wenn ich mich nur noch ein bisschen mehr anstrenge, wird alles gut.«

Aber es wird nicht besser. Im Gegenteil: Anna schläft schlecht, hat oft Magenkrämpfe und weint heimlich auf der Toilette.

In der Selbsthilfegruppe sagt eine Frau zu ihr: »Du bist nicht schuld an seiner Sucht. Und du kannst ihn nicht retten – nur dich selbst.«

Das ist der Moment, in dem Anna zum ersten Mal über ihr eigenes Verhalten nachdenkt.

© Krämer, Therapie-Tools Transtheoretisches Modell bei stoffgebundenen Süchten. Beltz, 2026

Was bedeutet Co-Abhängigkeit?

Wie entsteht Co-Abhängigkeit?

Co-abhängiges Verhalten ist kein »Fehler«, sondern entwickelt sich oft aus einem Wunsch nach Nähe, Liebe und Sicherheit. Besonders gefährdet sind Menschen, die …

- in ihrer Herkunftsfamilie instabile oder suchtspezifische Erfahrungen gemacht haben (z. B. Eltern mit Suchterkrankungen),
- in Beziehungen leben, in denen sie dauerhaft Verantwortung für andere übernehmen müssen oder
- ein geringes Selbstwertgefühl oder große Angst vor dem Verlassenwerden haben.

Diese Muster entstehen häufig unbewusst und setzen sich oft über viele Jahre hinweg fort.

Warum ist es wichtig, Co-Abhängigkeit zu erkennen?

Co-Abhängigkeit ist kein offizielles Krankheitsbild, kann aber stark belastend sein – psychisch, emotional und körperlich. Viele Angehörige entwickeln mit der Zeit selbst Symptome wie:

- Erschöpfung, Schlafstörungen, Ängste oder depressive Verstimmungen
- Schuldgefühle oder Scham
- Verlust sozialer Kontakte und Isolation

Für den Genesungsprozess des suchtkranken Menschen ist es hilfreich, wenn auch das Umfeld lernt, gesunde Grenzen zu setzen und Verantwortung abzugeben. Nur wenn alle Beteiligten ihre Rolle überdenken, kann sich ein neues, stabileres Beziehungsmuster entwickeln.

Was hilft bei Co-Abhängigkeit?

Der erste Schritt ist, das eigene Verhalten zu erkennen – ohne Schuld oder Selbstvorwürfe. Dabei hilft:

- Beratung und Angehörigengespräche
- Gruppenangebote für Angehörige (z. B. Al-Anon, Nar-Anon, Selbsthilfegruppen)
- psychotherapeutische Begleitung
- Austausch mit anderen Betroffenen

Ziel ist es, Verantwortung wieder zurückzugeben, die eigenen Bedürfnisse ernst zu nehmen und Selbstfürsorge zu stärken.

Was bedeutet das für Sie?

Auch Sie können in Beziehungen co-abhängige Muster erlebt oder übernommen haben (z. B. im Elternhaus oder in Partnerschaften). Es kann heilsam sein, diese Erfahrungen zu reflektieren und zu erkennen, wie sie mit Ihrer Sucht zusammenhängen.

Vielleicht haben auch Menschen in Ihrem Umfeld co-abhängiges Verhalten gezeigt – aus Liebe, Angst oder Unsicherheit. Es ist wichtig, darüber zu sprechen, ohne Schuld zuzuweisen. Co-Abhängigkeit entsteht im Zusammenspiel – doch auch Veränderung kann so beginnen.

© Krämer, Therapie-Tools Transtheoretisches Modell bei stoffgebundenen Süchten. Beltz, 2026

Wiedergutmachung

Wiedergutmachung bedeutet auch, Verantwortung für verursachten Schaden zu übernehmen. Viele Schäden lassen sich nicht ungeschehen machen. Manche Beziehungen bleiben belastet oder sind sogar zerbrochen. Aber das bedeutet nicht, dass Sie nichts mehr tun können. Wiedergutmachung ist keine Garantie für Vergebung – sie ist ein Schritt in Richtung Verantwortung und Entwicklung.

Auch im Zwölf-Schritte-Programm (2001, S. 77) der Anonymen Alkoholiker (AA) nimmt die Wiedergutmachung einen zentralen Platz ein:

> *»Wir machten eine Liste aller Personen, denen wir Schaden zugefügt hatten, und waren bereit, ihnen allen diesen Schaden wieder gutzumachen.«*

Diese Haltung ist nicht religiös gebunden (ein Vorurteil gegenüber AA). Sie lädt dazu ein, nicht nur aufzuräumen, sondern auch etwas zurückzugeben – sich selbst und anderen.

Schritt 1: Rückblick auf die Schadensaufnahme
Nehmen Sie Ihr bekanntes Arbeitsblatt »Schadensaufnahme« zur Hand. Erinnern Sie sich:
Wem haben Sie geschadet? Was ist bei anderen »zurückgeblieben«?

Schritt 2: Wiedergutmachung vorbereiten
Überlegen Sie: Wem möchte ich besonders gern etwas zurückgeben?
Nutzen Sie hierfür die Aufstellung dieses Arbeitsblattes.

Tipp

Auch symbolische Gesten (z. B. jemand anderem helfen, sich sozial engagieren) können Formen von Wiedergutmachung sein – besonders, wenn direkte Kontakte nicht mehr möglich oder sinnvoll sind.

Schritt 3: Handeln Sie!
Wiedergutmachung findet durch Handeln statt – nicht nur dadurch, dass Sie darüber nachdenken.

Abschlusssatz. Formulieren Sie zum Schluss einen Satz, der Ihre Haltung beschreibt. Zum Beispiel: »Ich weiß, dass ich nicht alles rückgängig machen kann, aber ich möchte Verantwortung übernehmen – für mich und für andere.«

Mein Satz

....

....

....

© Krämer, Therapie-Tools Transtheoretisches Modell bei stoffgebundenen Süchten. Beltz, 2026

Wiedergutmachung

Geschädigte Person: ....

Wie sah der Schaden aus?	Was möchte ich zurückgeben?	Was ändert sich durch meine Wiedergutmachung für die Person?

Geschädigte Person: ....

Wie sah der Schaden aus?	Was möchte ich zurückgeben?	Was ändert sich durch meine Wiedergutmachung für die Person?

Geschädigte Person: ....

Wie sah der Schaden aus?	Was möchte ich zurückgeben?	Was ändert sich durch meine Wiedergutmachung für die Person?

Geschädigte Person: ....

Wie sah der Schaden aus?	Was möchte ich zurückgeben?	Was ändert sich durch meine Wiedergutmachung für die Person?

Geschädigte Person: ....

Wie sah der Schaden aus?	Was möchte ich zurückgeben?	Was ändert sich durch meine Wiedergutmachung für die Person?

Mein Suchtsystem

Sucht entsteht nicht im luftleeren Raum. Sie ist Teil eines Systems: von Beziehungen, Erwartungen, Rollen und unausgesprochenen Dynamiken. Dieses Arbeitsblatt hilft Ihnen, zu erkennen, welche Rolle andere Menschen in Ihrem Konsum- und Suchtgeschehen spielen (und es vielleicht sogar gestützt haben).

Reflexionsfragen

Bitte schauen Sie sich die folgenden Fragen an – und denken darüber nach. Es gibt kein Richtig oder Falsch.

Wichtig

Es geht nicht nur um direkte Unterstützung, sondern auch um »passives Mitspielen«. Oft reicht es schon, nichts zu sagen, um ein Verhalten stabil zu halten.

- Wer hat mir Geld gegeben, obwohl klar war, wofür ich es verwenden würde?
- Wer hat mich gedeckt, wenn ich gelogen habe oder nicht auftauchen konnte?
- Wer hat mit mir konsumiert – obwohl er oder sie selbst sonst kaum konsumiert hat?
- Wer hat mein Verhalten entschuldigt, vor anderen verteidigt oder verharmlost?
- Wer hat zwar gesagt, dass ich ein Problem habe, aber nie Konsequenzen gezogen?
- Wer hat sich von mir abhängig gemacht – emotional, organisatorisch oder finanziell?

Visualisierungsübung: Das Suchtsystem

Mit diesen Überlegungen im Hinterkopf nutzen Sie die »Zielscheibe« und platzieren Sie darin die Menschen, die in irgendeiner Weise mit Ihrer Sucht zu tun hatten und/oder noch zu tun haben.

- Nähe und Distanz: Je näher eine Person zu Ihnen steht, desto bedeutsamer war oder ist sie für Ihr Suchtverhalten.
- Verteilen Sie Rollen: Schreiben Sie diese neben die eingezeichnete Person; Sie dürfen auch selbst benannte Rollen vergeben.

Rolle	Beschreibung
Retter	Schützt die abhängige Person ständig, löst Probleme und verhindert Eigenverantwortung. Stabilisiert das System durch Überfürsorglichkeit.
Kontrolleur	Überwacht und kontrolliert das Konsumverhalten. Verkleidet Kontrolle als Fürsorge.
Verleugner	Blendet das Suchtproblem aus, verharmlost oder entschuldigt es. Trägt zur Aufrechterhaltung des Systems bei.
Mittrinker	Konsumiert mit, um Nähe zu erzeugen oder Konflikte zu vermeiden. Legitimiert das Verhalten der abhängigen Person.
Stiller Dulder	Erträgt die Situation schweigend und leidet still. Durch Passivität wird das System nicht gestört.

© Krämer, Therapie-Tools Transtheoretisches Modell bei stoffgebundenen Süchten. Beltz, 2026

Mein Suchtsystem

Rolle	Beschreibung
Draufgänger	Provoziert oder sucht selbst extreme Situationen. Ist emotional verstrickt, stabilisiert das System indirekt.
Gegenspieler	Kritisiert scheinbar das Verhalten, bleibt aber emotional gebunden und zieht keine echten Konsequenzen.
Märtyrer	Stellt sich selbst komplett zurück, übernimmt übermäßige Verantwortung. Hofft auf Dankbarkeit oder Veränderung.
Krankenpfleger	Betrachtet die abhängige Person als erkranktes Opfer, übernimmt pflegerische Rolle. Verstärkt Abhängigkeit unbewusst.
Ablenker	Versucht durch Humor oder Ablenkung Spannungen zu überspielen. Verhindert Auseinandersetzung mit dem Problem.

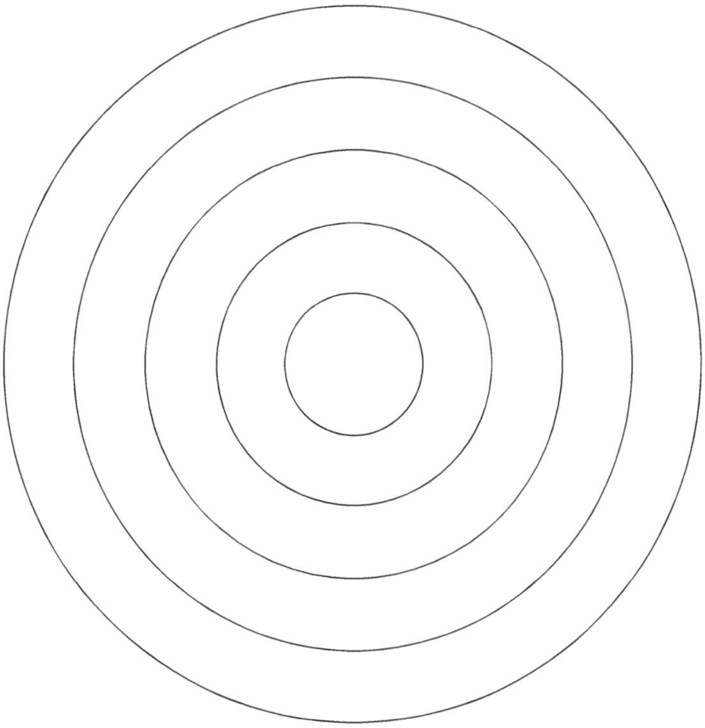

Notizen

....

....

....

© Krämer, Therapie-Tools Transtheoretisches Modell bei stoffgebundenen Süchten. Beltz, 2026

Mein Suchtsystem

Auswertung und Reflexion

Was würde passieren, wenn Sie aus diesem System »aussteigen« würden?

....

....

....

Wer würde sich entlastet fühlen? Und warum?

....

....

....

Wer wäre möglicherweise irritiert oder überfordert? Und warum?

....

....

....

Wer hätte explizit etwas gegen Ihren Ausstieg aus dem System? Und warum?

....

....

....

 © Krämer, Therapie-Tools Transtheoretisches Modell bei stoffgebundenen Süchten. Beltz, 2026

Unterstützungsnetz aktivieren

Oft fällt es uns schwer, Hilfe zu erbitten – besonders, wenn man nicht weiß, wen man ansprechen soll und wie man die Bitte formulieren soll. Identifizieren Sie für Sie wichtige Bezugspersonen oder Institutionen. Überlegen Sie auch, wie Sie konkret um Hilfe bitten möchten / können.

Mein soziales Unterstützungsnetz / das soziale Atom

Ergänzen Sie das sogenannte soziale Atom. Tragen Sie Personen oder Institutionen ein, die Ihnen Hilfe, Trost, Struktur oder Orientierung geben können. Je wichtiger Ihnen eine Person / Institution ist, desto näher platzieren Sie diese zur Mitte hin.

Beispiele

- Partner oder Partnerin
- Freundeskreis
- Kollegen oder Kolleginnen
- Therapeut oder Therapeutin
- Nachbarschaft
- Selbsthilfegruppe
- Beratungsstelle
- Tier (z. B. Hund)
- symbolische Bezugsperson

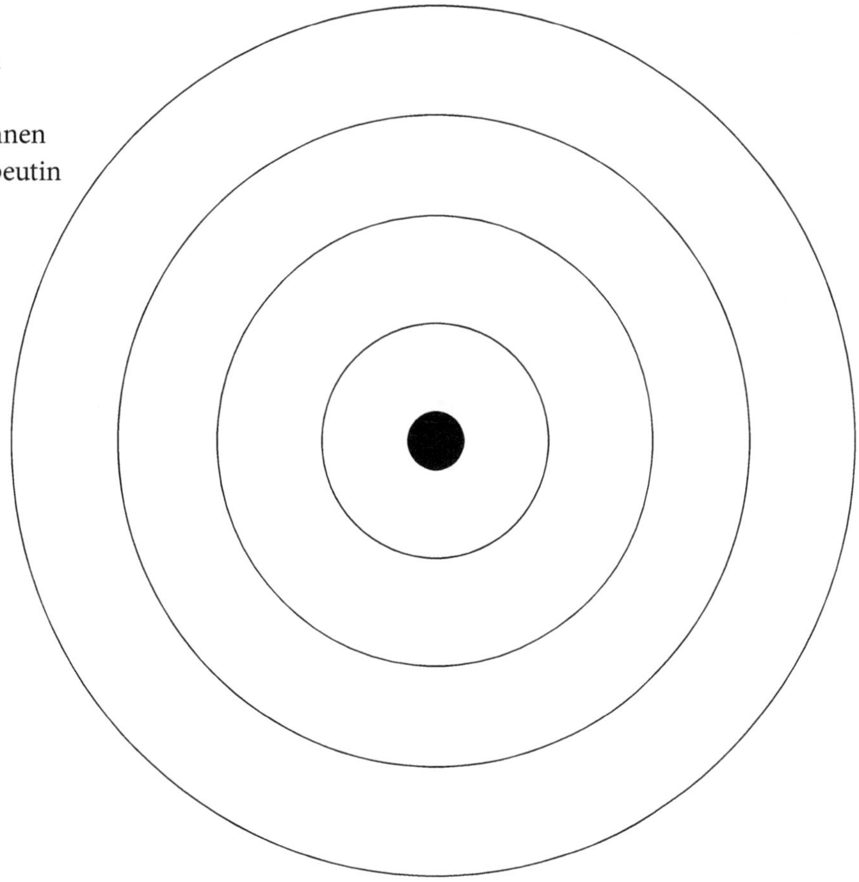

Notizen

© Krämer, Therapie-Tools Transtheoretisches Modell bei stoffgebundenen Süchten. Beltz, 2026

Unterstützungsnetz aktivieren

Was möchte ich von dieser Person / Institution?

Erarbeiten Sie in der Tabelle, wie die jeweilige Unterstützung aussehen soll und wie Sie den Kontakt (das Hilfegesuch) aufnehmen möchten (z. B. Gespräch, Nachricht, Brief, Termin, indirekte Botschaft etc.).

Beispielsätze für eine Bitte um Unterstützung

- »Ich merke gerade, dass ich Unterstützung brauche, aber nicht weiß, wie ich es sagen soll … Darf ich ehrlich sein?«
- »Kannst du mir für einen Moment zuhören, ohne gleich eine Lösung zu haben?«
- »Ich bin in einer schwierigen Phase und es würde mir helfen, wenn du …«
- »Ich weiß, dass du viel um die Ohren hast, aber ich habe gerade das Gefühl, ich brauche jemanden, der …«
- »Ich will gar nicht alles erzählen, aber es würde mir helfen, wenn wir mal …«

Was möchte ich von dieser Person?

Person / Institution	In welcher Beziehung stehe ich zu ihr?	Wie soll die Unterstützung aussehen?	Wie spreche ich sie an?	Wann spreche ich sie an?

© Krämer, Therapie-Tools Transtheoretisches Modell bei stoffgebundenen Süchten. Beltz, 2026

Gespräch mit einer wichtigen Bezugsperson

Der Weg aus der Abhängigkeit betrifft nicht nur Sie allein – sondern oft auch die Menschen, die Ihnen nahestehen. In dieser Phase der Veränderung kann es hilfreich sein, aktiv das Gespräch mit einer wichtigen Bezugsperson zu suchen: um über Ihre Situation zu sprechen, Verständnis zu fördern, Unterstützung zu erbitten oder klare Grenzen zu setzen. Um wen es geht? Um jede Person, die in Ihrem Leben eine wichtige Rolle spielt und deren Beziehung zu Ihnen Ihnen am Herzen liegt.

Solche Gespräche können schwierig sein, daher sollten Sie gut vorbereitet sein. Sie definieren Ihre Ziele, klären mögliche Stolpersteine und entwickeln eine konkrete Gesprächsstrategie. Damit machen Sie einen mutigen Schritt in Richtung Klärung und Selbstbestimmung – und stärken gleichzeitig Ihre sozialen Ressourcen.

Zielperson

Mit wem möchte ich sprechen? ....

Ziel des Gesprächs

Was möchte ich erreichen?

(Beispiele: Verständnis fördern, offen über meine Situation sprechen, Unterstützung erbitten, um Vergebung bitten, Grenzen setzen, alte Verletzungen ansprechen etc.)

....

....

Meine Hauptbotschaften

Was soll bei meinem Gegenüber ankommen?

....

....

Schwierige Themen

Was könnte schwierig oder emotional werden?

....

....

Wie kann ich damit umgehen?

....

....

Gespräch mit einer wichtigen Bezugsperson

Ich erwarte …
Was erhoffe ich mir von meinem Gegenüber?

Was ist realistisch?

Ich möchte vermeiden …
Was soll nicht passieren?

Wie kann ich das verhindern?

Unterstützungsstrategie
Wer kann mir helfen, mich vorzubereiten?

Was brauche ich, um ruhig und klar zu bleiben?

Terminfindung
Wann könnte / soll das Gespräch stattfinden?

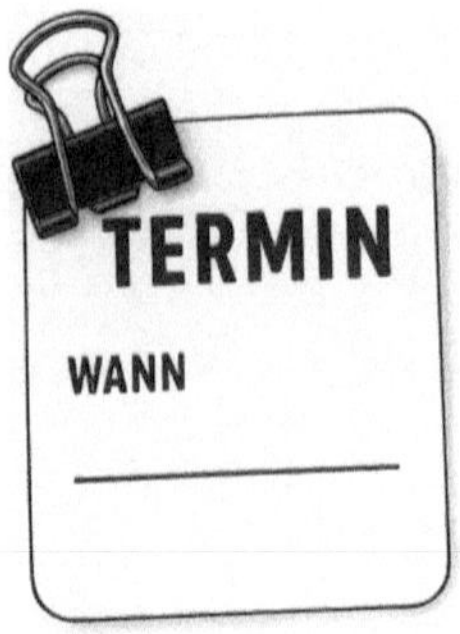

© Krämer, Therapie-Tools Transtheoretisches Modell bei stoffgebundenen Süchten. Beltz, 2026

Suchtdruck: Was ist das eigentlich?

Der Begriff Suchtdruck, oft auch als Craving bezeichnet, beschreibt das intensive, oft kaum kontrollierbare Verlangen nach einem Konsumverhalten, das bei Menschen mit Abhängigkeitserkrankungen auftreten kann – selbst nach längerer Abstinenz. Craving ist kein Ausdruck von Willensschwäche, sondern ein zentrales Kriterium von Suchterkrankungen.

Dabei kann Suchtdruck sehr unterschiedlich erlebt werden:
- als körperliches Drängen
- als psychisches Verlangen
- als innerer Zwang
- als automatisches Handlungsskript

Es handelt sich also um ein vielschichtiges Phänomen, das emotional, kognitiv (gedankliche Prozesse), körperlich und neurobiologisch verstanden werden muss.

Was passiert im Gehirn?

Im Mittelpunkt steht das mesolimbische Dopaminsystem, das häufig als »Belohnungssystem« bezeichnet wird. Es ist zuständig für Motivation, Anreizverarbeitung und das Erlernen von Verhaltensgewohnheiten.

Bei wiederholtem Substanzkonsum kommt es zu mehreren Veränderungen im Gehirn:
- Die Substanz aktiviert das Dopaminsystem weit über das Maß natürlicher Reize hinaus.
- Es kommt zur »Sensitization«: Das Gehirn reagiert zunehmend stärker auf Reize, die mit dem Konsum verbunden sind.
- Reize wie z. B. ein bestimmter Ort, eine Stimmung oder ein Geräusch können dann automatisch Suchtdruck auslösen, selbst wenn keine Substanz mehr konsumiert wird.
- Die Reaktion erfolgt schneller, automatischer und mit zunehmender Entkopplung von bewussten Entscheidungen.

Das bedeutet: Craving ist erlernt – aber auch tief in den automatisierten Motivations- und Belohnungsprozessen des Gehirns verankert.

Info

Diese Veränderungen sind nicht irreversibel, sie lassen sich durch neurobiologische Erholung und Verhaltenstraining positiv beeinflussen – aber sie machen deutlich, warum Rückfälle selbst nach langer Abstinenz möglich sind.

Wie entsteht Craving im Alltag?

Suchtdruck entsteht selten »aus dem Nichts«. Meist geht ihm eine konkrete *Situation* voraus – ein Auslöser, der innerlich oder äußerlich sein kann (z. B. Stress, Konflikte, Orte, Gerüche, Erinnerungen).

Auf diese Situation folgt ein *automatischer Gedanke*, oft unbewusst (z. B. »Das halte ich nicht aus«, »Einmal ist keinmal«, »Ich habe es mir verdient«). Solche Bewertungen aktivieren *Gefühle* wie Anspannung, Frust, Leere oder Angst. Diese Gefühle können wiederum *körperlich spürbar* werden (z. B. Herzklopfen, Nervosität) und münden in eine starke *Handlungsneigung* – den Impuls zu konsumieren, um Erleichterung zu spüren.

© Krämer, Therapie-Tools Transtheoretisches Modell bei stoffgebundenen Süchten. Beltz, 2026

Suchtdruck: Was ist das eigentlich?

Der Kreislauf sieht also so aus:

Situation → Gedanke → Gefühl → Körperliche Reaktion → Handlungsimpuls / Suchtdruck

Formen von Suchtdruck

Entsprechend können auch verschiedene Formen von Suchtdruck unterschieden werden, je nach Art des Auslösers:

- **physiologisch**: z. B. nach körperlichem Entzug (häufig zu Beginn der Abstinenz)
- **emotional getriggert**: z. B. durch Stress, Ärger, Langeweile
- **konditioniert**: durch bestimmte Umgebungen, Personen, Rituale
- **kognitiv**: durch Gedanken wie »Ich könnte ja mal …« oder »Nur heute«

Indem Sie lernen, Ihre Gedanken und Gefühle frühzeitig zu erkennen und zu hinterfragen, können Sie den Kreislauf durchbrechen – und neue, gesündere Reaktionen aufbauen.

Der Verlauf von Suchtdruck: die Wellenmetapher

Viele Betroffene beschreiben Suchtdruck wie eine Welle, die sich langsam aufbaut, einen Höhepunkt erreicht und dann wieder verebbt. Diese Metapher ist klinisch sinnvoll und wird oft in der Therapie verwendet.

Typischer Verlauf

(1) Anstieg: Eine Situation löst erste Gedanken oder körperliche Signale aus.
(2) Höhepunkt: Das Verlangen wird sehr stark – die Versuchung zum Konsum ist maximal.
(3) Abschwung: Wenn kein Konsum erfolgt, nimmt die Intensität nach wenigen Minuten (meist 10–30 Minuten) wieder ab.
(4) Erholung: Nach Überstehen der Welle ist der Kopf wieder klarer – Stolz und Kontrolle können erlebt werden.

Wichtig: Auch starke Craving-Zustände sind nicht dauerhaft. Die Fähigkeit, diese »Welle zu surfen«, kann erlernt und trainiert werden.

Fazit

Suchtdruck ist ein normales und zu erwartendes Phänomen im Verlauf einer Suchterkrankung – besonders in der frühen Abstinenzphase. Er ist biologisch verankert, psychologisch erklärbar und psychotherapeutisch bearbeitbar. Entscheidend ist, ihn nicht zu pathologisieren, sondern als Lern- und Wachstumsimpuls zu begreifen: Er zeigt, wo eine alte Verknüpfung noch aktiv ist – und wo eine neue, gesündere Verbindung entstehen kann.

 © Krämer, Therapie-Tools Transtheoretisches Modell bei stoffgebundenen Süchten. Beltz, 2026

Umgang mit Suchtdruck: die Welle surfen

»Urge Surfing« (oder »Suchtdruck surfen«) ist eine Methode mit einem starken Fokus auf Achtsamkeit. Sie soll Ihnen helfen, mit Suchtdruck (Craving) nicht zu kämpfen, sondern ihn bewusst wahrzunehmen und durchzustehen – wie eine Welle, die anrollt, ihren Höhepunkt erreicht und wieder abflaut. Der entscheidende Gedanke dabei ist: *Ein Verlangen vergeht, auch wenn man ihm nicht nachgibt.*

Sie müssen es nicht kontrollieren, sondern lernen, es »auszuhalten«, ohne von ihm weggespült zu werden.

Die Craving-Welle

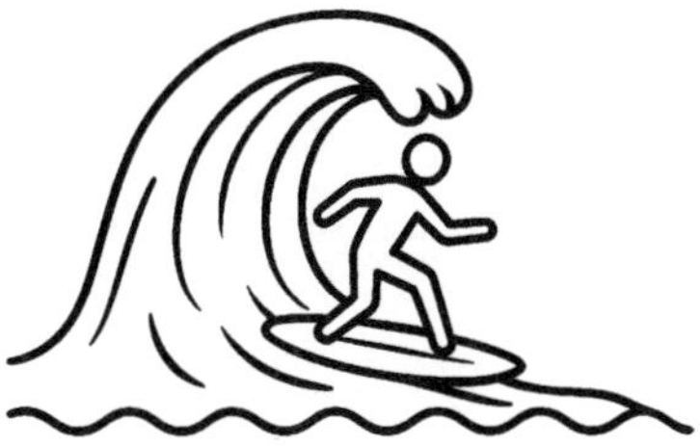

Stellen Sie sich vor, Suchtdruck ist wie eine Welle:

- ▶ Er baut sich auf → wird stärker → erreicht einen Höhepunkt → fällt ab.
- ▶ Meist dauert das Ganze **10 bis 30 Minuten.**
- ▶ Wenn Sie »mit der Welle gehen«, statt gegen sie anzukämpfen, verliert sie an Kraft.
- ▶ Wenn Sie sich gegen die Welle stellen, »haut sie Sie von den Füßen«.

Je öfter Sie das »Surfen« üben – auch in kleineren Situationen –, desto leichter wird es. Sie stärken Ihre emotionale Selbstregulation, Ihre Selbstwirksamkeit und die Fähigkeit, nicht automatisch zu reagieren.

Denken Sie daran: Der Suchtdruck ist wie eine Welle – Sie entscheiden, ob Sie auf ihr reiten oder unter ihr untergehen.

Anleitung: So surfen Sie eine Craving-Welle

Diese Übung hilft Ihnen, aufkommenden Suchtdruck bewusst zu beobachten – ohne in automatisches Verhalten zu verfallen. Üben Sie zuerst ohne Suchtdruck. Dann in Situationen, in denen Sie Konsumlust oder auch Suchtdruck verspüren.

Also: erst *üben*, dann *probieren* und schließlich *können.*

(1) Stopp!
Merken Sie: Eine Welle baut sich auf. Tun Sie jetzt nichts – nur beobachten.

(2) Atmen
Lenken Sie Ihre Aufmerksamkeit auf Ihren Atem. Tief durch die Nase ein, langsam durch den Mund aus. Wiederholen Sie das bewusst.

(3) Beobachten
- Wo im Körper spüren Sie den Suchtdruck (z. B. in der Brust, auf der Haut, im Kopf)?
- Welche Gedanken tauchen auf?
- Welche Gefühle sind da?

(4) Benennen
Sagen Sie innerlich: »Ich spüre gerade ein starkes Verlangen« oder »Da ist Druck, aber ich bin nicht der Druck«.

(5) Aushalten
Bleiben Sie auf der Welle. Erinnern Sie sich: *Sie wird vorbeigehen.* Vielleicht ist sie unangenehm – aber nicht gefährlich.

(6) Abschwung beobachten
Irgendwann lässt der Druck nach. Spüren Sie bewusst: Ihre Gedanken werden ruhiger, Ihr Körper wird entspannter.

Umgang mit Suchtdruck: die Welle surfen

Nutzen Sie die Fragen zur Reflexion, nachdem Sie das Wellensurfen ausprobiert haben.

Reflexion

Was war der Auslöser für den Suchtdruck?

....

....

Welche Gedanken und Gefühle waren damit verbunden?

....

....

Wie habe ich ihn körperlich gespürt?

....

....

Was habe ich konkret getan, um die Welle zu surfen?

....

....

Wie hat sich das Verlangen verändert?

....

....

Was habe ich aus dieser Situation gelernt?

....

....

© Krämer, Therapie-Tools Transtheoretisches Modell bei stoffgebundenen Süchten. Beltz, 2026

Triggeranalyse

Was ist ein Trigger? Ein Trigger (auch »Cue« genannt) ist ein Reiz, der das Verlangen nach Konsum plötzlich auslösen oder verstärken kann. Das kann alles sein, was an frühere Konsumerfahrungen erinnert oder innere Spannungen erzeugt (z. B. ein Ort, eine Person, ein Gefühl oder eine bestimmte Situation). Trigger wirken oft unbewusst – deshalb ist es so wichtig, sie frühzeitig zu erkennen. Sie sind eng verbunden mit dem Konzept des Suchtgedächtnisses.

Das Erkennen von Triggern und der richtige Umgang mit ihnen sind wichtig, um die Abstinenz halten zu können.

Wichtig

Aus dem Erkennen müssen Handlungsschritte abgeleitet werden.

Anleitung
Arbeiten Sie aus Ihrer Erinnerung heraus oder auf Basis eines aktuellen Geschehens, das Suchtdruck oder die Lust zu konsumieren ausgelöst hat. In dieser Triggeranalyse sollen die folgenden Faktoren betrachtet werden (bei allen Angaben gilt: je genauer, desto besser):

Zeit. Zu welcher Tageszeit oder an welchem Wochentag ist der Trigger aufgetreten?

Ort. Wo waren Sie? (z. B. zu Hause, unterwegs, am Arbeitsplatz, an der Bushaltestelle etc.)

Personen. Gab es bestimmte Personen, mit denen Sie in Kontakt waren, oder an die Sie gedacht haben?

Gefühle. Welche Emotionen haben Sie gespürt? (z. B. Wut, Trauer, Langeweile, Überforderung etc.)

Gedanken. Welche inneren Sätze oder Überzeugungen sind aufgetaucht? (z. B. »Ich halte das nicht aus«, »Nur einmal« etc.)

Situation. Was genau ist passiert? Befanden Sie sich in einer bestimmten Situation (z. B. Konfliktgespräch mit der Partnerin, Geburtstagsfeier eines Freundes …)?

Stärke. Wie stark hat der Trigger in diesem Moment gewirkt? (Skala 0–10)

© Krämer, Therapie-Tools Transtheoretisches Modell bei stoffgebundenen Süchten. Beltz, 2026

Triggeranalyse

Hinweis: Nicht jedes Kästchen muss ausgefüllt werden – wenn z. B. keine anderen Personen anwesend waren, lassen Sie dieses Feld einfach frei.

Zeit	**Ort**	**Personen**	**Gefühle**	**Gedanken**	**Situation**	**Stärke**

© Krämer, Therapie-Tools Transtheoretisches Modell bei stoffgebundenen Süchten. Beltz, 2026

Triggerstrategien

Trigger zu erkennen ist der erste Schritt. Der zweite – und vielleicht entscheidendere – Schritt ist, daraus konkrete Handlungen abzuleiten. Wie gehen Sie also mit typischen Auslösesituationen um? Was sind passende Bewältigungsstrategien (sogenannte Coping-Strategien), damit Sie im Ernstfall nicht in alte Verhaltensmuster zurückfallen, wie z. B. den Konsum?

Was ist eine Coping-Strategie? Eine Coping-Strategie ist eine bewusste Bewältigungsstrategie, mit der man auf Stress, Suchtdruck oder belastende Situationen reagiert.

Das Wort »Coping« kommt aus dem Englischen und bedeutet so viel wie »bewältigen« oder »zurechtkommen«. Coping-Strategien helfen dabei, innere Spannungen abzubauen, schwierige Gefühle auszuhalten oder eine andere Handlung als den Konsum zu wählen.

Sie können ganz unterschiedlich sein – zum Beispiel körperlich, gedanklich, kreativ oder sozial (z. B. ein Spaziergang, ein Gespräch, eine Atemübung, Musik hören, Schreiben, eine bewusste Ablenkung oder eine Entscheidung treffen).

Wichtig dabei: Coping-Strategien sollen helfen, ohne zu schaden – eine schädliche Verhaltensweise soll also nicht durch eine andere schädliche Verhaltensweise ersetzt werden.

Anleitung

(1) Wählen Sie einen Ihrer bekannten Trigger aus.
(2) Überlegen Sie Folgendes:
  - Was macht diesen Trigger so wirksam?
  - Was haben Sie bisher getan (bewusst oder unbewusst)? Wie haben Sie bisher auf diesen Trigger reagiert?
  - Was können Sie beim nächsten Mal stattdessen tun (gesunde Strategie)?
(3) Wählen Sie Ihre drei wirksamsten Bewältigungsstrategien aus.

Tipp

Denken Sie an kleine, realistische Schritte, die zu Ihnen passen – z. B. eine Person anrufen, eine Notfallkarte lesen, den Raum verlassen, sich bewegen, eine Atemübung machen, etwas schreiben, etwas Kaltes trinken etc.

Triggerstrategien

Trigger	Was macht diesen Trigger so wirksam?	Wie habe ich mich bisher verhalten?	Wie möchte ich mich beim nächsten Auftauchen des Triggers verhalten?

Meine persönlichen Strategien – Top 3

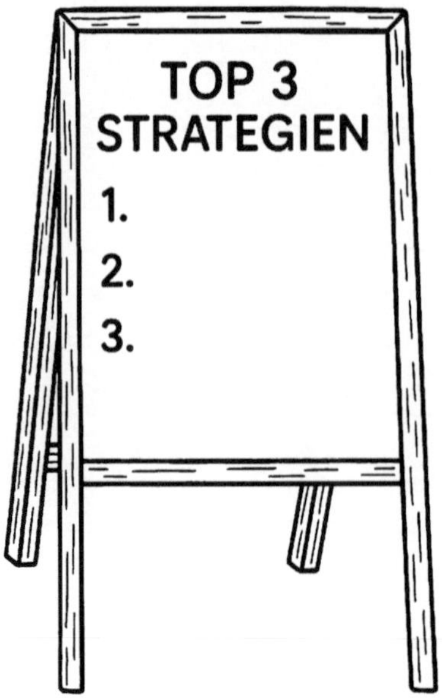

© Krämer, Therapie-Tools Transtheoretisches Modell bei stoffgebundenen Süchten. Beltz, 2026

Cue Exposure: Information

Cue Exposure bedeutet übersetzt »Reizkonfrontation«. Es handelt sich um eine therapeutische Methode, die gezielt mit auslösenden Reizen (sogenannten »Cues«) arbeitet, um Suchtdruck (»Craving«) zu verstehen und zu verändern.

Merksatz

Cues sind Reize, die mit dem früheren Substanzkonsum in Verbindung stehen – das können Orte, Menschen, Geräusche, bestimmte Stimmungen, aber auch Sinneseindrücke wie Geruch oder Geschmack sein.

Durch wiederholten Konsum in Anwesenheit dieser Reize hat das Gehirn gelernt: »Wenn ich das sehe, höre oder rieche, kommt der Stoff gleich – ich will ihn jetzt haben!« (Suchtgedächtnis). Genau hier setzt Cue Exposure an.

Worum geht es *nicht*?

Ein häufiger Irrtum ist, dass Cue Exposure dazu dient, in Zukunft wieder ohne Risiko Kneipen, Partys oder bestimmte Situationen aufsuchen zu können. Das ist nicht das Ziel.

× Es geht *nicht* darum, »Kontrolle zu lernen«, um künftig »besser mit dem Konsum umgehen zu können«.

× Es geht *nicht* darum, sich leichtfertig in gefährliche Situationen zu bringen.

Stattdessen geht es um einen Lernprozess – ein Training – unter kontrollierten Bedingungen und mit therapeutischer Begleitung.

Warum ist Cue Exposure sinnvoll?

Viele Betroffene erleben Suchtdruck als überwältigend. Es fühlt sich an, als könne man sich kaum dagegen wehren – oder als sei der Rückfall »unausweichlich«. Studien zeigen jedoch, dass Suchtdruck in der Regel nach kurzer Zeit abnimmt, wenn kein Konsum erfolgt. Diesen natürlichen Verlauf nennt man Habituation. Die Amygdala (ein Bereich im Gehirn, der für emotionale Reaktionen zuständig ist) reagiert stark auf Reize, die mit früherem Konsum verbunden sind. Mit der Zeit lässt diese Reaktion jedoch nach – wenn kein Konsum erfolgt.

Ziele der Cue Exposure-Therapie

Ziel Nummer 1. Habituation erleben: »Ich muss nicht konsumieren«. Die erste zentrale Zielsetzung ist, den eigenen Körper und das eigene Gehirn neu zu »programmieren«. Durch wiederholte Konfrontation mit auslösenden Reizen – ohne Konsum – lernt Ihr Gehirn:

- Suchtdruck kommt,
- er erreicht einen Höhepunkt und
- er geht wieder weg.

Diese Erfahrung kann sehr entlastend sein, denn sie vermittelt:

»Ich bin kein Opfer meines Verlangens. Ich muss nicht konsumieren.«

Cue Exposure: Information

Ziel Nummer 2. Unterschätzte Reize erkennen. Nicht selten sagen Betroffene:

- »Das macht mir gar nichts.«
- »Der Ort ist kein Problem für mich.«
- »Der Geruch von Bier ist mir egal.«

Viele Betroffene unterschätzen häufig Rückfallrisiken – insbesondere in Verbindung mit scheinbar harmlosen Situationen. Durch gezielte Konfrontation mit unterschätzten Reizen wird deutlich: Manche Reize lösen doch mehr aus als zunächst angenommen.

Dadurch wird das Risikobewusstsein geschärft – und Rückfällen kann besser vorgebeugt werden.

Wie läuft eine Cue Exposure-Sitzung ab?

Vorbereitung

- Die Übungen finden in einem sicheren, begleiteten Rahmen statt (Einzel- oder Gruppensetting).
- Sie werden vorbereitet: Welche Reize lösen bei Ihnen Suchtdruck aus? Was sind typische Auslöser?
- Es werden Verabredungen getroffen: z. B. Was tun bei Überforderung?

Durchführung

- Die Reize werden gezielt eingesetzt: z. B. Anblick von Alkohol, Geruch von Cannabis, bestimmte Orte (Fotos, Videos oder Virtual-Reality-Umgebungen).
- Sie beobachten Ihre Reaktionen: körperlich, emotional, gedanklich.
- Sie bewerten regelmäßig Ihren Suchtdruck (z. B. auf einer Skala von 0–10).
- Ziel ist es, die Situation auszuhalten, ohne zu konsumieren –, bis der Druck nachlässt.

Es geht nicht um »Zähne zusammenbeißen und durchhalten«, sondern um bewusstes Erleben, begleitet durch therapeutische Strategien (z. B. Atemübungen, Techniken wie Gedankenstopp, Achtsamkeit).

Nachbereitung

- Es wird reflektiert: Was haben Sie erlebt? Was hat Sie überrascht?
- Sie lernen: Wo liegt Ihr Risiko? Welche Reize haben Sie mehr oder weniger getriggert?
- Ziel ist Erkenntnis und Kompetenz, nicht Perfektion.

Was bringt es langfristig?

Langfristig hilft Cue Exposure,

- die Selbstwirksamkeit zu stärken (»Ich kann mit Druck umgehen«),
- die Rückfallprophylaxe zu verbessern,
- Risiken realistisch einzuschätzen, statt sie zu bagatellisieren oder zu vermeiden und
- das Gefühl der Ohnmacht zu verringern.

Wichtige Hinweise

- Cue Exposure ist keine »Mutprobe« und kein Allheilmittel.
- Die Methode funktioniert am besten, wenn sie begleitet, strukturiert und regelmäßig wiederholt wird.
- Sie ist Teil eines umfassenden Behandlungsplans, nicht die ganze Therapie.

 © Krämer, Therapie-Tools Transtheoretisches Modell bei stoffgebundenen Süchten. Beltz, 2026

Cue Exposure: Anleitung

Cue Exposure soll Betroffene darin unterstützen, Suchtdruck auszuhalten und besser zu regulieren. Ziel ist nicht, sich riskanten Situationen künftig »gewachsen« zu fühlen, sondern unter kontrollierten Bedingungen zu erleben:

- Suchtdruck ist nicht gefährlich, sondern ein vorübergehender innerer Zustand.
- Ich muss nicht konsumieren, wenn ich Druck spüre.
- Manche Reize, die ich für harmlos hielt, wirken stärker, als ich dachte – und umgekehrt.

Indikation und Voraussetzungen

Diese Intervention eignet sich bei:

- Substanzgebrauchsstörung mit Abstinenzziel (auch bei Verhaltenssüchten)
- vorhandener Motivation zur Auseinandersetzung mit auslösenden Reizen
- Vorarbeit im Bereich: Trigger, Coping
- stabilem psychischen Zustand (siehe Kontraindikation)
- klaren Vereinbarungen (Umgang mit Suchtdruck, Verhalten nach der Übung etc.)

Kontraindikationen

- instabile Abstinenz oder kein Commitment zur Abstinenz
- bestehende Traumatisierung oder Psychose
- substanznahes Umfeld direkt nach der Sitzung (z. B. alleinige Rückfahrt durch konsumnahe Stadtviertel)
- Durchführung vor dem Wochenende, vor Feierabend oder Urlauben (Gefahr der fehlenden Hilfe)

Ablaufschema in 3 Phasen

(1) Vorbereitung

Ziele

- Zielklärung mit Betroffenen (**INFO 11** »Cue Exposure: Information«)
- Auswahl geeigneter Reize
- Festlegung von Dauer, Intensität und Sicherheit
- Vorbereitung auf die Durchführung (**AB 67** »Cue Exposure: Vorsorge«)

Mögliche Formulierungen

»Heute wollen wir ganz bewusst einem Reiz begegnen, der mit Ihrem früheren Konsum in Verbindung steht – aber ohne danach zu konsumieren. Sie erleben sich dabei nicht als Opfer, sondern als aktiv Steuernde:r.

Es geht heute nicht ums Durchhalten, sondern ums Wahrnehmen, Beobachten und Lernen.«

Cue Exposure: Anleitung

INFO • Praktische Hinweise

- Reize vorab gemeinsam bestimmen (s. u.; Tipp: **AB 65** »Triggeranalyse«)
- Beginnen Sie nicht mit dem schwächsten oder leichtesten Trigger (passen Sie nach unten und oben bei weiteren Durchgängen an – vgl. Angsthierarchie).
- Regeln schriftlich vereinbaren (z. B. Nachsorge-Telefonat, Kontakt zu anderen etc.)

(2) Durchführung

Ziele

- Habituation ermöglichen
- Spannungskurve erfassen
- kein Vermeidungsverhalten

Mögliche Einleitung

»Jetzt schauen wir gemeinsam, wie sich der Reiz auf Ihre Gedanken, Gefühle und Ihren Körper auswirkt. Ihre Aufgabe ist: beobachten – nicht bewerten – nicht reagieren.

Wenn der Suchtdruck steigt, ist das kein Rückschritt, sondern der Effekt, den wir gezielt provozieren wollen, um ihn zu verändern.«

Info • Hinweise für die Durchführung

- Betroffene füllen währenddessen die Spannungskurve aus (**AB 68** »Cue Exposure: Spannungskurve«)
- keine Ablenkung während der Übung (z. B. Musik hören, Thema wechseln)
- therapeutische Gespräche allein mit Fokus auf Innenwahrnehmung (s. u.)
- je nach Verlauf: 20–40 Minuten einplanen
- nur abbrechen, wenn dissoziative oder starke vegetative Reaktionen auftreten

Therapeutisches Verhalten

- Präsenz, Beobachtung, ruhige Haltung
- ermutigende Rückmeldungen

(3) Nachsorge und Reflexion

Ziele

- Einsicht in Reiz-Reaktion-Zusammenhang
- Selbstwirksamkeit fördern
- Ableitungen für Alltag treffen
- Bearbeitung der Nachsorge (**AB 69** »Cue Exposure: Nachsorge«)

Ziel ist nicht: »Ich war stark«, sondern …

»Ich habe etwas über mich gelernt.«
»Ich habe gespürt, dass der Druck vergeht.«
»Ich weiß jetzt, dass ich kein Opfer meiner Sucht sein muss.«

© Krämer, Therapie-Tools Transtheoretisches Modell bei stoffgebundenen Süchten. Beltz, 2026

Cue Exposure: Anleitung

Abschließende Hinweise

Dos	Don’ts
Strukturierter Ablauf, aber flexibel anpassen	Patient:innen mit Reizen »überfallen«
Vorab Sicherheitsnetz klären	Exposition ohne Nachbesprechung abschließen
Präsenz zeigen, nicht lenken	Spannung sofort regulieren wollen
Spannungskurve visuell nutzen	»Das war ja gar nicht schlimm« / bagatellisieren
Gemeinsam Schlussfolgerungen ziehen	Keine Rückfallvereinbarung treffen

Tipp • Empfohlene Materialien / Reize

- Geruchsproben (leere Bierflasche(n), Cannabis, Parfumreste etc.)
- Fotos (Kneipen, Szeneorte, Konsumutensilien; von den Betroffenen selbst oder exemplarische Beispiele)
- Musikstücke oder Geräuschkulissen
- Videos (von den Betroffenen selbst, Clips (z. B. Konsumszenen aus YouTube-Videos) oder Spielfilme (z. B. Ausschnitte von verherrlichenden Konsumszenen)
- Dummies (z. B. drogenähnliche Objekte (Mehl in »Lines«, Kristalle, spezielle Attrappen))

Fragen der Therapeut:innen während der Durchführung

Fokus: Körperwahrnehmung und innere Verankerung
Ziel: Selbstwahrnehmung stärken, Körperreaktionen beschreibbar machen
- »Was nehmen Sie gerade in Ihrem Körper wahr?«
- »Wo in Ihrem Körper spüren Sie die Anspannung am deutlichsten?«
- »Hat sich etwas verändert – im Vergleich zum Beginn?«
- »Gibt es einen Teil in Ihnen, der gerade ruhig bleibt?«
- »Können Sie Ihrem Körper erlauben, einfach wahrzunehmen, ohne zu reagieren?«

Fokus: Gedanken und Bewertungen
Ziel: kognitive Inhalte externalisieren, automatische Gedanken erkennen
- »Welche Gedanken gehen Ihnen gerade durch den Kopf?«
- »Gibt es einen Satz, den Sie sich innerlich gerade sagen?«
- »Was wäre jetzt Ihr Impuls, wenn Sie keine Grenzen hätten?«
- »Welchen Gedanken möchten Sie gerade am liebsten loswerden?«

Fokus: Emotionen und Affekte
Ziel: Affektdifferenzierung fördern, emotionale Vermeidung erkennen; Erarbeitung der Spannungskurve unterstützen
- »Welche Emotion nehmen Sie gerade wahr?«
- »Wie stark ist das Gefühl gerade auf einer Skala von 0 bis 10?«
- »Was wäre das Gegenteil von dem, was Sie gerade fühlen?«
- »Wofür könnte dieses Gefühl gerade stehen?«

© Krämer, Therapie-Tools Transtheoretisches Modell bei stoffgebundenen Süchten. Beltz, 2026

Cue Exposure: Anleitung

Fokus: Selbstbeobachtung und Reflexion währenddessen

Ziel: metakognitive Ebene stärken (Achtung: Ablenkungspotenzial)

»Wie ist es, das alles nur zu beobachten – ohne zu reagieren?«

- »Gibt es einen inneren Anteil, der neugierig ist, was gerade passiert?«
- »Wenn Sie sich von außen betrachten könnten – wie würden Sie sich beschreiben?«
- »Welcher Teil von Ihnen möchte gerade flüchten – und welcher möchte bleiben?«
- »Wie überrascht sind Sie gerade von dem, was in Ihnen passiert?«

Fokus: Sicherheit und Halt

Ziel: Affektcontainment, Re-Orientierung, Krisenintervention vorbeugen

- »Spüren Sie noch Ihre Füße auf dem Boden?«
- »Sie müssen das nicht schaffen, Sie dürfen es einfach erleben.«
- »Wenn es Ihnen zu viel wird, sagen Sie Bescheid – ich bleibe bei Ihnen.«
- »Was hilft Ihnen gerade, präsent zu bleiben?«
- »Was wäre jetzt ein sicherer Gedanke?«
- »Die negativen Gefühle und der Suchtdruck werden abnehmen.«

 © Krämer, Therapie-Tools Transtheoretisches Modell bei stoffgebundenen Süchten. Beltz, 2026

Cue Exposure: Vorsorge

Mit welchem Reiz werden Sie in der Übung konfrontiert?
(z. B. Geruch von Alkohol, Anblick von Konsumutensilien, bestimmte Bilder, Musik, Orte)

....

Warum ist genau dieser Reiz für Sie relevant?
(Was macht ihn potenziell gefährlich – oder überraschend harmlos?)

....

....

Was ist Ihr Ziel in dieser Übung?
(bitte ankreuzen – Mehrfachnennungen möglich)

- ☐ Erleben, dass Suchtdruck vergeht
- ☐ Besser verstehen, was mich triggert
- ☐ Überprüfen, ob bestimmte Reize wirklich »ungefährlich« sind
- ☐ Mehr Kontrolle über meine Reaktionen gewinnen
- ☐ Etwas aus meinem bisherigen Rückfallmuster verstehen

☐ Sonstiges: ....

Was erwarten Sie?
Was glauben Sie, wie stark der Suchtdruck sein wird?
(Skala von 0 = kein Druck bis 10 = maximaler Druck)

Erwarteter Spitzenwert: ..../10

Welche körperlichen oder emotionalen Reaktionen erwarten Sie?
(z. B. Herzklopfen, innere Unruhe, Reizbarkeit, Scham, Traurigkeit)

Körperlich: ....

....

Emotional: ....

....

Wovor haben Sie Angst im Zusammenhang mit der Übung?

....

....

© Krämer, Therapie-Tools Transtheoretisches Modell bei stoffgebundenen Süchten. Beltz, 2026

Cue Exposure: Vorsorge

Wie werden Sie mit möglichen Spannungen umgehen?
Was hilft Ihnen erfahrungsgemäß, in schwierigen Momenten innerlich anwesend zu bleiben? (z. B. Atmung, Bodenkontakt, bestimmter Gedanke, Bild, Satz)

....

....

Welchen Satz möchten Sie sich während der Übung innerlich sagen, um Halt zu finden?

....

....

Was wäre ein Zeichen dafür, dass Sie überfordert sind und die Übung ggf. abbrechen sollten? (z. B. Gedankenrasen, Dissoziation, starkes Unwirklichkeitsgefühl)

....

....

Was soll danach geschehen?
Mit wem werden Sie nach der Übung sprechen? Über was genau?

....

....

Was ist Ihr konkreter Plan für die Zeit nach der Übung?
(hilfreich sind z. B. Bewegung, Rückzugsort, Selbstfürsorge)

....

....

Wenn Sie durch die Übung etwas über sich lernen könnten, was würden Sie sich wünschen zu erfahren?

....

....

© Krämer, Therapie-Tools Transtheoretisches Modell bei stoffgebundenen Süchten. Beltz, 2026

AB 68 • P

Cue Exposure: Spannungskurve

Während der Konfrontation mit auslösenden Reizen (Cues) können ganz unterschiedliche Reaktionen auftreten. Manche spüren eine starke innere Anspannung oder Suchtdruck, andere bemerken körperliche Veränderungen wie Herzklopfen, Engegefühl, Unruhe oder Schweiß. Auch Gedanken wie »Ich halte das nicht aus« oder »Ich will hier weg« sind normale Reaktionen.

Wichtig

- Diese Empfindungen sind nicht gefährlich, sondern ein Zeichen dafür, dass das Gehirn (das Suchtgedächtnis) aktiviert wird.
- Ziel ist es, diese Reaktionen wahrzunehmen, nicht zu bewerten, und zu beobachten, wie sie sich verändern.

Nutzen Sie die Spannungskurve, um Ihre persönliche Entwicklung während der Übung sichtbar zu machen.

Anleitung

Bearbeiten Sie die Spannungskurve *während* der Cue Exposure-Übung. Konzentrieren Sie sich auf Ihre Wahrnehmung. Vermeiden Sie starke Ablenkung.

- Die **Y-Achse** zeigt den Druck von **0 (kein Suchtdruck)** bis **10 (maximaler Suchtdruck)**.
- Die **X-Achse** zeigt die **Zeit in Minuten** von **0 bis 10 Minuten** in **Ein-Minuten-Schritten**.
- Bitte zeichnen Sie Ihre Spannungskurve möglichst direkt und mit wenig Ablenkung ein.
- Besondere körperliche oder emotionale Reaktionen (z. B. »Unruhe«, »Fluchtimpuls«) können innerhalb der Grafik notiert werden – bitte nur mit einem Wort, einem Symbol oder einer Markierung, die sie später genauer benennen können.

Bitte tragen Sie die Werte selbstständig und regelmäßig ein. Nutzen Sie das Arbeitsblatt nicht zur Ablenkung, sondern als Unterstützung der Beobachtung. Lenkt es Sie zu sehr ab, verzichten Sie auf diesen Teil der Übung.

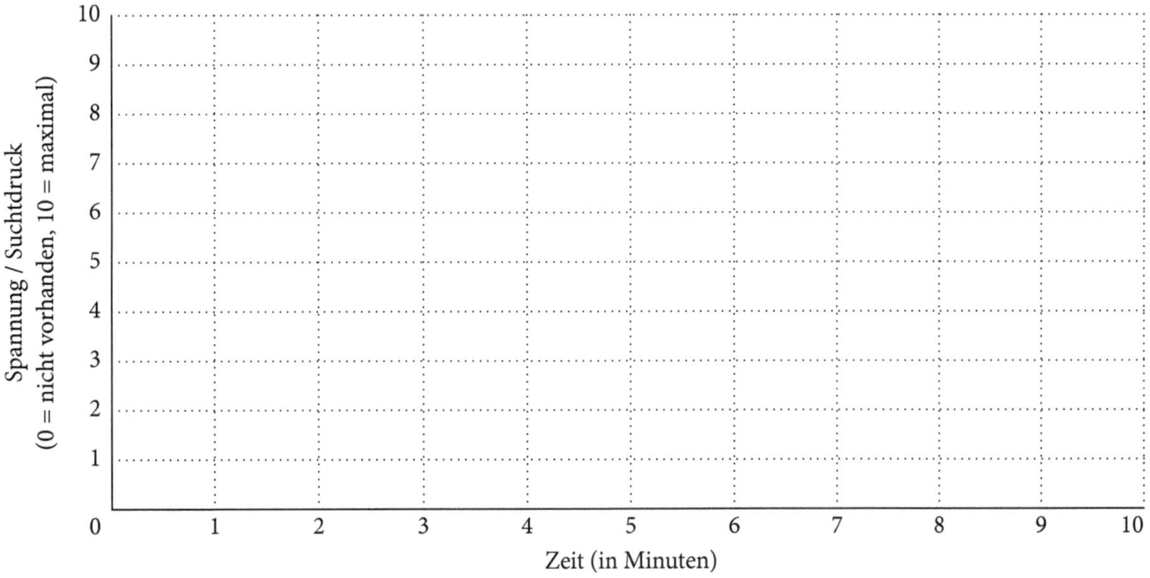

© Krämer, Therapie-Tools Transtheoretisches Modell bei stoffgebundenen Süchten. Beltz, 2026

Cue Exposure: Nachsorge

Wie ging es Ihnen während der Übung?

....

....

Wie ging es Ihnen nach der Übung?

....

....

Welche Erwartungen wurden erfüllt? Welche wurden nicht erfüllt?

....

....

Gab es einen Wendepunkt oder eine Veränderung im Verlauf der Übung? Wenn ja, welche(n)?
(z. B. Erleichterung, Loslösung, Überraschung)

....

....

Was haben Sie während der Übung als Herausforderung empfunden?

....

....

Was hat Sie am meisten überrascht?

....

....

Welche Strategien haben Sie genutzt, um präsent zu bleiben?
(z. B. Atmung, Bodenkontakt, innerer Satz, therapeutische Begleitung)

....

....

© Krämer, Therapie-Tools Transtheoretisches Modell bei stoffgebundenen Süchten. Beltz, 2026

Cue Exposure: Nachsorge

Sind in der Zeit nach der Übung noch weitere / andere Belastungen aufgetreten? Wenn ja, welche?

....

....

Wenn ja, wie sind Sie mit diesen Belastungen umgegangen?

....

....

Was haben Sie über sich selbst gelernt?
(z. B. über Ihre Reaktionen, Ihre Stärken, Ihre Schwachpunkte)

....

....

Wie hilfreich war die Übung für Ihren Weg in die Abstinenz?

☐ sehr hilfreich ☐ eher hilfreich ☐ wenig hilfreich ☐ gar nicht hilfreich

Gibt es Reize, die Sie bisher unterschätzt haben?

....

....

Was haben Sie konkret aus dieser Übung lernen können?

....

....

Ein Satz, den Sie aus dieser Erfahrung mitnehmen:

....

....

© Krämer, Therapie-Tools Transtheoretisches Modell bei stoffgebundenen Süchten. Beltz, 2026

6 Phase 5: Aufrechterhaltung (Maintenance)

»Ich will so bleiben – aber das Leben hört ja nicht auf.«

Die Aufrechterhaltungsphase beginnt, wenn Betroffene über einen längeren Zeitraum hinweg substanzfrei leben und erste neue Routinen im Alltag etabliert haben. In der Regel spricht man dann von Maintenance, wenn die Veränderung seit mindestens sechs Monaten aktiv gelebt wird. Doch auch wenn nach außen Stabilität sichtbar wird – die innere Arbeit ist längst nicht abgeschlossen.

Denn in dieser Phase geht es nicht mehr nur um das »Nicht-Konsumieren«, sondern darum, ein neues Leben dauerhaft zu integrieren. Es geht um Identität, Zugehörigkeit, Lebenssinn und emotionale Resilienz.

Was prägt diese Phase?

Typisch für die Maintenance-Phase sind:

- stabile Abstinenz über Monate oder gar Jahre hinweg
- Rückkehr in Beruf, Familie oder neue soziale Rollen
- Entstehung neuer Selbstbilder (»Ich bin kein Süchtiger mehr – aber wer bin ich jetzt?«)
- verzögerte emotionale Prozesse (z. B. Trauer, Einsamkeit, Schuld, Scham)
- Rückfallrisiken durch Alltagsstress, Krisen oder Überforderung
- Beibehaltung von Ritualen und Routinen, trotz der Idee, »es doch geschafft zu haben«

Der Substanzkonsum ist zwar nicht mehr akut, doch alte Muster – wie Vermeidung, Rückzug, Perfektionismus oder übermäßige Anpassung – zeigen sich häufig in neuen Gewändern. Die größte Herausforderung dieser Phase ist oft die Unterschätzung ihrer Bedeutung – sowohl von außen als auch durch Betroffene selbst.

Therapeutische Grundhaltung

In der Aufrechterhaltungsphase braucht es therapeutisch einen langen Atem und ein wachsames Auge für verdeckte Risiken. Fachkräfte sollten:

- Erfolge würdigen, ohne Stillstand zu dulden
- Rückfallgedanken normalisieren, als Ausdruck innerer Spannung oder Entwicklung
- erneute Ambivalenz respektieren, ohne sie als Rückschritt zu werten
- Ressourcenarbeit vertiefen, jenseits von Sucht (z. B. Kreativität, Beziehungsfähigkeit, Lebensziele)

Therapie bedeutet hier, nicht nur Rückfallprophylaxe zu betreiben, sondern die Persönlichkeitsentwicklung zu begleiten – auf eine Weise, die fordert, ohne zu überfordern.

Ziel in dieser Phase

Ziel der Arbeit ist es, die erarbeitete Abstinenz zu verankern, zu schützen und mit Leben zu füllen. Dazu gehören:

- Bewältigung von Rückfällen oder Rückfallimpulsen, ohne destruktive Schuldspiralen
- Stärkung neuer Lebensmuster und Alltagsstrategien
- Bearbeitung tieferliegender psychischer Themen (z. B. Traumata, Selbstwertproblematiken, unbewältigte Verluste)
- Integration eines neuen Selbstbildes: nicht (mehr) nur »Ex-Süchtige:r«, sondern ein Mensch mit einer Geschichte – und Zukunft
- Aufbau sichernder Verhaltensmuster

Die folgenden Arbeitsblätter helfen, die Phase der Aufrechterhaltung bewusst zu gestalten. Sie bieten Reflexionsräume für Rückfallprävention (auf emotionaler, kognitiver und sozialer Ebene), langfristige Zielklärung und Sinnorientierung, Stabilisierung von Veränderung (auch unter Druck oder in Krisen), Selbstfürsorge, Abgrenzung und Stressbewältigung. Sie sollen Betroffene darin unterstützen, nicht nur »clean zu bleiben«, sondern sich selbst zunehmend als aktive Gestalter:innen ihres Lebens zu erleben – mit Vergangenheit, Gegenwart und Zukunftsperspektive.

Arbeitsmaterial

AB 70 Einschätzung des Rückfallrisikos

Dieses Arbeitsblatt unterstützt Betroffene dabei, ihr aktuelles Rückfallrisiko systematisch einzuschätzen. Es fördert die Reflexion über persönliche Risikofaktoren, Schutzfaktoren und mögliche Bewältigungsstrategien in einer konkreten Situation.

AB 71 Risikoprofil

Unterschiedliche Auslöser (z. B. unangenehme Gefühle, körperliche Beschwerden, soziale Verführung) werden auf das individuelle Rückfallrisiko hin bewertet. Dabei werden die Betroffenen ermutigt, auch Einschätzungen von Angehörigen, Mitpatient:innen oder Therapeut:innen einzuholen, um mögliche blinde Flecken zu erkennen.

AB 72 Fifty-Fifty (Aufstellung)

Diese erfahrungsorientierte Aufstellungsübung macht die Rückfallwahrscheinlichkeit körperlich erlebbar. Die Teilnehmenden positionieren sich im Raum entweder auf der Seite »Ich werde rückfällig« oder »Ich bleibe abstinent«. Die Übung fördert ehrliche Selbsteinschätzung und regt zur Reflexion an. Sie ist für den Gruppenkontext ideal.

AB 73 Rückfall-Kochrezept

Dieses kreative Arbeitsblatt nutzt die Metapher eines Kochrezepts, um die Entstehung eines Rückfalls anschaulich zu analysieren. Betroffene reflektieren anhand verschiedener Zutaten (Situationen, Gedanken, Gefühle, Körpersignale) die Bedingungen, die zu einem Rückfall führen könnten. Dabei werden sowohl der »Zubereitungsprozess« als auch die »Garzeit« und das »Endergebnis« betrachtet.

AB 74 Zehn Schritte, um garantiert rückfällig zu werden

Mithilfe der Methode der paradoxen Intervention werden persönliche Risikofaktoren, dysfunktionale Denkmuster und potenziell rückfallgefährdende Situationen herausgearbeitet. Das Ziel dieses bewusst kontrastierenden Zugangs ist es, durch die veränderte Perspektive mehr Klarheit über individuelle Rückfallmechanismen zu erlangen und darauf aufbauend wirksame Schutzstrategien zu entwickeln.

AB 75 Ein Satz zum Abschied

In dieser kurzen imaginativen Übung wird die Sucht symbolisch als Person dargestellt, die sich noch einmal meldet. In Gedanken führen die Betroffenen ein letztes Gespräch mit ihr und formulieren einen klaren Abschiedssatz. Dieser wird laut ausgesprochen und dient künftig als inneres Mantra in Risikosituationen.

AB 76 Abschiedsbrief an die Sucht

Die Betroffenen setzen sich schreibend mit ihrer Sucht auseinander, indem sie einen persönlichen Abschiedsbrief verfassen. Die Sucht wird dabei als Beziehung dargestellt, von der man sich löst. Rituale wie das Vorlesen oder Verbrennen des Briefs sowie gezielte Reflexionsfragen vertiefen die emotionale Verarbeitung und unterstützen die innere Ablösung.

AB 77 Was ich dir sagen möchte

Diese Übung regt dazu an, den eigenen Weg der Abstinenz zu reflektieren und die Gedanken dazu in einem Brief an eine Person am Beginn ihres Veränderungsprozesses weiterzugeben. Durch die Rückschau wird der eigene Fortschritt sichtbar und ein Gefühl von Verbundenheit entsteht.

AB 78 Ablehnungstraining

Durch dieses Arbeitsblatt wird die Fähigkeit gestärkt, Konsumangebote selbstsicher abzulehnen. In Rollenspielen werden typische Risikosituationen durchgespielt, um Sprache sowie Körpersprache und innere Haltung zu trainieren.

AB 79 Stabilitätsanker

Die Übung »Stabilitätsanker« unterstützt Betroffene dabei, persönliche Ressourcen gegen Rückfallimpulse sichtbar zu machen. Durch das kreative Gestalten eines Ankers mit Symbolen, Personen oder Erinnerungen entsteht ein individuelles Bild innerer Stärke, das in belastenden Momenten Halt geben kann.

AB 80 Schutzmauer

In Form einer Mauer werden persönliche Ressourcen – wie Beziehungen, Gedanken oder Gewohnheiten – als tragende »Steine« dargestellt. Das Ziel ist es, sich der eigenen Stabilisatoren bewusst zu werden und Strategien zu entwickeln, um brüchige Stellen rechtzeitig zu erkennen und zu stärken.

AB 81 Notfallpass

Der Notfallpass ist ein kompakter Begleiter für Krisensituationen. Er sammelt persönliche Hilfestellungen wie stärkende Glaubenssätze, bewährte Strategien, Notfallkontakte und motivierende Gedanken. In akuten Momenten kann er helfen, impulsives Handeln zu stoppen, Überblick zu gewinnen und sich an eigene Ressourcen zu erinnern.

AB 82 Langeweile: Leerzeit oder Lebenszeit

Die eigene Haltung gegenüber Langeweile wird hinterfragt und als potenzieller Rückfallfaktor reflektiert. Dabei werden neue, gesunde Strategien im Umgang mit ihr entwickelt.

AB 83 Alltagsstruktur

Eine tragfähige Alltagsstruktur dient als Schutz gegen Rückfälligkeit. Durch das Erstellen eines Wochenplans werden sinnvolle Aktivitäten, Erholungszeiten und mögliche Risikobereiche sichtbar.

Einschätzung des Rückfallrisikos

Dieses Arbeitsblatt hilft Ihnen, Ihre aktuelle Rückfallgefährdung realistisch einzuschätzen, Ihre Risikofaktoren zu identifizieren und Strategien zur Stabilisierung zu entwickeln. Dabei handelt es sich um eine Momentaufnahme – es kann hilfreich sein, Ihre Einschätzung regelmäßig zu wiederholen und Veränderungen zu beobachten. Sie schauen sich folgende drei Zeitpunkte an:

(1) aktuell
(2) nach Betrachtung der Rückfallgefahr und nach Einsatz möglicher Strategien im Umgang damit
(3) nach Durchführung Ihrer Strategien

Warum nehmen Sie *jetzt* eine Einschätzung vor?

In welcher Situation befinden Sie sich aktuell? Was hat Sie veranlasst, »jetzt« Ihr Rückfallrisiko einzuschätzen?

....

....

....

Skaleneinschätzung: Wie gefährdet fühlen Sie sich aktuell?

Bitte markieren Sie auf der Linie, wie hoch Sie Ihre Rückfallwahrscheinlichkeit derzeit einschätzen:
(0 % = keine Gefahr, 100 % = extrem hohes Rückfallrisiko)

0 % ———————————————————————————— 100 %

Aktuelle Einschätzung: .... %

Was spricht aktuell *für* und was *gegen* einen möglichen Rückfall?

Dafür	Dagegen

Einschätzung des Rückfallrisikos

Was können Sie konkret tun, um die aktuelle Rückfallgefahr zu verringern?
Nennen Sie konkrete Handlungen, Strategien oder Personen, die Sie unterstützen können.

....

....

....

....

Skaleneinschätzung: Wie gefährdet fühlen Sie sich nach dieser Betrachtung?
Bitte markieren Sie auf der Linie, wie hoch Sie Ihre Rückfallwahrscheinlichkeit derzeit einschätzen:
(0 % = keine Gefahr, 100 % = extrem hohes Rückfallrisiko)

0 % ———————————————————————————————— 100 %

Aktuelle Einschätzung: .... %

Wichtig • Warum es wichtig ist, Ihre Strategien auch umzusetzen

Es reicht nicht aus, sich der Rückfallrisiken bewusst zu sein – entscheidend ist, *ins Handeln* zu kommen. Gedanken und Vorsätze können Orientierung geben, doch nur durch konkrete Schritte entsteht echte Stabilität. Ihre Strategien sind wie ein Sicherheitsnetz: Sie wirken nur, wenn Sie es aktiv spannen. Indem Sie Ihre Pläne umsetzen, übernehmen Sie Verantwortung für Ihre Gesundheit und stärken Ihr Vertrauen in Ihre eigene Selbstwirksamkeit. Jeder kleine Schritt zählt.

Skaleneinschätzung: Wie gefährdet fühlen Sie sich nach Durchführung Ihrer Strategien?
Bitte markieren Sie auf der Linie, wie hoch Sie Ihre Rückfallwahrscheinlichkeit derzeit einschätzen:
(0 % = keine Gefahr, 100 % = extrem hohes Rückfallrisiko)

0 % ———————————————————————————————— 100 %

Aktuelle Einschätzung: .... %

 © Krämer, Therapie-Tools Transtheoretisches Modell bei stoffgebundenen Süchten. Beltz, 2026

Risikoprofil

Es wird in Zukunft Situationen geben, in denen es Ihnen leichter fällt, abstinent zu bleiben, und Situationen, in denen das Risiko, rückfällig zu werden, deutlich gesteigert ist.

Anleitung
Bitte schätzen Sie folgend Ihr Risikopotenzial ein. Lassen Sie auch andere Personen Ihr Risiko einschätzen, um einen objektiven Vergleich anstellen zu können – so können Sie sehen, ob Sie sich vielleicht über- oder unterschätzen. Nutzen Sie zur Einschätzung eine prozentuale Angabe von 0 bis 100 %.

Risikobereich: unangenehme Gefühle			
Beispielsituation:			
Eigene Risikoeinschätzung:	Risikoeinschätzung Angehörige / Freundeskreis:	Risikoeinschätzung Mitpatient:in:	Risikoeinschätzung Therapeut:in:

Risikobereich: angenehme Gefühle			
Beispielsituation:			
Eigene Risikoeinschätzung:	Risikoeinschätzung Angehörige / Freundeskreis:	Risikoeinschätzung Mitpatient:in:	Risikoeinschätzung Therapeut:in:

Risikobereich: körperliche Beschwerden			
Beispielsituation:			
Eigene Risikoeinschätzung:	Risikoeinschätzung Angehörige / Freundeskreis:	Risikoeinschätzung Mitpatient:in:	Risikoeinschätzung Therapeut:in:

Risikobereich: plötzliches Verlangen			
Beispielsituation:			
Eigene Risikoeinschätzung:	Risikoeinschätzung Angehörige / Freundeskreis:	Risikoeinschätzung Mitpatient:in:	Risikoeinschätzung Therapeut:in

© Krämer, Therapie-Tools Transtheoretisches Modell bei stoffgebundenen Süchten. Beltz, 2026

Risikoprofil

Risikobereich: Versuch, kontrolliert zu konsumieren			
Beispielsituation:			
Eigene Risikoeinschätzung:	Risikoeinschätzung Angehörige / Freundeskreis:	Risikoeinschätzung Mitpatient:in:	Risikoeinschätzung Therapeut:in:

Risikobereich: soziale Konflikte / Streit			
Beispielsituation:			
Eigene Risikoeinschätzung:	Risikoeinschätzung Angehörige / Freundeskreis:	Risikoeinschätzung Mitpatient:in:	Risikoeinschätzung Therapeut:in:

Risikobereich: Geselligkeit			
Beispielsituation:			
Eigene Risikoeinschätzung:	Risikoeinschätzung Angehörige / Freundeskreis:	Risikoeinschätzung Mitpatient:in:	Risikoeinschätzung Therapeut:in:

Risikobereich: soziale Verführung			
Beispielsituation:			
Eigene Risikoeinschätzung:	Risikoeinschätzung Angehörige / Freundeskreis:	Risikoeinschätzung Mitpatient:in:	Risikoeinschätzung Therapeut:in

 © Krämer, Therapie-Tools Transtheoretisches Modell bei stoffgebundenen Süchten. Beltz, 2026

Fifty-Fifty (Aufstellung)

Diese Übung ist eine erfahrungsorientierte Aufstellung zum Thema Rückfallwahrscheinlichkeit.

Anleitung

- Im Raum werden zwei Seiten markiert:
  - Linke Seite: »Ich werde rückfällig.«
  - Rechte Seite: »Ich bleibe abstinent.«
- Die Betroffenen werden gebeten, sich im Raum aufzustellen – dort, wo sie sich im Moment am meisten zugehörig fühlen.
- Es wird nicht empfohlen, sich »zwischen den Seiten« aufzustellen – es soll sich einer Seite zugeordnet werden.
- **Wichtig:** Es geht nicht darum, richtig zu stehen, sondern dort, wo es sich ehrlich anfühlt.

An die Betroffenen: »Statistisch gesehen liegt die Rückfallquote bei stoffgebundenen Süchten nach einer Behandlung bei etwa 50 % – das bedeutet: Ungefähr jede zweite Person bleibt abstinent, die andere erleidet einen Rückfall.

Diese Zahl ist nicht dazu gedacht, Angst zu machen – sondern, um Realismus und Verantwortung zu fördern. Die Hälfte der Menschen schafft es. Das bedeutet auch: Sie können dazugehören. Aber es hängt viel von Ihrer inneren Haltung, Ihren Entscheidungen und Ihrer Vorbereitung ab.«

Die Aufstellung soll diese Ambivalenz körperlich erlebbar machen.

Fragen an die jeweilige Seite (nach Positionierung)

»Ich werde rückfällig.«

- Was löst diese Position in Ihnen aus? Was denken Sie? Was fühlen Sie?
- Warum glauben Sie, dass Sie rückfällig werden?
- Was fehlt Ihnen aktuell, um abstinent zu bleiben?
- Welche Erfahrungen oder Gedanken lassen Sie zweifeln?
- Gab es bereits Rückfälle oder Situationen, die Sie verunsichert haben?
- Was müsste passieren, damit Sie die Seite wechseln könnten?
- Was können Sie selbst dazu beitragen?

»Ich bleibe abstinent.«

- Was löst diese Position in Ihnen aus? Was denken Sie? Was fühlen Sie?
- Warum glauben Sie, dass Sie es schaffen werden?
- Was spricht aktuell für Ihre Abstinenz?
- Welche Stärken, Strategien oder Unterstützungen haben Sie?
- Gab es bereits kritische Situationen, die Sie bewältigt haben? Wie?
- Was kann Ihnen helfen, auf dieser Seite zu bleiben?
- Was könnte Sie gefährden – und was brauchen Sie, um das zu verhindern?

© Krämer, Therapie-Tools Transtheoretisches Modell bei stoffgebundenen Süchten. Beltz, 2026

Fifty-Fifty (Aufstellung)

Variante für die Gruppenarbeit
Die Aufstellung kann auch im Einzelkontakt erfolgen, ist jedoch für die Gruppenarbeit prädestiniert. Hierbei wird die gesamte Gruppe gebeten, sich eine Position im Raum zu suchen. Die Aufteilung folgt dabei dem gleichen Muster:
- Linke Seite: »Ich werde rückfällig.«
- Rechte Seite: »Ich bleibe abstinent.«

Verwenden Sie auch hier die vorgestellten Fragen zur Einordnung.

Zusätzliches Element in der Gruppenarbeit
An die Betroffenen: »Jetzt kommt ein weiterer Schritt: Sie haben sich selbst eingeordnet – jetzt dürfen Sie sich gegenseitig einschätzen. Wenn Sie das Gefühl haben, dass jemand auf der falschen Seite steht, dürfen Sie das der anderen Person mitteilen.«

Regeln für Rückmeldungen
- nur eine Rückmeldung pro Person gleichzeitig
- Formulierung in der Ich-Form: »Ich sehe dich eher dort, weil …«
- keine Bewertungen oder Abwertungen, sondern respektvolle Wahrnehmungen
- Beispiel: »Ich sehe dich auf der abstinenten Seite, weil du in der letzten Woche sehr reflektiert und engagiert warst.«

Die Betroffenen sollen / dürfen sich daraufhin neu positionieren.

Auch Therapeut:innen dürfen ihre Einschätzung teilen:

»Ich habe Sie in der Gruppe in letzter Zeit sehr kritisch erlebt. Sie haben sich sehr suchtnah geäußert und in Szenesprache geredet. Ich würde Sie gerne auf der Rückfallseite einordnen.«

Abschluss der Übung. Gemeinsamer Schritt auf die abstinente Seite:

»Jetzt machen wir einen symbolischen Schritt. Ich lade Sie alle ein, gemeinsam auf die abstinente Seite zu gehen. Das bedeutet nicht, dass alle sicher sind –, aber dass alle sich wünschen, diesen Weg zu gehen.«

Jede Person beantwortet die folgenden Fragen:
- Wie fühlt es sich an, hier zu stehen?
- Was nehme ich aus diesem Gefühl mit?

Hinweise für die Gruppenleitung
- Unterstützen Sie das konfrontative Vorgehen. Viele Teilnehmer:innen haben Hemmungen, eine andere Person auf die Rückfallseite einzuordnen.
- Fragen Sie nach einem Seitenwechsel stets nach dem Befinden der Person.
- Wertschätzen Sie jede Rückmeldung und jede Initiative von Teilnehmenden, die etwas an der anfänglichen Gruppenaufstellung ändern möchten.
- Legen Sie den Schwerpunkt auf die Fragen: »Was braucht es, um auf der abstinenten Seite zu bleiben?« oder »Was braucht es, um auf die abstinente Seite zu wechseln?«
  Diese Frage kann auch an Teilnehmer:innen gestellt werden, z. B. »Herr Schmitz, was glauben Sie, braucht es, damit Herr Müller von der Rückfallseite auf die Abstinenzseite wechseln kann?«

 © Krämer, Therapie-Tools Transtheoretisches Modell bei stoffgebundenen Süchten. Beltz, 2026

Rückfall-Kochrezept

Stellen Sie sich vor, Ihr Rückfall wäre ein Gericht. Welche Zutaten braucht es dafür? Wie wird er (also das Gericht) zubereitet? Wie sieht das Ergebnis aus, welchen unangenehmen Nachgeschmack hat es? Und wie könnte ein schmackhafteres Gericht aussehen?

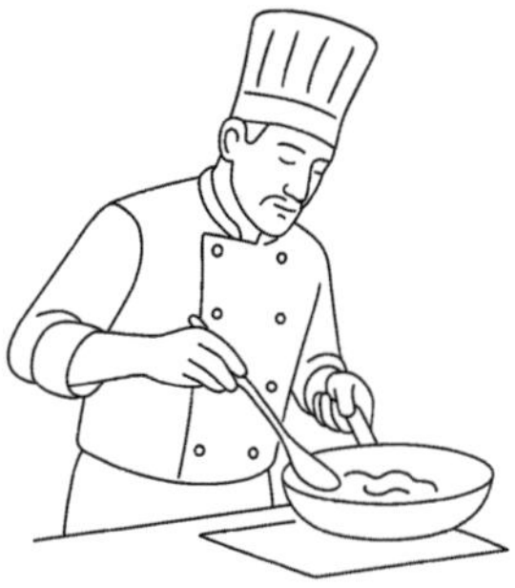

Zutaten (»Man nehme ...«)
Hochrisikosituationen (z. B. Orte, Menschen, Emotionen, Stressoren)

....

....

....

Gedanken (z. B. »Ich habe es eh nicht verdient«, »Nur heute«, »Ich halte es nicht mehr aus«)

....

....

....

Gefühle (z. B. Wut, Trauer, Einsamkeit, Frust, Langeweile)

....

....

....

Körperliche Signale (z. B. Unruhe, Suchtdruck, Schlaflosigkeit)

....

....

....

© Krämer, Therapie-Tools Transtheoretisches Modell bei stoffgebundenen Süchten. Beltz, 2026

Rückfall-Kochrezept

Zubereitung (»Und jetzt alles verrühren …«)
Was passiert, Schritt für Schritt?

………

………

………

Welche Gedanken und Impulse treiben Sie weiter Richtung Rückfall?

………

………

………

Garzeit (»Nur noch ein paar Minuten …«)
Wie schnell kommt es zu einem Rückfall?

………

………

Das fertige Gericht (»Mal gucken, ob es schmeckt …«)
Wie sieht der Rückfall aus?

………

………

………

Alternativrezept (»So schmeckt es besser …«)
Welche Zutaten wären nötig, um ein schmackhafteres Gericht (also keinen Rückfall) herzustellen?

………

………

………

Welche Zubereitung wäre nötig, um ein schmackhafteres Gericht (kein Rückfall) herzustellen?

………

………

………

© Krämer, Therapie-Tools Transtheoretisches Modell bei stoffgebundenen Süchten. Beltz, 2026

Zehn Schritte, um garantiert rückfällig zu werden

Manchmal hilft es, die Dinge auf den Kopf zu stellen, um klarer zu sehen.

In dieser Übung laden wir Sie zu einem ungewöhnlichen Perspektivwechsel ein: Stellen Sie sich vor, Sie hätten das Ziel, rückfällig zu werden. Ihre Aufgabe ist es, sich so viele »hilfreiche« Tipps wie möglich zu überlegen, um genau das zu erreichen.

Welche Situationen müssten eintreten, damit Sie mit hoher Wahrscheinlichkeit wieder zur Substanz greifen? Welche Gedanken, Gefühle oder Verhaltensweisen würden Sie in die falsche Richtung lenken?

Welche Menschen, Orte oder Lebensumstände würden Ihnen gar nicht guttun?

Was müssten Sie unterlassen oder vermeiden, um sich nicht mehr schützen zu können?

Diese Übung hilft Ihnen, sich Ihrer persönlichen Risikofaktoren und Rückfallgefahren bewusst zu werden – aber auf eine provokante Art und Weise. Oft sehen wir klarer, wenn wir das Gegenteil betrachten.

Wichtig. Diese Übung ist nicht zynisch gemeint, sondern nutzt eine therapeutische Methode, die sich paradoxe Intervention nennt. Sie hilft Ihnen dabei, mit etwas Distanz auf sich selbst zu blicken – und dabei neue Einsichten zu gewinnen.

Tipp

Hängen Sie Ihre Liste, gut einsehbar, auf (vielleicht neben den Badezimmerspiegel oder an die Ausgangstür), sodass Sie sie immer vor Augen haben – als warnende Erinnerung!

Aufgabe. Schreiben Sie zehn Punkte auf, die – wenn Sie sie tatsächlich so umsetzen würden – Ihre Abstinenz gefährden könnten. Sie dürfen realistisch, ironisch oder überzogen sein – wichtig ist, dass sie aus Ihrem Leben kommen.

Reflexion (nachdem Sie die Liste erstellt haben)
Welche der genannten Punkte sind besonders relevant oder akut?

....

....

....

Welche Muster erkennen Sie? Gibt es wiederkehrende Themen oder Personen?

....

....

....

© Krämer, Therapie-Tools Transtheoretisches Modell bei stoffgebundenen Süchten. Beltz, 2026

Zehn Schritte, um garantiert rückfällig zu werden

Das *muss* ich tun, um rückfällig zu werden

(1) ....

(2) ....

(3) ....

(4) ....

(5) ....

(6) ....

(7) ....

(8) ....

(9) ....

(10) ....

© Krämer, Therapie-Tools Transtheoretisches Modell bei stoffgebundenen Süchten. Beltz, 2026

AB 75 • P

Ein Satz zum Abschied

Sie haben sich entschieden, abstinent zu leben. Sie haben viel gelernt und viel getan, um das möglich zu machen. Doch plötzlich steht sie vor Ihnen – Ihre Sucht. Als leibhaftige Person, die Sie über lange Zeit begleitet hat.

»Hallo«, sagt die Sucht …

… und möchte ein Gespräch mit Ihnen – sie möchte wieder in Kontakt kommen.

Aber Sie wollen nicht!

Aufgabe 1
Stellen Sie sich vor, Sie gehen noch ein letztes Mal mit Ihrer Sucht ins Gespräch: Sie verabschieden sich. Welche Worte wählen Sie?

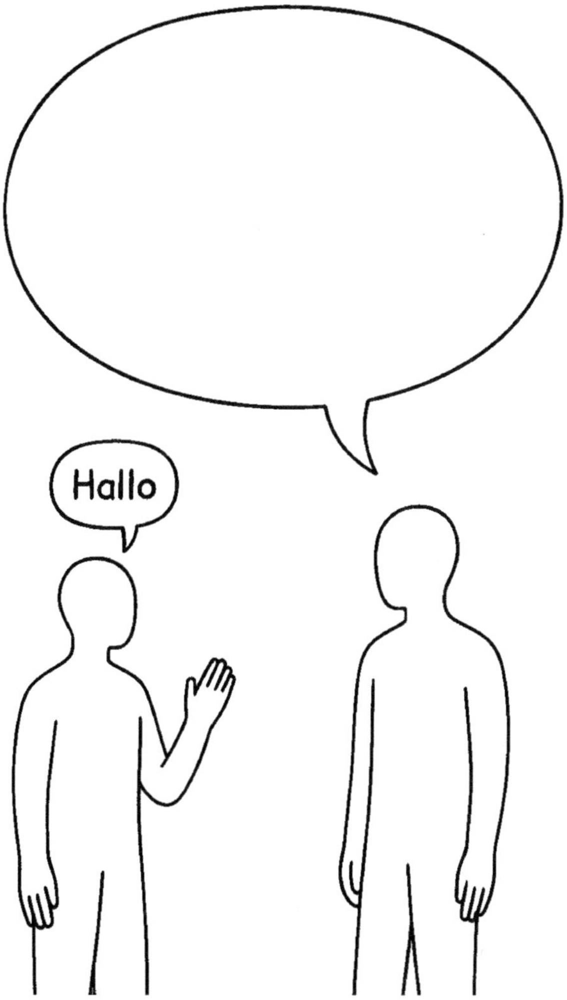

Aufgabe 2
Sagen Sie Ihren Abschiedssatz – laut und klar!
Dieser Satz soll Ihr »Mantra« sein, wann immer die Sucht sich wieder bei Ihnen meldet.

Abschiedsbrief an die Sucht

Manche Betroffene beschreiben ihre Sucht wie eine langjährige (toxische) Beziehung: Sie war immer da, hat Trost gespendet, den Alltag strukturiert oder beim Abschalten geholfen. Gleichzeitig hat sie aber auch geschadet, zerstört, isoliert. In dieser Übung geht es darum, sich dieser Beziehung bewusst zu werden – und Abschied zu nehmen.

Anleitung

Stellen Sie sich vor, Ihre Sucht ist eine echte Person – ein Partner oder eine Partnerin, von der Sie sich nun trennen wollen.

Es ist einfacher, wenn Sie der Person – der Sucht – einen Namen geben.

Welcher Name passt zu Ihrer Sucht? Wie möchten Sie Ihre Sucht ansprechen?

....

Vielleicht wollen Sie ihr auch einen Namen geben oder haben das schon gemacht:
Was würden Sie ihr sagen, wenn Sie sich trennen würden?

Aufgabe
Schreiben Sie einen Abschiedsbrief an Ihre Sucht. Nutzen Sie dabei die Ich-Form.
Lassen Sie Ihren Gedanken und Gefühlen freien Lauf – alles darf – nichts muss.

Ideen für den Umgang mit dem Brief

- Lesen Sie ihn einer anderen Person oder Gruppe vor.
- Verbrennen Sie ihn (oder ein ähnliches Ritual).
- Rahmen Sie ihn ein.
- Geben Sie ihn einer anderen Person mit, die noch im Verabschiedungsprozess ist.
- Schenken Sie ihn einer anderen Person, die ebenfalls unter Ihrer Sucht gelitten hat.
- Lesen Sie den Brief vor und machen Sie eine Tonaufnahme davon.

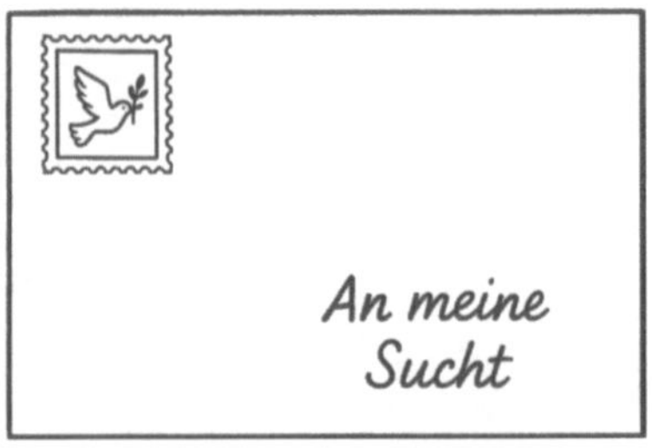

Reflexion (nach dem Schreiben)
Haben mich Inhalte des Briefs überrascht?

....

....

....

 © Krämer, Therapie-Tools Transtheoretisches Modell bei stoffgebundenen Süchten. Beltz, 2026

Abschiedsbrief an die Sucht

Welche Gefühle sind währenddessen aufgetaucht?

....

....

....

Gab es auch positive Seiten der Sucht, die ich anerkannt habe?

....

....

....

Welche Anteile in mir haben sich beim Schreiben zu Wort gemeldet?

....

....

....

Was möchte ich mir anstelle der Sucht in mein Leben holen?

....

....

....

Welche Botschaft nehme ich mit?

....

....

....

....

AB 77 • P

Was ich dir sagen möchte

»Nachdem wir persönliches Wachstum erfahren haben,
geben wir unsere Erfahrungen an andere weiter
und unterstützen sie auf ihrem Weg zur Genesung.«
Grundsatz der Anonymen Alkoholiker

Reflektieren Sie Ihren bisherigen Weg der Abstinenz. Schreiben Sie einen Brief an eine Person (die sie kennen oder an eine fiktive Person), die sich gerade am Anfang ihres Veränderungsprozesses befindet. Diese Übung soll Sie dabei unterstützen, Ihre eigene Veränderung wertzuschätzen – und anderen Mut zu machen.

Anleitung

In der Rückschau liegt Kraft. Wenn wir unsere Erfahrungen teilen, helfen wir nicht nur anderen – wir erinnern uns auch selbst daran, wie weit wir gekommen sind.

Stellen Sie sich vor, jemand steht dort, wo Sie einst standen (vielleicht kennen Sie ja auch jemanden): vielleicht zweifelnd, nicht überzeugt, dass Hilfe nötig ist, vielleicht sogar wütend, müde oder voller Angst. Schreiben Sie dieser Person einen Brief.

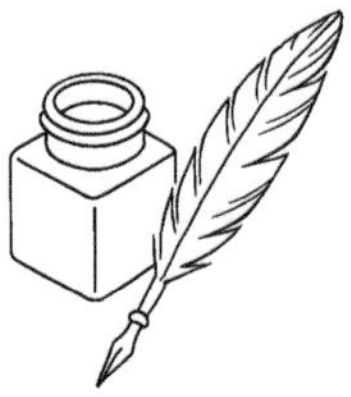

Sie können:

- Verständnis zeigen oder Klartext sprechen
- über Rückschläge und Fortschritte berichten
- motivieren, warnen, trösten oder inspirieren
- erzählen, was Sie selbst damals gebraucht hätten

Hilfreiche Fragen für Ihren Brief

- Wie war das damals? Was haben Sie gedacht, gefühlt, geglaubt?
- Was war der Wendepunkt für Sie?
- Was hätte Ihnen damals Hoffnung gegeben?
- Welche Sätze würden Sie heute sagen – aus ganzem Herzen?
- Warum lohnt sich dieser Weg – trotz aller Rückschläge?

 © Krämer, Therapie-Tools Transtheoretisches Modell bei stoffgebundenen Süchten. Beltz, 2026

Ablehnungstraining

In Situationen, in denen Ihnen Drogen oder Alkohol angeboten werden, kommt es oft nicht nur auf die Entscheidung zur Abstinenz an – sondern vor allem darauf, diese Entscheidung auch wirksam zu vertreten. Das sogenannte Ablehnungstraining hilft Ihnen, passende Worte, Körpersprache und Strategien zu finden, um in solchen Momenten klar, selbstsicher und glaubwürdig »Nein« sagen zu können. Besonders wichtig: der Umgang mit hartnäckigem sozialem Druck – also wiederholtem Nachfragen, Überreden oder Bagatellisieren durch andere Personen. Rollenspiele bieten die Möglichkeit, solche Situationen realitätsnah zu üben und sich mit eigenen Reaktionen, Unsicherheiten und Ressourcen vertraut zu machen.

Anleitung für das Rollenspiel

Rolle des Patienten / der Patientin (Ziel: ablehnen)

Sie befinden sich in einer sozialen Situation, in der Ihnen Alkohol oder Drogen angeboten werden.

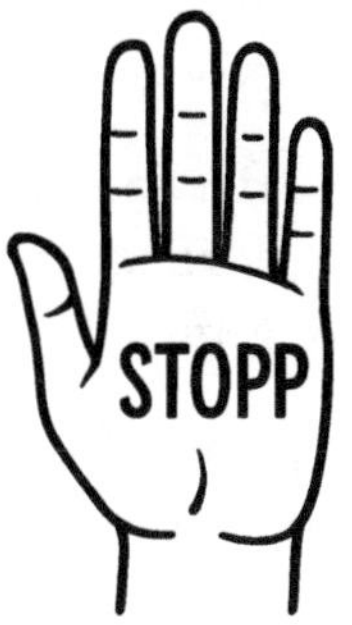

Aufgabe: Lehnen Sie das Konsumangebot ab.

- ▶ Bleiben Sie klar und standhaft in Ihrer Ablehnung.
- ▶ Finden Sie eigene Worte für ein überzeugendes »Nein«.
- ▶ Nutzen Sie Ich-Botschaften, ggf. auch Humor oder Perspektivwechsel.
- ▶ Beobachten Sie: Wie verändert sich Ihre Körpersprache, Stimme, Argumentation?

Rolle des Anbietenden (Ziel: Druck ausüben)

Sie übernehmen die Rolle der Person, die Alkohol oder Drogen anbietet.

- ▶ Einzelsitzung: Der / Die Therapeut:in übernimmt diese Rolle.
- ▶ Gruppensitzung: Ein:e Mitpatient:in spielt diese Rolle.

Aufgabe: Versuchen Sie, Ihr Gegenüber zum Konsum zu überreden.

- ▶ Bieten Sie mehrfach und in verschiedenen Varianten an.
- ▶ Verwenden Sie typische Aussagen wie:
  - »Einer schadet doch nicht!«
  - »Komm schon, ist doch Silvester!«
  - »Früher warst du doch auch immer dabei!«
- ▶ Bleiben Sie hartnäckig, aber respektvoll im Ton.
- ▶ Beobachten Sie: Wann lässt der andere nach? Wann bleibt er standhaft?

Tipps zu Variationen

In einzelnen Rollenspielen kann die anbietende Person auch auf vermeintliche »Regeln« Bezug nehmen, z. B.:

- ▶ »Du musst doch nicht ganz aufhören – kontrolliert ist doch völlig okay.«
- ▶ »Man darf sich doch auch mal belohnen, wenn's einem gut geht.«

Auch emotionale Erpressung kann eingebaut werden:

- ▶ »Also wenn du nicht mitmachst, ist der Abend für mich gelaufen.«
- ▶ »Ich dachte, du bist wieder normal drauf – nicht mehr so steif wie früher.«

© Krämer, Therapie-Tools Transtheoretisches Modell bei stoffgebundenen Süchten. Beltz, 2026

Ablehnungstraining

Situationsvorschläge für das Rollenspiel

(1) Silvesterabend bei Freunden
Sie sind bei einer privaten Feier eingeladen. Um Mitternacht werden Schnäpse verteilt.
Angebot: »Komm, auf ein gutes neues Jahr – ohne Anstoßen geht gar nichts!«

(2) Geburtstag der Schwester / des Bruders
Familiäre Feier im Garten. Alle trinken Bier oder Wein.
Angebot: »Heute kannst du doch mal eine Ausnahme machen – du bist doch nicht auf Entzug, oder?«

(3) Clubnacht mit Bekannten
Sie sind mit alten Freunden unterwegs. Einer bietet Ihnen Ecstasy an.
Angebot: »Heut geht's rund – du warst doch früher immer sofort dabei, um was einzuwerfen!«

(4) Überraschungstreffen mit einem alten Freund
In der Stadt treffen Sie jemanden, mit dem Sie früher oft konsumiert haben.
Angebot: »Ey, komm schon – nur ein Zug wie früher, zur Erinnerung an die alten Zeiten.«

(5) Festival-Wochenende
Sie sind mit Freund:innen auf einem mehrtägigen Festival.
Angebot: »Ein Wochenende im Dreck, ohne was zu rauchen? Das hält doch kein Mensch aus!«

(6) Verabredung mit einer neuen Bekanntschaft (flirtbezogene Situation)
Sie sind nach einem Date bei jemandem zu Hause. Es kommt zu einer erotischen Annäherung.
Angebot: »Ich hab' hier noch ein bisschen Wein – das hilft doch, locker zu werden … und vielleicht noch mehr.« (Variante für Drogen: »Ich hätte auch was anderes, wenn du willst – macht das Ganze noch intensiver …«)

(7) Betriebsfeier oder Team-Event
Nach der Arbeit wird zusammen gefeiert. Ein Kollege bringt Hochprozentiges mit.
Angebot: »Du willst echt nüchtern bleiben? Ich dachte, du bist nicht mehr auf Therapie!«

(8) WG-Abend oder Spieleabend mit Freunden und Freundinnen
Sie sind eingeladen, es wird getrunken und gelegentlich konsumiert.
Angebot: »Alle sind entspannt – du willst doch jetzt keine Spielverderber-Vibes verbreiten, oder?«

(9) Studien- oder Ausbildungsabschluss
Sie haben eine Ausbildung oder ein Studium abgeschlossen. Freunde organisieren eine Party.
Angebot: »Jetzt muss das Leben gefeiert werden – ohne sowas ist's doch kein echter Abschluss!«

(10) Autofahrt mit Bekannten zur Party / in den Urlaub
Sie sitzen auf dem Beifahrersitz. Während der Fahrt wird Cannabis konsumiert.
Angebot: »Ist doch chillig – lenkt von der langen Fahrt ab. Willst du nicht auch einen Zug?«

© Krämer, Therapie-Tools Transtheoretisches Modell bei stoffgebundenen Süchten. Beltz, 2026

Ablehnungstraining

Reflexion (nach dem Rollenspiel)
Wie leicht oder schwer fiel es mir, abzulehnen?

....

....

....

Welche Formulierung hat sich für mich am stimmigsten angefühlt?

....

....

....

Was hat es in mir ausgelöst, mehrfach gedrängt zu werden?

....

....

....

Welche inneren Gedanken oder Bilder haben mir geholfen, standhaft zu bleiben?

....

....

....

Was könnte ich noch verbessern – in Sprache, Körpersprache oder Argumentation?

....

....

....

Stabilitätsanker

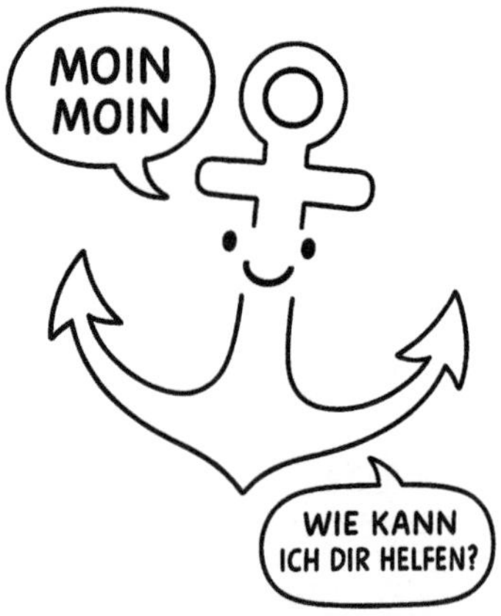

Anleitung
Gestalten Sie wortwörtlich einen Anker, der Sie in schwierigen Momenten daran erinnert, warum Sie auf dem Weg bleiben wollen. Dabei können Sie Symbole, Personen, Orte oder eigene Metaphern verwenden. Diese kreative Arbeit unterstützt Sie dabei, innere Stärke sichtbar und greifbar zu machen – als Ressource gegen Rückfallimpulse.

- ▶ Was hat mir bisher geholfen, stabil zu bleiben?
- ▶ Welche Personen oder Gedanken geben mir Halt?
- ▶ Gibt es einen Ort, an dem ich mich sicher fühle?
- ▶ Welche Symbole stehen für meine neue Lebensweise?
- ▶ Was will ich niemals wieder verlieren?

Gestalten Sie diesen Anker so, dass er für Ihre persönliche Stabilität steht.
Sie können ihn ausmalen, beschriften, mit Symbolen versehen oder ergänzen – alles ist erlaubt.

- ▶ Wofür stehen die verschiedenen Teile?
- ▶ Was hilft Ihnen, in stürmischen Momenten standzuhalten?
- ▶ Wer oder was verankert Sie im Hier und Jetzt?

In Rückfallmomenten kann es helfen, diesen Anker anzuschauen, zu berühren oder sich innerlich mit ihm zu verbinden.

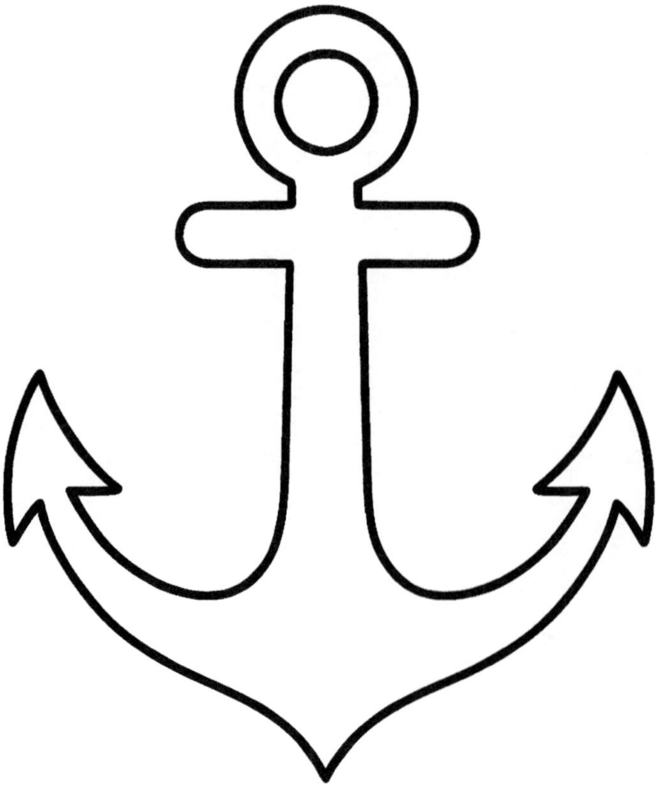

 © Krämer, Therapie-Tools Transtheoretisches Modell bei stoffgebundenen Süchten. Beltz, 2026

AB 80 • P

Schutzmauer

Was Sie vor einem Rückfall schützt, ist Ihre Mauer – gebaut aus Ihren eigenen Ressourcen. Stellen Sie sich vor, Sie bauen diese Mauer, die Sie vor einem Rückfall schützt. Jeder Stein in ihr ist eine Ressource, ein Gedanke, ein Verhalten oder ein Mensch, der Ihnen hilft, stabil zu bleiben.

Wenn ein Stein herausfällt (z. B. weil Sie eine wichtige Gewohnheit vernachlässigen oder der Kontakt zu einer unterstützenden Person abreißt), kann diese Mauer brüchig werden. Vielleicht hält sie trotzdem – wenn andere Steine sie stützen. Vielleicht müssen Sie den fehlenden Stein wieder einsetzen oder durch einen neuen ersetzen.

Anleitung, um Ihre persönliche Schutzmauer zu gestalten

- Zeichnen, malen oder basteln Sie Ihre eigene Schutzmauer.
- Verwenden Sie ein möglichst großes Papier im Querformat.
- Jede Mauer besteht aus Steinen – mindestens acht bis zwölf sollten es sein.
- In jeden Stein schreiben Sie eine eigene Ressource:
  - eine hilfreiche Gewohnheit
  - eine unterstützende Beziehung
  - ein Ort der Ruhe
  - ein hilfreicher Gedanke oder Leitsatz
  - eine gesunde Alternative zum Konsum
  - ein therapeutisches Werkzeug (z. B. Skills, Notfallkarte, Strukturplan)

Tipp: Toben Sie sich kreativ aus (z. B. können Sie eine Mauer aus Kartonpapier basteln).

Reflexion

Welche Steine sind für Ihre Stabilität am wichtigsten? Warum?

....

....

Welcher Stein war früher da, fehlt aber aktuell? Wollen Sie ihn zurückholen – oder ersetzen?

....

....

Wer oder was könnte Ihnen helfen, Ihre Mauer stabil zu halten?

....

....

Wie merken Sie frühzeitig, dass Ihre Mauer instabil wird? Was tun Sie dann?

....

....

Notfallpass

In Krisenmomenten kann es passieren, dass das Denken aussetzt. Wir handeln impulsiv, verlieren den Überblick und vergessen gut Geplantes. Genau dann hilft dieser Pass. Er erinnert Sie an Ihre Stabilitätsanker, Exit-Strategien und persönlichen Motive.

Nutzen Sie Ihren Notfallpass, wenn ein Rückfall droht – also auch unter Druck und im Impuls.

> **Tipp**
>
> ✂ Schneiden Sie den Pass vorsichtig aus. Falten Sie ihn und bewahren Sie ihn griffbereit auf.

Erklärung der Notfallpasskategorien

Meine positiven Glaubenssätze

▶ »Welche Sätze geben mir Kraft?«

Tragen Sie hier ermutigende Gedanken ein, die Ihnen in schwierigen Momenten helfen – z. B. »Ich darf Hilfe annehmen« oder »Ich bin stärker als meine Sucht«.

Hilfreiche Strategien

▶ »Was hat mir bisher in Krisen geholfen?«

Notieren Sie hier konkrete Maßnahmen oder Verhaltensweisen, die Ihnen in belastenden Situationen guttun – z. B. spazieren gehen, Musik hören, eine Atemübung oder Sport machen.

Konsequenzen bei Konsum

▶ »Was passiert, wenn ich rückfällig werde?«

Erinnern Sie sich hier an die negativen Folgen eines Konsums – körperlich, emotional, sozial oder rechtlich. Das kann helfen, in einem schwachen Moment einen klaren Blick zu behalten.

Was mir jetzt gut tut

▶ »Was hilft mir aktuell?«

Schreiben Sie hier auf, was Ihnen generell in Ihrem Alltag guttut – auch kleine Dinge wie eine heiße Dusche, eine bestimmte Serie oder eine Person, die Ihnen guttut.

Meine Notfallkontakte

▶ »Wen kann ich im Notfall anrufen?«

Listen Sie hier Menschen oder Stellen auf, bei denen Sie in einer akuten Krise Unterstützung bekommen – z. B. Therapeut, Freundin, eine Klinik oder Suchtberatungsstelle.

Tipp: möglichst mit Telefonnummer.

Meine sicheren Orte

▶ »Wo fühle ich mich geschützt und wohl?«

Beschreiben Sie reale Orte, an denen Sie sich sicher fühlen – z. B. ein bestimmter Ort in der Natur oder die Wohnung eines unterstützenden Freundes (suchen Sie diese Orte in schwierigen Situationen auf).

Mein Motivationsspruch

▶ »Was will ich mir selbst sagen?«

Notieren Sie hier einen Satz, der Sie motiviert, durchzuhalten oder an sich zu glauben. Das kann ein Zitat, ein persönlicher Satz oder ein Mantra sein – z. B. »Ich schaffe das Schritt für Schritt«.

 © Krämer, Therapie-Tools Transtheoretisches Modell bei stoffgebundenen Süchten. Beltz, 2026

Notfallpass

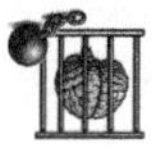 Konsequenzen bei Konsum	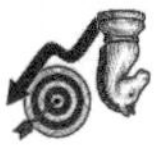 Hilfreiche Strategien	 Meine positiven Glaubenssätze	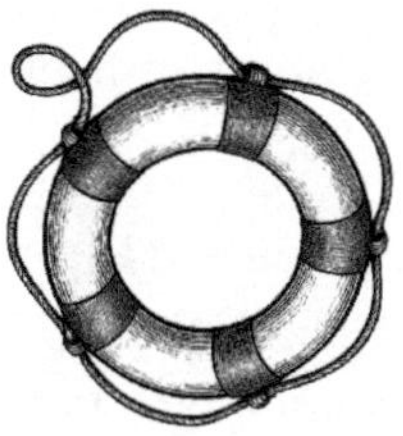 Mein Notfallpass Meine Strategien für einen drohenden Rückfall
Was mir jetzt gut tut 	Meine Notfallkontakte 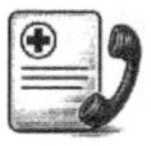	Meine sicheren Orte 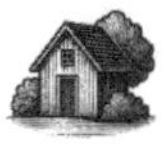	Mein Motivationsspruch 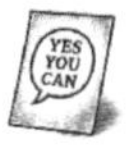

Langeweile: Leerzeit oder Lebenszeit

Langeweile kann sich anfühlen wie Stillstand – aber sie kann auch ein Signal oder sogar eine Chance sein. Es gibt viele Menschen, insbesondere jene mit einer Abhängigkeitserkrankung, die Langeweile nur schlecht aushalten können. Es kann hilfreich sein, Ihre persönliche Beziehung zur Langeweile zu verstehen und neue Wege im Umgang mit ihr zu finden.

Was bedeutet Langeweile für Sie persönlich?
Stellen Sie sich vor, »Langeweile« wäre eine Person. Wie würden Sie sie beschreiben? Notieren Sie Ihre Zuschreibungen in der Silhouette:

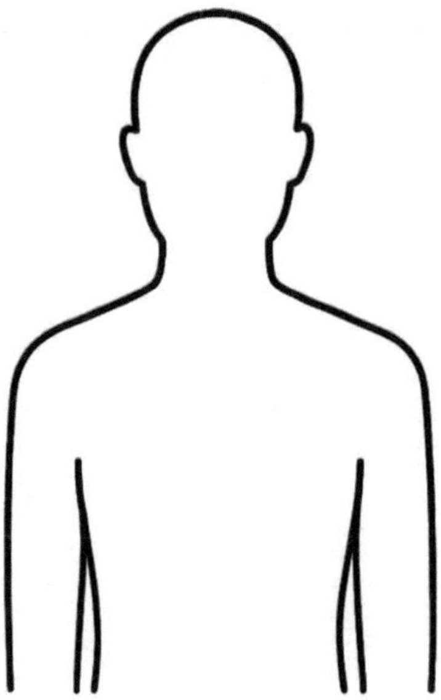

Notizen

....

....

....

 © Krämer, Therapie-Tools Transtheoretisches Modell bei stoffgebundenen Süchten. Beltz, 2026

Langeweile: Leerzeit oder Lebenszeit

In welchen Momenten taucht Langeweile bei Ihnen besonders oft auf?
Kreuzen Sie an oder ergänzen Sie:
☐ Wenn ich allein bin
☐ Nach der Arbeit
☐ Am Wochenende
☐ In Gesprächen
☐ Wenn ich gestresst bin
☐ Wenn ich nichts zu tun habe

☐ Sonstiges: ……………………………………………………………………………………

Was sagen Sie sich innerlich, wenn Sie sich langweilen?
Schreiben Sie typische Sätze auf, die Ihnen in solchen Momenten durch den Kopf gehen:

……………………………………………………………………………………………………

……………………………………………………………………………………………………

……………………………………………………………………………………………………

Was können Sie tun, um Langeweile auszuhalten – ohne Konsum?
Finden Sie mindestens drei Ideen, die zu Ihnen passen. Es dürfen auch kleine oder ungewöhnliche Dinge sein.
(1) ……………………………………………………………………………………………
(2) ……………………………………………………………………………………………
(3) ……………………………………………………………………………………………

Perspektivwechsel: Was könnte positiv an Langeweile sein?
Was könnte passieren, wenn Sie sie einfach mal aushalten? Kreuzen Sie an oder ergänzen Sie:
☐ Ich komme zur Ruhe.
☐ Ich spüre, was ich wirklich brauche.
☐ Ich werde kreativ.
☐ Ich entspanne mich.
☐ Ich lerne mich besser kennen.

☐ Sonstiges: ……………………………………………………………………………………

Langeweile: Leerzeit oder Lebenszeit

Kreativarbeit: meine persönliche Anti-Langeweile-Box

Stellen Sie sich vor, Sie basteln eine kleine »Notfallbox gegen Langeweile«. Was würde hineinkommen? Zeichnen oder notieren Sie mindestens fünf Dinge, die Sie leicht umsetzen können – allein oder mit anderen.

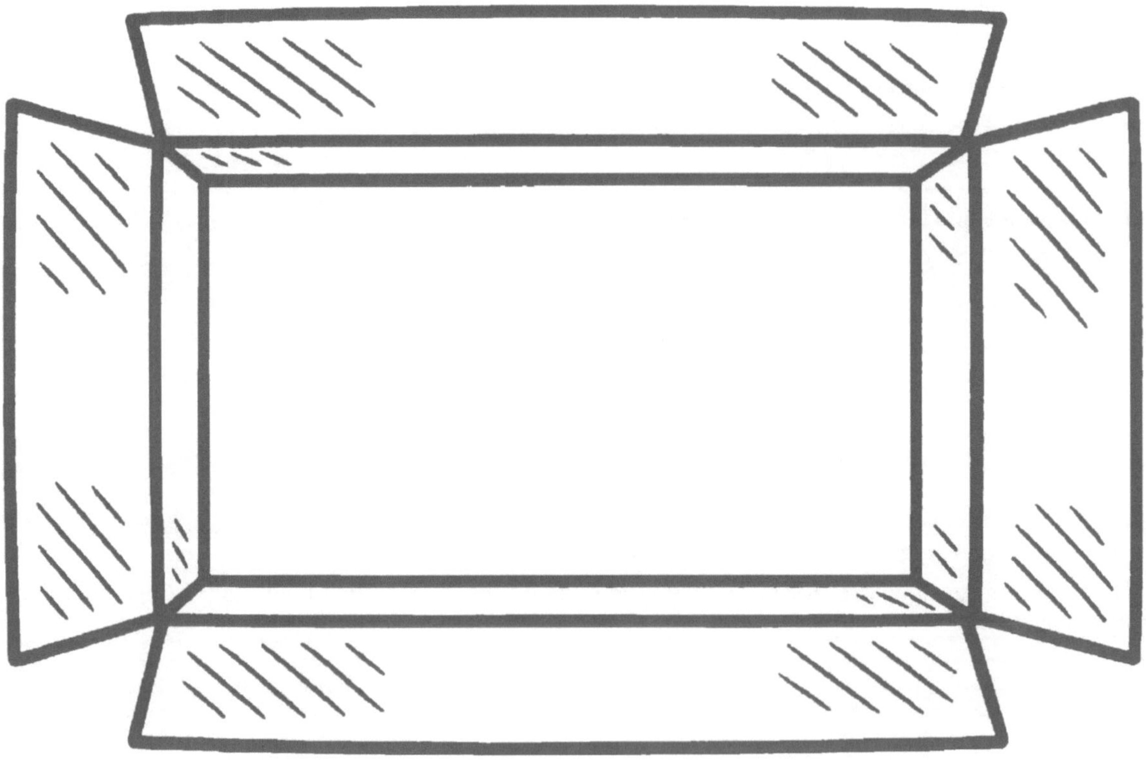

Merksatz für den Alltag

Formulieren Sie einen Satz, der Sie daran erinnert, dass Langeweile nicht gefährlich sein muss. Beispiel: »Langeweile ist manchmal nur ein Zeichen dafür, dass meine Seele gerade Luft holt.«

Mein persönlicher Satz

....

....

 © Krämer, Therapie-Tools Transtheoretisches Modell bei stoffgebundenen Süchten. Beltz, 2026

Alltagsstruktur

In dieser Phase Ihrer Behandlung geht es darum, eine stabile und schützende Alltagsstruktur aufzubauen. Ein durchdachter Wochenplan hilft dabei, Rückfällen vorzubeugen, sinnstiftende Aktivitäten zu integrieren und Phasen der Erholung zu berücksichtigen.

Anleitung
Betrachten Sie eine reguläre (»normale«) Woche, die Ihren Alltag aktuell oder in Zukunft widerspiegelt. Bitte tragen Sie in den Wochenplan Ihre geplanten Tätigkeiten ein und reflektieren Sie im Anschluss, wie hilfreich diese Struktur für Ihre Stabilität ist. Geben Sie jedem Tag eine Schulnote, wie zufrieden Sie mit der Struktur sind.

Reflexion (nach Anfertigung des Wochenplans)
Wie zufrieden sind Sie mit Ihrer aktuellen Wochenstruktur? Begründen Sie Ihre Einschätzung.

Wo sehe ich Risiken für Langeweile, Isolation oder Suchtdruck?

....

....

Wo fehlen mir noch sinnvolle Aktivitäten oder Ausgleiche?

....

....

Was möchte ich an meinem Wochenplan verändern oder ergänzen?

....

....

Welche Aktivitäten tun mir gut und sollten häufiger vorkommen?

....

....

Wer kann mich bei der Umsetzung meiner neuen Struktur unterstützen?

....

....

Alltagsstruktur

	Mo	Di	Mi	Do	Fr	Sa	So
6 Uhr							
7 Uhr							
8 Uhr							
9 Uhr							
10 Uhr							
11 Uhr							
12 Uhr							
13 Uhr							
14 Uhr							
15 Uhr							
16 Uhr							
17 Uhr							
18 Uhr							
19 Uhr							
20 Uhr							
21 Uhr							
22 Uhr							
23 Uhr							
Note							

© Krämer, Therapie-Tools Transtheoretisches Modell bei stoffgebundenen Süchten. Beltz, 2026

7 Der Rückfall (Relapse)

»Ich dachte, ich hätte es geschafft – und jetzt bin
ich wieder ganz am Anfang?«

Der Rückfall kann in jeder Phase des Transtheoretischen Modells eintreten. Ein Rückfall ist kein Zeichen von Scheitern, sondern ein mögliches Element des Veränderungsprozesses. Viele Menschen erleben im Verlauf ihrer Abstinenzbemühungen Phasen des Rückschritts, der Überforderung oder des Kontrollverlusts – manche einmal, andere mehrfach. In der Rückfallphase bricht nicht nur das abstinente Verhalten, sondern oft auch das Selbstbild: »Ich bin wieder der oder die Alte.«

Therapeutisch ist dies eine hochsensible Phase, in der Schuld, Scham, Resignation und Wut aufeinandertreffen. Entscheidend ist jetzt nicht (nur) die Frage, warum jemand rückfällig wurde, sondern wie er oder sie damit umgehen kann – und welche Möglichkeiten sich für den weiteren Weg daraus ergeben. Der Rückfall kann aufzeigen, dass man in der therapeutischen Arbeit im TTM nun flexibel sein muss – mit welchen Inhalten (mit welcher Phase) ist weiterzuarbeiten?

Was prägt diese Phase?

Charakteristisch für einen Rückfall sind:

- Konsum nach einer abstinenten Phase, oft plötzlich, manchmal schleichend
- intensive Selbstkritik oder depressive Einbrüche nach dem Rückfall
- Angst, andere enttäuscht zu haben, vor allem das therapeutische Umfeld
- Vermeidung von Gesprächen, dabei Scham oder Abbruchgedanken
- Verlust des Vertrauens in sich selbst

Viele Betroffene erleben einen Rückfall als totalen Kontrollverlust, als »Beweis« dafür, dass sie es »nicht schaffen«. Dabei ist ein Rückfall häufig eine Form von Kommunikation: über Belastungen, Überforderung, ungelöste Themen oder verdrängte Bedürfnisse.

Therapeutische Grundhaltung

Therapeut:innen haben in dieser Phase eine besondere Aufgabe: Sicherheit geben, ohne zu bagatellisieren – und den Weg zurück öffnen, ohne die Verantwortung zu entziehen. Aber auch: klar und deutlich zu reagieren. Das kann auch bedeuten, dass zuvor gemachte Vereinbarungen (z. B. Rückfallregelungen in einer ambulanten Nachsorge) eingehalten werden.

Hilfreich sind:

- Stabilität und emotionale Präsenz
- eine nicht-verurteilende Haltung, die Rückfälle als Lernfenster begreift
- Fokus auf Ressourcen, die trotz Rückfall weiterbestehen
- gemeinsame Rekonstruktion, wie es zum Rückfall kam – nicht um Schuld zuzuweisen, sondern um Muster zu verstehen

Ein Rückfall ist kein Ende, sondern eine Unterbrechung. Entscheidend ist, dass er nicht als Entwertung des bisher Erreichten erlebt wird.

Ziel in dieser Phase

Die therapeutische Arbeit in der Rückfallphase fokussiert sich auf:

- Verarbeitung der emotionalen Folgen (Scham, Frust, Resignation)
- Analyse des Rückfallverlaufs: Trigger, Frühwarnzeichen, innere Dynamiken

- Rekonstruktion der Veränderungsmotivation
- Re-Integration in das therapeutische Setting, ggf. Neustart der Phasenarbeit

Die folgenden Arbeitsblätter bieten Raum für Rückfallreflexion (Was ist passiert? Was bedeutet es für mich?), emotionale Entlastung (Umgang mit Scham und Selbstabwertung), eine strukturelle Analyse (Was hat gefehlt? Was war zu viel?) und eine Neuausrichtung (Wie kann es weitergehen – konkret, mutig, realistisch?).

Arbeits- und Informationsmaterial

INFO 13 Vorfall und Rückfall
Das Informationsblatt erläutert die Unterscheidung zwischen Vorfall und Rückfall in der Suchttherapie. Diese kann entlastend wirken, darf aber nicht zur Verharmlosung führen. Entscheidend ist hierbei ein offener, reflektierter Umgang mit Konsumereignissen, um Rückfällen wirksam vorzubeugen.

INFO 14 Rückfallschock
Dieses Informationsblatt liefert Informationen über den sogenannten Rückfallschock, eine belastende Reaktion nach einem Rückfall, die oft zu weiterem Konsum führt. Mit Akzeptanz, Reflexion und Unterstützung kann der Rückfallschock bewältigt und als Lernchance genutzt werden.

AB 84 Rückfallprotokoll
Das Rückfallprotokoll unterstützt Betroffene dabei, einen Rückfall strukturiert und ehrlich aufzuarbeiten. Das Ziel ist es, aus dem Ereignis zu lernen, Risikofaktoren und Warnzeichen zu erkennen und wirksame Schutzstrategien für die Zukunft zu entwickeln – ohne Schuldzuweisungen, aber mit klarem Blick für mögliche Veränderungen.

AB 85 Rückfall-Kreisdiagramm
Dieses Arbeitsblatt hilft dabei, die vielfältigen Einflussfaktoren eines Rückfalls sichtbar zu machen. Durch die grafische Darstellung von Emotionen, Triggern, sozialen Einflüssen und anderen Rückfallfaktoren entsteht ein individuelles Bild.

AB 86 Gefühle nach dem Rückfall
Diese Übung hilft, die emotionalen Reaktionen nach einem Rückfall bewusst wahrzunehmen, zu verstehen und zu regulieren. Durch Skalierung, Reflexionsfragen und persönliche Stärkungssätze wird der Umgang mit Gefühlen wie Scham, Wut oder Verzweiflung erleichtert und der Weg zur Stabilisierung unterstützt.

AB 87 Innere Anteile des Rückfalls
Innere Anteile, die bei einem Rückfall aktiv waren, werden identifiziert – etwa der Verführer, der Kritiker oder der Erschöpfte. Durch das Sichtbarmachen dieser inneren Stimmen und das Formulieren neuer Antworten auf sie wird ein bewussterer Umgang mit inneren Konflikten möglich und Rückfalldynamiken können frühzeitig erkannt werden.

AB 88 Der Rückfall spricht
Diese Übung ermöglicht einen Perspektivwechsel: Der Rückfall bekommt eine Stimme. So können verborgene Botschaften erkannt, Einsichten gewonnen und der Umgang mit sich selbst reflektierter gestaltet werden.

AB 89 Seilziehen
Das Arbeitsblatt »Seilziehen« unterstützt Betroffene nach einem Rückfall dabei, innere Ambivalenzen sichtbar zu machen. Es veranschaulicht das Spannungsfeld zwischen dem Wunsch nach Veränderung und dem Impuls, im Konsum zu verharren.

INFO 13 • P

Vorfall und Rückfall

In der Suchttherapie wird häufig zwischen einem »*Vorfall*« (engl. lapse) und einem »*Rückfall*« (engl. relapse) unterschieden. Diese Differenzierung soll helfen, einen einmaligen Konsum nicht als komplettes Scheitern zu werten, sondern als Teil des Genesungsprozesses. Doch ist diese Unterscheidung immer hilfreich oder birgt sie auch Risiken der Verharmlosung?

Vorfall
Ein einmaliger, kurzfristiger Konsum nach einer Phase der Abstinenz, der nicht zwangsläufig zu einem vollständigen Rückfall führt.

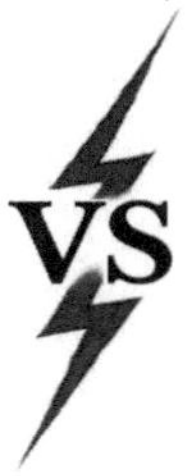

Rückfall
Eine Rückkehr zu einem regelmäßigen, problematischen Konsummuster, das die vorherige Abstinenzphase beendet.

Diese Unterscheidung basiert auf dem kognitiv-behavioralen Rückfallmodell von Marlatt und Gordon (1985), das den Abstinenzverletzungseffekt beschreibt. Demnach kann ein Vorfall, wenn er als persönliches Versagen interpretiert wird, zu einem vollständigen Rückfall führen.

Kritische Betrachtung
Obwohl die Differenzierung zwischen Vorfall und Rückfall in vielen Therapien Anwendung findet, gibt es berechtigte Kritik:

- Bagatellisierung: Die Bezeichnung »Vorfall« kann dazu führen, dass der Konsum verharmlost wird (»Es war ja nur ein Ausrutscher«), wodurch notwendige Reflexion und Intervention ausbleiben.
- Vermeidung von Verantwortung: Die Unterscheidung kann als Rechtfertigung dienen, um sich nicht mit den Ursachen des Konsums auseinanderzusetzen.
- Gefahr der Wiederholung: Ohne angemessene Aufarbeitung besteht das Risiko, dass aus einem Vorfall ein Rückfall wird.

Einige Fachleute plädieren daher dafür, jeden Konsum ernst zu nehmen und nicht zwischen Vorfall und Rückfall zu unterscheiden, um eine konsequente Auseinandersetzung zu fördern.

Bedeutung für die Therapie
Ein bewusster Umgang mit dem Konzept ist entscheidend:

- Individuelle Bewertung: Die Bedeutung eines Konsumereignisses sollte im Kontext der individuellen Biografie und des Therapieverlaufs betrachtet werden.
- Offene Kommunikation: Ein sicherer Rahmen, in dem über Konsum gesprochen werden kann, ohne Sanktionen befürchten zu müssen, fördert die Offenheit und ermöglicht frühzeitige Interventionen.
- Förderung der Selbstwirksamkeit: Die Reflexion über die Ursachen und Umstände des Konsums kann helfen, zukünftige Risikosituationen besser zu bewältigen.

Fazit

Die Unterscheidung zwischen Vorfall und Rückfall kann hilfreich sein, um einen einmaligen Konsum nicht als komplettes Scheitern zu werten. Allerdings sollte sie nicht dazu führen, den Konsum zu verharmlosen oder notwendige therapeutische Schritte zu unterlassen. Ein bewusster, reflektierter Umgang mit dem Thema ist essenziell für den langfristigen Therapieerfolg.

INFO 14 • P

Rückfallschock

Ein Rückfallschock beschreibt die intensive emotionale Reaktion, die viele Menschen nach einem Rückfall erleben. Gefühle wie Scham, Schuld, Selbsthass und Hoffnungslosigkeit können ausgelöst werden und die Unterbrechung des Rückfalls unmöglich machen (da weiterer Konsum die negativen Emotionen und Selbstzuschreibungen ausblenden soll). Dieses Phänomen wird auch als **Abstinenzverletzungseffekt** (AVE) bezeichnet.

Der AVE tritt auf, wenn ein Rückfall (z. B. ein Glas Alkohol nach längerer Abstinenz) als persönliches Versagen interpretiert wird. Diese Interpretation kann zu einem Rückfall führen, der beibehalten wird.

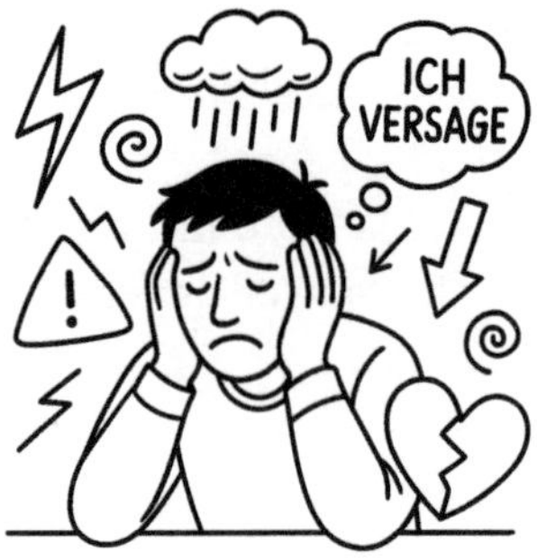

Typische Gedanken in diesem Zustand sind:

- »Jetzt ist sowieso alles egal.«
- »Ich habe alle enttäuscht.«
- »Ich bin ein hoffnungsloser Fall.«
- »Ich werde nie abstinent bleiben können.«

Solche Gedanken sind nicht nur belastend, sondern können auch das Risiko weiterer Rückfälle erhöhen, wenn sie nicht erkannt und bearbeitet werden.

Psychologische Mechanismen des Rückfallschocks

Der Rückfallschock ist mehr als nur eine emotionale Reaktion; er ist das Ergebnis komplexer psychologischer Prozesse:

- Kognitive Dissonanz: Der Widerspruch zwischen dem Wunsch nach Abstinenz und dem tatsächlichen Rückfall führt zu innerem Konflikt.
- Internale Attribution: Betroffene schreiben den Rückfall oft sich selbst zu (»Ich bin schwach«), was das Selbstwertgefühl weiter mindert.
- Negative Selbstbewertung: Gedanken wie »Ich habe versagt« oder »Ich werde es nie schaffen« verstärken die emotionale Krise.

Strategien zur Bewältigung des Rückfallschocks

Es ist entscheidend, den Rückfallschock frühzeitig zu erkennen und ihm mit geeigneten Maßnahmen zu begegnen:

(1) **Akzeptanz**: erkennen, dass Rückfälle Teil des Genesungsprozesses sein können
(2) **offene Kommunikation**: mit Therapeuten, Selbsthilfegruppen oder vertrauten Personen sprechen
(3) **Reflexion**: analysieren der Auslöser und Umstände des Rückfalls
(4) **Selbstmitgefühl**: sich selbst mit Verständnis und Fürsorge begegnen
(5) **Entwicklung eines Notfallplans**: Strategien für den Umgang mit zukünftigen Risikosituationen entwickeln

Fazit

Ein Rückfallschock ist eine ernst zu nehmende, aber bewältigbare Reaktion auf einen Rückfall. Mit der richtigen Unterstützung und den passenden Strategien kann er nicht nur überwunden, sondern auch als Lernchance genutzt werden, um den Weg zur langfristigen Abstinenz zu festigen.

 © Krämer, Therapie-Tools Transtheoretisches Modell bei stoffgebundenen Süchten. Beltz, 2026

Rückfallprotokoll

Es ist passiert: Sie sind rückfällig geworden. Ein Rückfall ist jedoch kein persönliches Versagen, sondern ein Signal. Ein Signal dafür, dass etwas überfordernd war – oder dass Schutzmechanismen nicht ausreichend funktioniert haben. Dieses Protokoll hilft Ihnen dabei, den Rückfall ehrlich zu reflektieren, ohne Schuldzuweisungen, aber mit dem Ziel, daraus zu lernen. Rückfälle sind häufig Teil des Veränderungsprozesses – besonders in der Phase der Aufrechterhaltung oder nach längerer Abstinenz. Entscheidend ist nicht der Rückfall an sich, sondern der Umgang damit. Bitte nehmen Sie sich Zeit für diese Fragen. Schreiben Sie offen und ehrlich. Niemand wird Sie verurteilen – es geht darum, Muster zu erkennen und Lösungen zu entwickeln.

Wenn Sie den Rückfall mit einem einzigen Satz beschreiben müssten, wie würde er lauten?

....

....

Was ist passiert? Beschreiben Sie die Situation so genau wie möglich:

Datum und Uhrzeit: ....

Ort: ....

Substanz (+ Menge und Konsumform): ....

Der Rückfall war … ☐ geplant ☐ impulsiv ☐ anders: ....

Beschreiben Sie die Rückfallsituation:

....

....

....

....

....

Was haben Sie im Moment des Rückfalls gedacht?

Typische Gedanken sind z. B. »Nur heute«, »Ich halte das nicht mehr aus«, »Ich hab's eh nicht verdient, sauber zu sein«, »Es merkt sowieso keiner«.

....

....

© Krämer, Therapie-Tools Transtheoretisches Modell bei stoffgebundenen Süchten. Beltz, 2026

Rückfallprotokoll

Wie haben Sie sich im Moment des Rückfalls gefühlt?
Bitte kreuzen Sie an, was zutrifft, oder ergänzen Sie:

☐ einsam	☐ traurig	☐ wütend	☐ gestresst
☐ überfordert	☐ leer	☐ euphorisch	☐ gelangweilt
☐ hilflos	☐ glücklich	☐ enttäuscht	☐ selbstkritisch

☐ anders: ....

Wie ging es Ihnen unmittelbar nach dem Rückfall?

- körperlich: ....
- psychisch: ....
- Haben Sie jemanden informiert? ....

Wie ist es zum Rückfall gekommen?
Beschreiben Sie Ihre Situation *vor* dem Rückfall:

....

....

....

Gab es konkrete Situationen, Orte oder Personen, die zum Rückfall beigetragen haben?

....

....

Haben Sie im Vorfeld Warnsignale bemerkt? Wenn ja, welche?

....

....

Wie haben Sie sich in den Stunden oder Tagen vor dem Rückfall gefühlt?
Bitte kreuzen Sie alles an, was zutrifft, oder ergänzen Sie:

☐ einsam	☐ traurig	☐ wütend	☐ gestresst
☐ überfordert	☐ leer	☐ euphorisch	☐ gelangweilt
☐ hilflos	☐ glücklich	☐ enttäuscht	☐ selbstkritisch

☐ anders: ....

 © Krämer, Therapie-Tools Transtheoretisches Modell bei stoffgebundenen Süchten. Beltz, 2026

Rückfallprotokoll

Gab es Momente, in denen Sie den Rückfall hätten verhindern können?
Ja, und zwar: ……………………………………………………………………………………………

………

………

Was hätte Ihnen in diesen Momenten geholfen, einen anderen Weg zu gehen?

………

………

………

Was ist seitdem passiert?
- Haben Sie erneut konsumiert?
- Welche Gedanken und Gefühle haben Sie seit dem Rückfall?

………

………

………

Was nehmen Sie aus dieser Erfahrung mit?
- Welche Warnzeichen wollen Sie in Zukunft ernster nehmen?
- Welche Schutzfaktoren wollen Sie stärken?
- Welche konkreten Schritte wollen Sie gehen?

………

………

………

………

Wenn Sie das Ergebnis der Rückfallbearbeitung mit einem einzigen Satz beschreiben müssten, wie würde er lauten?

………

………

© Krämer, Therapie-Tools Transtheoretisches Modell bei stoffgebundenen Süchten. Beltz, 2026

Rückfall-Kreisdiagramm

Ein Rückfall ist selten das Ergebnis eines einzelnen Auslösers. Meist wirken viele Faktoren zusammen: Gefühle, Gedanken, körperliche Zustände, alte Muster oder soziale Einflüsse. Betrachten Sie diese verschiedenen Ebenen und erstellen Sie ein persönliches Bild Ihres Rückfalls.

Anleitung

Erstellen Sie Ihr Rückfall-Kreisdiagramm. Nutzen Sie den leeren Kreis zur Einschätzung: Wie stark waren die einzelnen Aspekte an Ihrem Rückfall beteiligt? Je größer der Einfluss, desto größer das Segment in Ihrem Kreisdiagramm.

Diese Segmente (**Rückfallfaktoren**) können sein:

- Emotionen (z. B. Scham, Einsamkeit, Angst, Langeweile)
- Trigger (z. B. Orte, Gerüche, Konflikte, bestimmte Gedanken)
- soziale Einflüsse (z. B. Gruppenzwang, Rückzug, fehlende Unterstützung)
- alte Muster (z. B. »Ich halte eh nichts durch«, Perfektionismus, Selbstsabotage)
- Körperempfindungen (z. B. Unruhe, Anspannung, Schlafmangel, Suchtdruck)
- Verwenden Sie gerne eigene, individuelle Kategorien.

So geht's

- Färben oder beschriften Sie die Segmente je nach Intensität oder Bedeutung (je größer die Rolle, desto mehr Raum bekommt das Segment).
- Schreiben Sie **stichpunktartig** in jedes Segment was dort eine Rolle gespielt hat.
- Nutzen Sie die Rückseite oder das Textfeld unten, um Ihre Gedanken zu vertiefen.

Reflexion

....

....

....

....

© Krämer, Therapie-Tools Transtheoretisches Modell bei stoffgebundenen Süchten. Beltz, 2026

Rückfall-Kreisdiagramm

Meine Rückfallfaktoren

Gefühle nach dem Rückfall

Nach einem Rückfall sind die Gefühle oft widersprüchlich und überwältigend. Viele Betroffene berichten von Scham, Wut auf sich selbst oder andere, Verzweiflung oder auch Trotz (»Jetzt ist es sowieso egal«). Nehmen Sie diese Gefühle bewusst wahr, ordnen Sie sie ein und finden Sie Wege, besser mit ihnen umzugehen.

Skalierung meiner Gefühle
Tragen Sie bitte ein, wie stark folgende Gefühle **in den letzten Tagen** nach dem Rückfall bei Ihnen vorhanden waren – auf einer Skala von **1 (ganz schwach)** bis **10 (extrem stark)**:

Gefühl	Ausprägung (1 bis 10)
Scham	
Wut	
Verzweiflung	
Angst	
Traurigkeit	
Trotz	
Ekel	

Was sagen mir diese Gefühle?
Scham: Was denke ich über mich selbst? Woher kommt diese Bewertung?

....

....

Wut: Gegen wen oder was richtet sich meine Wut?

....

....

Verzweiflung: Was macht mich hoffnungslos? Welche Gedanken verstärken die Hoffnungslosigkeit?

....

....

Angst: Was bereitet mir Sorgen? Wovor habe ich Angst?

....

....

© Krämer, Therapie-Tools Transtheoretisches Modell bei stoffgebundenen Süchten. Beltz, 2026

Gefühle nach dem Rückfall

Traurigkeit: Worüber bin ich enttäuscht? Was macht mich traurig?

....

....

Trotz: Welche inneren Stimmen sagen mir, »es ist eh alles egal«?

....

....

Ekel: Was genau löst Abscheu in mir aus?

....

....

Was könnte mir helfen, diese Gefühle zu regulieren?

Gefühl	Was hat mir bisher geholfen?	Was könnte ich neu ausprobieren?
Scham		
Wut		
Verzweiflung		
Angst		
Traurigkeit		
Trotz		
Ekel		

Gefühle nach dem Rückfall

Ein kleiner Satz für mich selbst

Formulieren Sie zu jedem Gefühl einen Satz, der ermutigt oder Sie innerlich beruhigt.
Zum Beispiel: »Ich darf Fehler machen und trotzdem weitermachen.«
Oder: »Meine Wut darf da sein – aber ich entscheide, wie ich mit ihr umgehe.«

Gefühl	Mein Satz dazu
Scham	
Wut	
Verzweiflung	
Angst	
Traurigkeit	
Trotz	
Ekel	

 © Krämer, Therapie-Tools Transtheoretisches Modell bei stoffgebundenen Süchten. Beltz, 2026

Innere Anteile des Rückfalls

In jedem Menschen wirken verschiedene innere Stimmen oder Anteile – manchmal laut, manchmal leise. In schwierigen Situationen wie bei einem Rückfall sprechen diese inneren Stimmen besonders deutlich. Manche locken, andere warnen, wieder andere urteilen oder wollen einfach nur Schutz. Dieses Arbeitsblatt hilft Ihnen, Ihre inneren Anteile (die am Rückfall beteiligt waren) kennenzulernen und zu beschreiben, um besser zu verstehen, was in Ihnen passiert ist.

Wer war bei mir aktiv?
Überlegen Sie: Welche inneren Anteile (oder Figuren) waren am Rückfall beteiligt? Ergänzen Sie gerne auch selbst eigene Anteile und geben Sie diesen einen Namen sowie einen Satz und betrachten Sie seine Funktion. Markieren Sie die beteiligten Anteile:

Name des Anteils	Typischer Satz	Funktion
Der Verführer	»Nur ein einziges Mal. Du brauchst das.«	Reiz, Entlastung, Eskapismus
Der Kritiker	»Du bist schwach. Das schaffst du nie.«	Kontrolle, Scham, Druck
Der Kindliche	»Ich will mich einfach mal gut fühlen.«	Bedürftigkeit, Trost
Der Rebell	»Jetzt erst recht!«	Trotz, Widerstand
Der Erschöpfte	»Ich kann nicht mehr.«	Rückzug, Überforderung

Aufgabe 1
Schreiben Sie (oder malen Sie) die aktiven Anteile des Rückfalls in die Kopf-Silhouette. Je aktiver der Anteil war, desto deutlicher / größer sollen Sie ihn in dem Bild unterbringen.

Tipp: Nutzen Sie gerne Farben oder verschiedene Stifte – seien Sie kreativ!

Aufgabe 2
Nach der Identifikation der Anteile fragen Sie sich: Welche Antworten werde ich diesen »Stimmen« in Zukunft geben? Formulieren Sie positive, motivierende und realistische Sätze, um ihnen die Rückfallmacht zu nehmen.

© Krämer, Therapie-Tools Transtheoretisches Modell bei stoffgebundenen Süchten. Beltz, 2026

Innere Anteile des Rückfalls

Meine Rückfall-Anteile

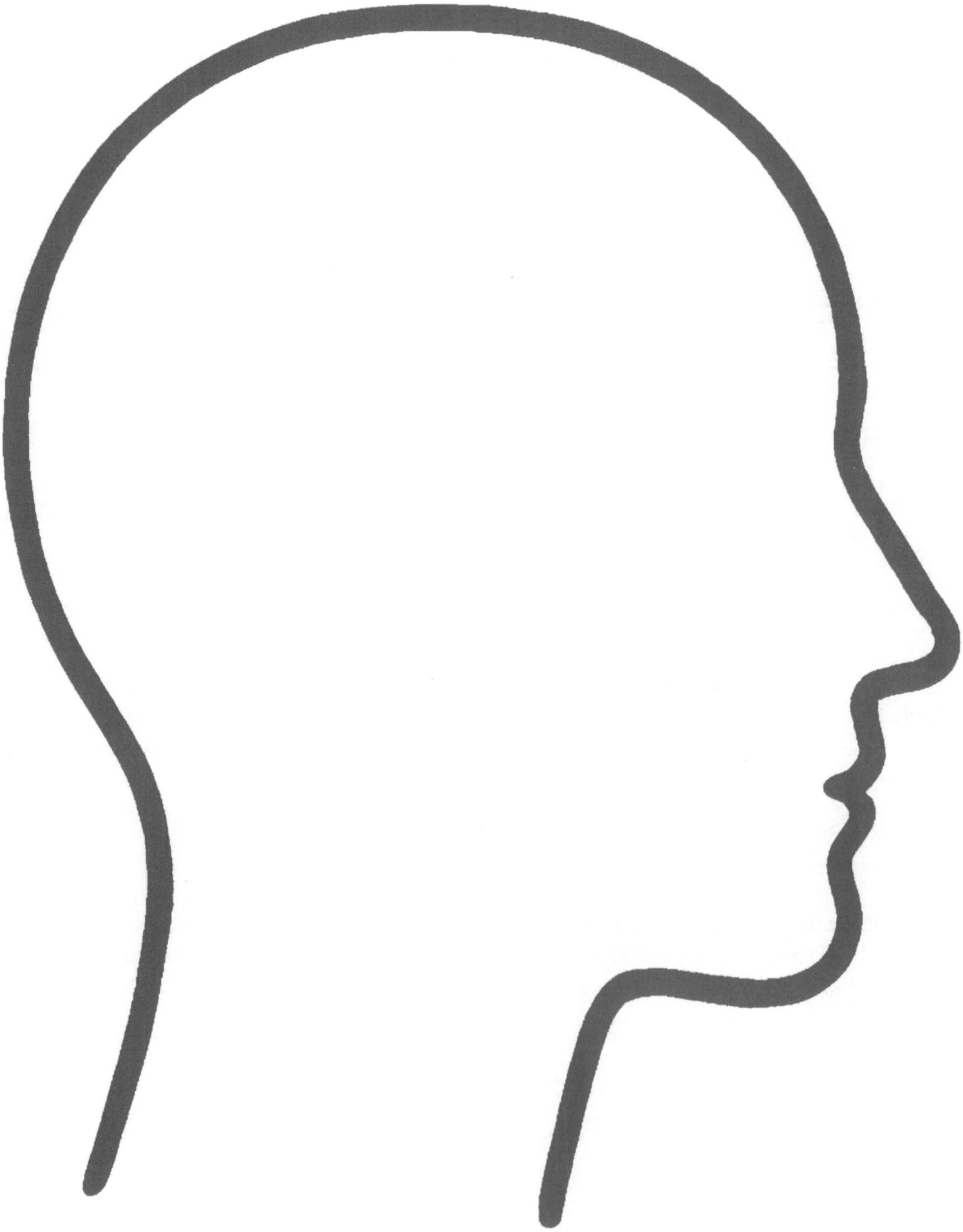

Das war der führende Anteil im Rückfallgeschehen:

....

 © Krämer, Therapie-Tools Transtheoretisches Modell bei stoffgebundenen Süchten. Beltz, 2026

Innere Anteile des Rückfalls

So antworte ich meinem inneren Rückfall-Anteil

Name des Anteils	Typischer Satz	Meine Antwort
Der Verführer	»Nur ein einziges Mal. Du brauchst das.«	
Der Kritiker	»Du bist schwach. Das schaffst du nie.«	
Der Kindliche	»Ich will mich einfach mal gut fühlen.«	
Der Rebell	»Jetzt erst recht!«	
Der Erschöpfte	»Ich kann nicht mehr.«	

Notizen

....

....

....

....

....

AB 88 • P

Der Rückfall spricht

»Hallo. Ich bin's – dein Rückfall.«

Ein Rückfall ist oft mehr als ein Kontrollverlust. Manchmal trägt er eine Botschaft in sich – über unausgesprochene Bedürfnisse, über Druck, Überforderung oder über alte Muster, die zurückkehren. Sie werden nun dazu eingeladen, einen ungewöhnlichen Perspektivwechsel vorzunehmen:

Was würde Ihr Rückfall sagen, wenn er sprechen könnte?

Indem Sie Ihrem Rückfall eine Stimme geben, schaffen Sie Distanz, die Möglichkeit zu neuen Einsichten – und vielleicht auch Mitgefühl für sich selbst.

Anleitung
Schreiben Sie die Rede aus Sicht Ihres Rückfalls. Lassen Sie ihn zu Wort kommen und erklären, warum er da war – warum er stattgefunden hat.

Anregende Leitfragen für die Rede
- Warum ist er aufgetaucht?
- Was wollte er Ihnen zeigen?
- Wurde er vermisst?
- Welche Gefühle wurden eventuell zuvor ignoriert?
- Welche Warnsignale wurden übersehen?
- Was kann man gegen den neuerlichen Konsum tun (»Ich wäre nicht aufgetaucht, wenn du …«)?

Nutzen Sie gerne den folgenden Anfang für Ihre Rede:
»Ich bin dein Rückfall. Vielleicht hast du mich gehasst, vielleicht hast du mich verdrängt. Aber ich bin nicht zufällig gekommen …«

Reflexion (nach dem Schreiben der Rede)
Was war überraschend oder neu an dieser Rede?

....

....

....

Welche Botschaft nehmen Sie mit?

....

....

....

© Krämer, Therapie-Tools Transtheoretisches Modell bei stoffgebundenen Süchten. Beltz, 2026

Seilziehen

Vielleicht überlegen Sie nach dem Rückfall Folgendes: Soll ich nicht doch weiter konsumieren? Das kann sich anfühlen wie ein inneres Tauziehen. Ein Teil in uns will festhalten, der andere aufbrechen. Dieses Arbeitsblatt hilft Ihnen, beide Seiten sichtbar zu machen – nicht, um zu urteilen, sondern um besser zu verstehen, was in Ihnen wirkt und kämpft.

Anleitung

Beantworten Sie die vier folgenden Fragen zweimal (einmal für jede Seite des Seils, s. S. 2) und machen Sie sich ein Bild darüber, welche Faktoren bei Ihrer Entscheidung abstinent leben zu wollen (oder nicht), eine Rolle spielen (bleiben = weiter konsumieren vs. verändern = abstinent leben).

Was zieht mich?

....

Was belastet mich?

....

Was reizt mich?

....

Was macht mir Angst?

....

Seilziehen

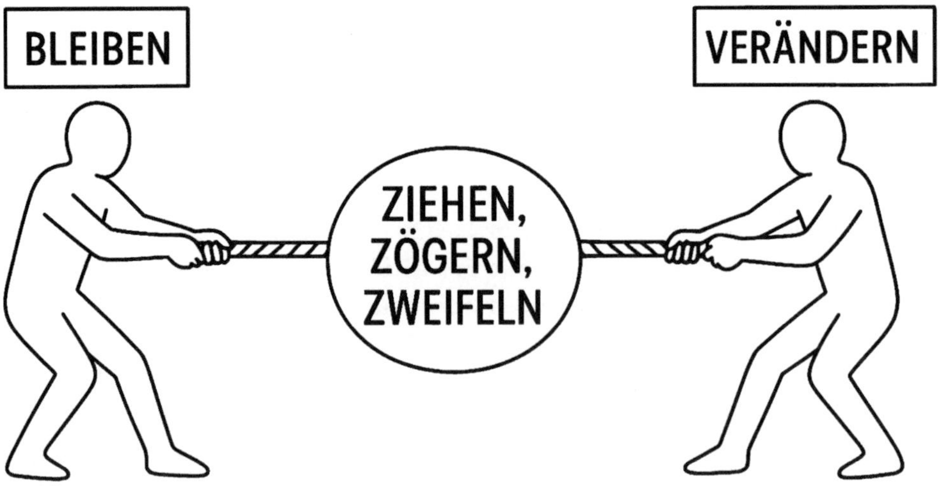

Was zieht mich?

....

Was belastet mich?

....

Was reizt mich?

....

Was macht mir Angst?

....

 © Krämer, Therapie-Tools Transtheoretisches Modell bei stoffgebundenen Süchten. Beltz, 2026

Literatur

Abdel-Salam, S. (2013). Self-control as a predictor of relapse and recidivism in adolescent therapeutic community treatment. Substance Use and Misuse, 48 (1–2), 157–172.

Alcoholics Anonymous World Services (2001). Alcoholics Anonymous: The Story of How Many Thousands of Men and Women Have Recovered from Alcoholism (4th ed.). New York: Alcoholics Anonymous World Services.

Bandura, A. (1977). Self-efficacy: Toward a unifying theory of behavioral change. Psychological Review, 84 (2), 191–215.

DiClemente, C. C., Schlundt, D. & Gemmell, L. (2004). Readiness and stages of change in addiction treatment. The American Journal on Addictions, 13 (2), 103–119.

Elston, D., Xie, H. & Stein, M. (2011). Combining the Transtheoretical Stages of Change Model and the 12 Steps. Social Work in Public Health, 26 (6), 581–595.

Gerstein, D. R. & Harwood, H. J. (Hrsg.) (1990). Treating Drug Problems: A Study of the Evolution, Effectiveness, and Financing of Public and Private Drug Treatment Systems. Washington, D.C.: National Academy Press.

Hall, K. L. & Rossi, J. S. (2008). Meta-analytic examination of the strong and weak principles across 48 health behaviors. Preventive Medicine, 46 (3), 266–274.

Kohlenbach, L. (2020). Die Neurobiologie der Sucht. dasGehirn.info – der Kosmos im Kopf. https://www.dasgehirn.info/krankheiten/sucht/die-neurobiologie-der-sucht [Zugriff: 06.11.2025].

Lüscher, C. & Malenka, R. C. (2011). Drug-evoked synaptic plasticity in addiction: from molecular changes to circuit remodeling. Neuron, 69 (4), 650–663.

Mackesy, C. (2020). Der Junge, der Maulwurf, der Fuchs und das Pferd. Deutsch von Susanne Goga-Klinkenberg. München: List Verlag.

Marlatt, G. A. & Gordon, J. R. (1985). Relapse Prevention: Maintenance strategies in the treatment of addictive behaviors. New York: Guilford Press.

Miller, W. R. & Rollnick, S. (2013). Motivational Interviewing: Helping People Change (3rd ed.). New York: Guilford Press.

Nelson, P. (1977). Autobiography in Five Short Chapters. There's a Hole in My Sidewalk: The Romance of Self-Discovery. New York: Popular Library.

Nietzsche, F. (1874/1980). Schopenhauer als Erzieher. In G. Colli & M. Montinari (Hrsg.), Nietzsche: Sämtliche Werke. Kritische Studienausgabe (Bd. 1, S. 339 ff.). München: dtv / de Gruyter.

Nutt, D. J., King, L. A., Phillips, L. D. & Independent Scientific Committee on Drugs (2010). Drug harms in the UK: a multicriteria decision analysis. The Lancet, 376 (9752), 1558–1565.

Pavlov, I. P. (1927). Conditioned reflexes: an investigation of the physiological activity of the cerebral cortex. London: Oxford University Press.

Petzold, H. (1992). Identität: Ein multidisziplinäres Konzept für Therapie, Prävention, Beratung und Rehabilitation (2. Aufl.). Köln: Edition Humanistische Psychologie.

Prochaska, J. O. & DiClemente, C. C. (1983). Stages and processes of self-change of smoking: Toward an integrative model of change. Journal of Consulting and Clinical Psychology, 51 (3), 390–395.

Prochaska, J. O. & Velicer, W. F. (1997). The transtheoretical model of health behavior change. American Journal of Health Promotion, 12 (1), 38–48.

Skinner, B. F. (1938). The behavior of organisms: an experimental analysis. New York: Appleton-Century.

Substance Abuse and Mental Health Services Administration (1997). A Guide to Substance Abuse Services for Primary Care Clinicians. Rockville, MD: Center for Substance Abuse Treatment.

Velasquez, M. M., von Sternberg, K., Dodrill, C. L. & Kan, L. Y. (2002). The transtheoretical model as a framework for developing substance abuse interventions. Journal of Cognitive Psychotherapy, 16 (3), 275–290.

Wise, R. A. (1988). The neurobiology of craving: implications for the understanding and treatment of addiction. Journal of Abnormal Psychology, 97 (2), 118–132.

World Health Organization (2024). International classification of diseases, 11th revision (ICD-11). https://icd.who.int/ [Zugriff: 06.11.2025].

Bildnachweis

Angefertigt von Johannes Wenning: AB 9, AB 17, AB 20, AB 22, AB 23, AB 24, AB 25 (Spieler), AB 38, AB 40, AB 42, AB 52, AB 53, AB 58, AB 75, AB 78, AB 79, AB 82, AB 87, AB 89

Angefertigt von Michael Krämer: AB 10, AB 13, AB 44, AB 61, AB 81

Durch KI erzeugt (Chat-GPT 4o): AB 5, AB 6, AB 19, AB 25 (Spielfeld), AB 28, AB 33, AB 35, AB 41, INFO 6, AB 43, AB 51, AB 54, AB 63, AB 66, AB 73, AB 76, AB 77, INFO 13, INFO 14

Wenn Pornografiekonsum zum Problem wird

- Pornokonsum verstehen
- Einen angemessenen Umgang mit Sexualität aufbauen
- Die Paarbeziehung stärken

Die Pornografienutzungsstörung und Hypersexualität sind durch das immer verfügbare Internet eine zunehmende Herausforderung. Die Betroffenen können ihre intensiven, wiederkehrenden sexuellen Impulse oder Dränge nicht kontrollieren. Sie erfahren einen hohen Leidensdruck oder eine erhebliche Beeinträchtigung in persönlichen, familiären, sozialen, Bildungs-, beruflichen oder anderen wichtigen Lebensbereichen.

Für eine Sexualität ohne Leid und Scham

Der Therapie-Tools-Band liefert umfangreiche Materialien für die Arbeit mit Männern, die unter ihrem Pornokonsum oder ihrer Hypersexualität leiden. So lässt sich der Pornografiekonsum differenziert betrachten. In der Therapie können die Patienten lernen, hinter das konsumierte Material zu blicken, Scham abzubauen und gesunde Wege zu finden, mit der eigenen Sexualität umzugehen. Dabei wird auch die Beziehung zu den Partner:innen berücksichtigt.

- Mit über 80 Arbeits- und Informationsblättern
- Mit einer Selbstreflexion für Therapeut:innen
- Für Psychotherapie und Beratung

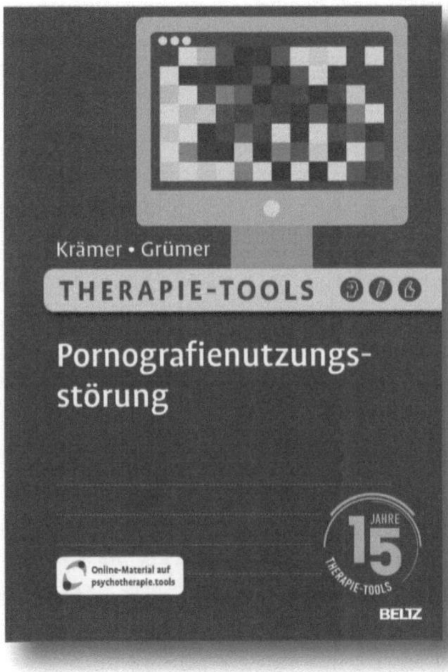

Krämer • Grümer
Therapie-Tools
Pornografienutzungsstörung
Mit Online-Material
2025. 279 Seiten. broschiert.
ISBN 978-3-621-29161-3
ISBN 978-3-621-29162-0 (PDF)

www.beltz.de **BELTZ**

Abhängigkeiten erfolgreich behandeln

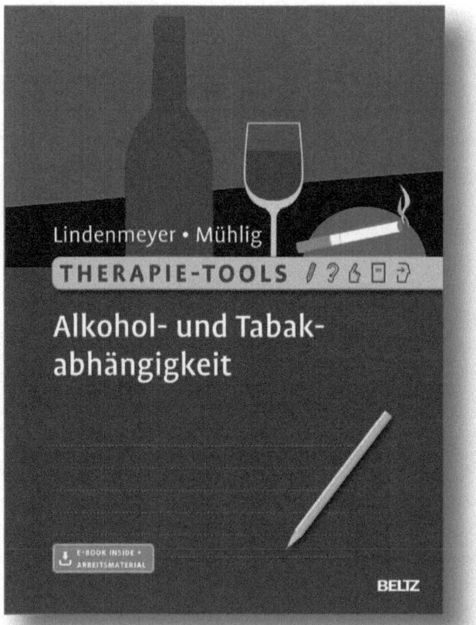

Alkohol- und Tabakabhängigkeit treten oft gemeinsam auf. Von allen Suchterkrankungen sind sie am weitesten verbreitet und haben die schwerwiegendsten Auswirkungen: Hunderte von Folgeerkrankungen und über hunderttausend Todesfälle.

Die beiden Autoren, renommierte Suchtexperten, haben für das Tools-Buch umfassende Arbeitsmaterialien sowohl für die Behand-lung von Alkoholabhängigen als auch für die Raucher entwöhnung zusammengestellt. Die Behandler erhalten so geeignete Materialien für eine erfolgreiche und zeitökonomische Therapie.

Aus dem Inhalt

(1) Diagnostik und Anamnese
(2) Motivierung und Veränderungsentscheidung
(3) Entwicklung persönlicher Therapieziele
(4) Therapiedurchführung
(5) Rückfallprävention

Johannes Lindenmeyer •
Stephan Mühlig
Therapie-Tools Alkohol- und Tabakabhängigkeit
Mit E-Book inside und Arbeitsmaterial
2019. 260 Seiten. Broschiert
ISBN 978-3-621-28680-0
ISBN 978-3-621-28600-8 (PDF)

www.beltz.de **BELTZ**

Problematischen Alkoholkonsum eindämmen

Alkoholkonsum kontrollieren, reduzieren oder einstellen

- Niederschwellige, kreative Therapiekarten
- Informationen, Übungen und Gedankenanstöße

In unserer Gesellschaft ist Alkohol eine tolerierte und weit verbreitete Droge. Aber der Konsum schafft erhebliche Probleme, psychisch, körperlich und gesellschaftlich. Dieses Kartenset unterstützt Menschen, die ihren Alkoholkonsum reduzieren oder ganz darauf verzichten möchten. Es lässt sich in einer Therapie, in der Suchtberatung, aber auch privat einsetzen. Die Karten sind nach verschiedenen Kategorien (Reflektieren, Entdecken, Üben, Machen und Informieren) sortiert.

- Für Personen, die sich mit ihrem Alkoholkonsum beschäftigen möchten
- Für Therapie, Beratung und Coaching
- Auch als Selbsthilfe einsetzbar

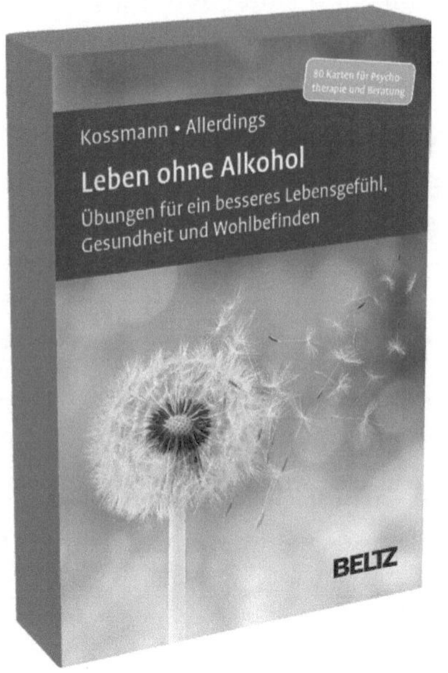

Kossmann • Allerdings
Leben ohne Alkohol
Impulse für ein
besseres Lebensgefühl,
Gesundheit und Wohlbefinden.
80 Karten für Psychotherapie
und Beratung in stabiler Box.
Mit 16-seitigem Booklet,
Kartenformat 9,8 x 14,3 cm
2025.
GTIN 4019172101701

www.beltz.de **BELTZ**